临床常见病
针灸推拿疗法

周 伟 董晓梅 徐 静／主编

U0397392

东南大学出版社
SOUTHEAST UNIVERSITY PRESS
·南京·

内容简介

本书可以为中医临床针灸推拿治疗技能操作提供参考,分为上、下两篇。以通俗易懂的文字、较为准确精练的配图介绍了针灸推拿疗法的基本内容,以及针灸推拿在内(急救)、外、伤、妇、儿、五官等专科常见疾病中的应用。本书参考了大量文献资料,内容丰富且有较强实用性,可供基层医务人员、医学生及广大中医针灸推拿爱好者在拥有一定的专业知识基础上阅读与学习。

图书在版编目(CIP)数据

临床常见病针灸推拿疗法 / 周伟,董晓梅,徐静主编. — 南京 : 东南大学出版社,2024.5

ISBN 978-7-5766-1416-9

Ⅰ.①临… Ⅱ.①周… ②董… ③徐… Ⅲ.①常见病一针灸疗法 ②常见病一推拿 Ⅳ.①R246 ②R244.15

中国国家版本馆(CIP)数据核字(2024)第 097252 号

责任编辑:胡中正　　责任校对:张万莹　　封面设计:毕　真　　责任印制:周荣虎

临床常见病针灸推拿疗法

主　　编	周　伟　董晓梅　徐　静
出版发行	东南大学出版社
出 版 人	白云飞
社　　址	南京市四牌楼 2 号(邮编:210096　电话:025 - 83793330)
经　　销	全国各地新华书店
印　　刷	广东虎彩云印刷有限公司
开　　本	890 mm×1240 mm　1/16
印　　张	21.25
字　　数	530 千字
版　　次	2024 年 5 月第 1 版
印　　次	2024 年 5 月第 1 次印刷
书　　号	ISBN　978-7-5766-1416-9
定　　价	80.00 元

本社图书若有印装质量问题,请直接与营销部联系,电话:025 - 83791830。

编委会名单

主　审　周华龙

主　编　周　伟　董晓梅　徐　静

副主编　郭继臣　韩小玉　季园园　蔡　敬

编　者（按姓氏笔画）

王龙昊　刘琛琛　陈　瑶　李华东

李亚博　张宗正　侍卫茹　季方方

周天彤　胡业成　赵嘉欣　徐筠苏

傳承祖國醫藥精華

弘揚現代中西事業

賀南京市中醫院九十華誕

甲辰春周偉書於金陵

前言

中医针灸推拿疗法是中国人民与疾病长期抗争的产物，是在经验积累中创造出的保持身体健康的智慧结晶，对整个人类社会有着卓越贡献。

针灸推拿是中医学中重要组成部分，它不仅是中医治疗的重要手段，也是中医养生的重要方法。长沙马王堆汉墓出土的《五十二病方》记载了7种推拿手法，是已知最早记载推拿手法的书籍。明代钱汝明在《秘传推拿妙诀》序言中指出"推拿一道，古曰按摩，上世治婴赤，以指代针之法也"等，充分说明推拿是人类最古老的医术之一。针灸推拿疗法是人类从不断的生存、生活、生产过程中积累的丰富经验，逐渐由自发的生理学特性发展到自觉的生物学医疗行为，并发展形成独立的医学学科和体系。

随着社会的进步，人们的健康理念和保健养生方式逐渐转变，大家更加钟情于针灸推拿这种绿色疗法，不仅疗效显著，而且毒副作用和创伤较小，尤其适用于某些特殊人群，如孕产妇、婴幼儿、年老体弱的患者，同时对临床常见病、多发病及某些疑难杂病也有显著疗效。针灸推拿技术不仅可保健、治病，亦可用于急救。不仅适用于医疗机构，也可以在专业医生的指导下进行推广普及，部分疗法也可用于预防保健和养生。晋代皇甫谧的《针灸甲乙经》是我国现存最早的针灸学专著。书中提到"针灸之道，须得精微，方能臻于神奇"，强调了只有精通一定的理论和技术，才能达到一定的效果。推拿疗法亦如此。

针灸推拿不仅是我国传统医学中极具特色的疗法之一，更是我们民族传统文化的优秀代表之一。随着中医药在国际舞台上越来越受世人瞩目，针灸推拿疗法也备受世人喜爱和推崇。我们也深深体会到中医针灸推拿疗法的博大精深和独具的魅力。因此我们有责任和义务把针灸推拿疗法分享给更多的读者和朋友们，造福更多的人群。

本书共分为上、下两篇，上篇较为详尽地介绍了经络、穴位的基础知识，人体各部位针灸推拿疗法的主要穴位、操作方法和步骤，针灸推拿的基本原理和操作。下篇重点介绍了临床上常见疾病的针灸推拿治疗方法，从疾病的概述、病因病机、临床表现、相关检查、鉴别诊断、治疗、护理及注意事项等方面较为全面地介绍了临床上较为常见疾病的针灸推拿方法，并配有大量穴位及操作技术图解。图文并茂便于理解学习，也展现了作者多年从事针灸推拿治疗的临床经验，有较高的实用价值。本书部分疗法适合患者自疗与家庭保健，也可供基层医务人员和医学生阅读参考。

本书在编著过程中得到了南京市中医院各级领导和朋友的关心、支持，特别是南京市名老中医、江苏省级非物质文化遗产项目——"金陵中医推拿医术"省级传承人周华龙教授的精心指导和审阅。由于时间较为匆忙、水平有限，不足之处敬请广大读者指正。

作者

2023 年 10 月 02 日

目录

针灸推拿疗法简介 上篇

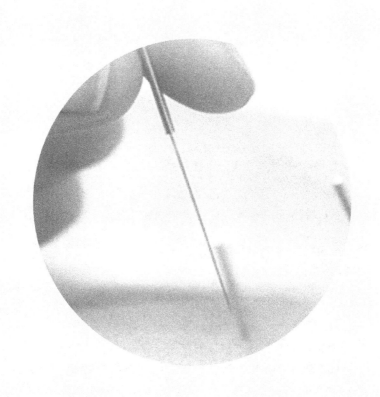

第一章

针灸推拿疗法概况

第一节　针灸推拿疗法的特点

一、针灸疗法的特点

1. 激发正气，自身调节

针灸通过刺激穴位，疏通经络，调节机体的阴阳、气血、脏腑功能及筋肉活动等，达到治疗疾病的目的。针灸对机体的调节作用是通过调节经气，激发正气，提高人体自身抗病能力和自我康复能力，使机体从病理状态向生理状态转归，而不是外源性物质的补充，这是针灸治疗与药物治疗的根本区别。

2. 起效快捷，适应证广

针灸治疗疾病起效所需的时程短，如头昏眩晕的患者，针刺风池穴持续行针1～3分钟，患者常有头目清爽或眩晕即刻减轻的感觉。随着针灸临床实践的不断深入，针灸疗法治疗的病种在不断扩大。凡是依靠促进机体自身调节机能可以实现良性转归的疾病，都是针灸治疗的适应证。

3. 无毒性，作用安全

作为外源性物质，药物的毒副作用是难以避免的。而针灸疗法通过激发人体自身的调节机能，促进机体释放内源性物质来发挥治疗疾病的效应，因此，不会产生毒性损害，这正是针灸疗法被称为"绿色疗法"的原因所在。

二、推拿按摩疗法的特点

1. 以外治内

推拿按摩疗法是"以外治内"的治疗方法，它是用各种手法和方法，在自己或他人身体上结合呼吸有规律地运动肢体，通过穴位刺激经络传导至内脏或病灶所在部位，从而达到防治疾病的目的。它通过一些基本的手法以刺激器官和内脏，不仅是一种治疗方法，还是一种养生的方法，只要坚持，就能达到一定的效果。

2. 方法简便

推拿按摩疗法方法简便，人人可行，一般无副作用和不良反应，不受时间、地点的限制，安全平稳。推拿按摩疗法不仅可以配合医院里的医生应用，自我及家庭成员之间也可以采用。这种方法既可防治疾病，又可养生保健，还可用于简单、常规的急救。掌握一些推拿按摩疗法的知识、方法和技能，对自己和家人的健康和保健大有益处。

3. 经济、安全

推拿按摩疗法经济、安全且实用。只要认真学习就能够掌握一些基本的推拿按摩方法。在诊断明确、选穴恰当、定穴准确、手法适宜的前提下坚持治疗，常能取得一定的治疗效果，直至达到治愈的目的，此法经济实用，没有大的危险性，值得推广。

4. 适应范围广泛

推拿按摩疗法除对一般的常见病效果确切外，对于一些疑难病症，如腰椎管狭窄、腰椎间盘突出症、糖尿病、高血压、低血压、胃下垂、阳痿、早泄等，也能达到较好的效果。尤其是慢性功能性疾病或长期服药效果不明显的疾病，只要坚持治疗，往往可以收到很好的治疗效果。此法还可以用于一些突发性疾病的急救和对症处理。坚持每天练习推拿，用推拿进行自身保健，使之经常化、规律化。手法练习要根据个人自身的年龄、体质、病情来选择，动作不可过多，手法不可过重，治疗要对症，主次要分明，方能达到有病治病、无病强身的目的。坚持自身推拿保健，能使体弱者体质逐渐增强，病者渐愈，健者延年，老者益寿。尤其是对于一些不太适合药物治疗的特殊人群，如孕妇、产妇、幼儿、老人等，更显其独到之处。

5. 无药物的毒副作用

此法比较安全，男女老幼，无论有病或无病，均能接受。在当今化学药物所致药源性疾病和药源性死亡有增无减的情况下，这种"绿色"疗法更加体现出了自然疗法的广阔前景。

第二节　针灸推拿疗法的原则与原理

针灸治疗的原则

1. 补虚泻实

补虚指扶助正气，泻实指祛除邪气。

（1）虚则补之，陷下则灸之：指虚证一般采用补法进行治疗。虚证中的气虚陷下证可用灸法温补阳气、升提举陷。

（2）实则泻之，瘀结则除之：指实证一般都用泻法进行治疗。如果脉络瘀阻，一些部位出现结节、条索等，可选取结节附近、浅表瘀络处或相应穴位处点刺放血，或加拔火罐，直接祛除瘀血，进而达到活血化瘀的目的。

（3）本经自病取本经穴：根据五输穴的特性，一般某脏腑的虚证选用本经的母穴进行治疗，某脏腑的实证选用本经的子穴以泻实进行治疗。

2. 清热散寒

清热指热性病用"清"法治疗；散寒指寒性疾病用温通或回阳法治疗。

（1）热则疾之：指对于热证可浅刺疾出或点刺出血，快速进针、快速出针而不留针，从而达到清热泄毒的功效。

（2）寒则留之：指对于寒性病证应深刺而久留针，或可加用灸法等，以达到温阳散寒的作用。

3. 治标治本

标与本是一个相对的概念，指在疾病发展变化中各种矛盾的主次关系。从病变部位来说，内为本，外为标；从邪正双方来说，正气为本，邪气为标；从病因与症状来说，病因为本，症状为标；从疾病来说，原发病为本，继发病为标。

（1）急则治标：病有标本缓急，所以治有先后。在某些特殊情况下，标病甚急，若不及时处理可能危及生命或影响疾病治疗及转归，此时治本不能救其急，应急治其标。

（2）缓则治本：在标病不急迫的情况下，应遵循治病求本的原则，以治其本。

（3）标本同治：当疾病发展过程中出现标本俱急或俱缓的状态下，可采用标本同治法。

4. 三因制宜

指因人、因地、因时制宜，即根据治疗对象、地理环境及季节变化（包括时辰）的不同，制订适宜的治疗方法。

（1）因人制宜：根据患者的性别、年龄、体质等不同特点进行治疗的原则。

（2）因地制宜：根据不同的地理环境制订治疗方案。由于地理环境、气候条件及生活习惯的不同，在不同地理环境中成长的人的生理活动和病理特点也不相同，治疗方法有差异。

（3）因时制宜：四时气候的变化对人体的生理功能和病理变化有一定的影响，针灸治疗时可根据患者所处的季节与时辰制订相应的治疗方案。

二、针灸治疗的原理

1. 疏通经络

针灸疗法能祛除经络瘀阻而使其恢复通畅，这是针灸最基本的和最直接的治疗作用。经络是气血运行的通道，经络功能正常时，气血运行通畅，人体通过经络"内属于脏腑，外络于肢节"的联系，使脏腑器官、体表肌肤及四肢百骸得以濡养，从而发挥人体正常的生理功能。若经络功能失常，气血运行受阻，或气滞血瘀，阻遏经络，都会导致经络的病理变化而引起疾病的发生。针灸疗法能疏通经络，主要是根据病变部位及经络循行与联系，选择相应的部位和腧穴，采用合适的刺法灸法，使经络通畅，气血运行正常，达到治疗疾病的目的。

2. 调和阴阳

调和阴阳是指针灸疗法具有使人体从阴阳失衡状态向阴阳平衡状态转化的作用，这是针灸疗法最终要达到的根本目的。疾病的发生从总体上说就是阴阳失衡。运用针灸疗法调节阴阳的失衡，可以使机体恢复"阴平阳秘"的状态，从而达到治愈疾病的目的。

3. 扶正祛邪

针灸疗法能扶助人体正气，帮助祛除病邪。中医理论认为，疾病的发生、发展及其转归的过程，实质上是正邪相争的过程。疾病的发生，是由于正气相对不足，邪气相对强盛所致。正胜邪退则病情缓解，正不胜邪则病情加重。因此，扶正祛邪既是使疾病向良性方向转归的基本保证，又是针灸疗法治疗疾病的作用过程。

三、推拿按摩疗法的原理

推拿按摩疗法的治病原理主要以中医学和现代医学的一些相关理论为基础。

1. 中医学的原理

（1）调整脏腑功能，提高人体正气。中医学认为，穴位是经络在人体表面的反应。通过经络的联系，脏腑的病理变化可以反映到人的体表。外邪侵袭体表可以通过经络传入内脏，而体表接受的各种刺激也可传导到体内的脏腑。推拿按摩疗法通过刺激一定的穴位治疗疾病，依靠的就是经络的传导作用。通过推拿切诊，了解体表出现的压痛点、结节、条索、凹陷等推断出相应脏腑的病变。

（2）疏通经络，行气活血。经络是人体气血循行的通道，具有沟通上下内外，联络脏腑肢节的作用。推拿按摩疗法能够防病治病，是基于经络具有传导感应和调整虚实的作用。推拿按摩可以激活经络本身的功能，达到"泻其有余，补其不足，平衡阴阳"的作用。

（3）"以痛为腧"和"痛点转移"。推拿按摩疗法主要是在痛点上施以各种手法，逐渐使"痛点"消除，祛除疾病，趋于健康。也可采用上病下治、左病右治、循经取穴等方法，使施术处的痛感超过病灶本身的痛感，从而减轻或消除疼痛，达到治疗的目的。

2. 现代医学的原理

（1）刺激压痛点能改善病变部位的血液循环，加速局部和机体的新陈代谢，增强病变部位组织细胞的再生能力，促进功能恢复。

（2）改善神经调节功能。指压使局部神经感受器受到刺激，并传导到中枢神经，再由中枢神经系统"处理"后传导到刺激部位，以适应刺激。穴位受到的刺激超过或者抑制痛觉所产生的"影响"，出现"新痛胜旧痛，短痛胜长痛"的效果，从而达到镇痛的目的。

（3）刺激穴位，可使脑组织释放一种叫作内啡肽的物质。此物质可与脑组织内的吗啡受体结合而产生类似于注射吗啡的镇痛效果，从而达到止痛目的。

第三节　针灸推拿疗法的机制

一　针灸疗法的机制

1. 对循环系统的作用

针灸疗法可通过改善微血管过度痉挛或麻痹无力的异常状态，有效协调微血管的自律运动，恢复血管正常功能，并通过调节一些血管活性物质的表达，调节血管的收缩舒张功能。

2. 对呼吸系统的作用

针灸疗法通过穴位的刺激与传导，能够调整胸膈、肺的状态，从而产生镇咳、平喘、化痰作用，可加深呼吸，增加氧气的吸入和二氧化碳的排出，恢复肺的弹性。同时使呼吸肌发达，增加肺活量，使肺保持良好状态，改善和恢复肺功能。

3. 对消化系统的作用

针灸疗法通过交感神经调节肠道应激反应，调节肠道功能和肠道运动；通过神经内分泌途径影响其他神经递质的分泌，一条途径即通过脑—肠轴有效调节脑肠肽如 P 物质、血管活性肠肽、胆囊收缩素、一氧化氮、胃动素、生长抑素、5-羟色胺等的分泌。

4. 对免疫系统的作用

针灸疗法可以通过相关免疫分子机制及蛋白调控靶点起到调节免疫作用，降低炎性因子表达，减少局部炎症刺激。

5. 对神经系统的作用

针灸疗法对神经系统作用机制包括调控神经递质表达、调控相关信号通路、影响脑部结构及代谢、防止神经元细胞凋亡等。

6. 对血液系统的作用

针灸疗法能增强局部毛细血管通透性和促进炎性代谢产物的消减及排出，从而能加快血液中有害物质的代谢。

7. 对运动系统的作用

针灸疗法可通过抑制软骨细胞凋亡，促进软骨细胞增殖；平衡软骨细胞外基质的合成与降解；增强肌力，促使应力平衡；改善局部微循环，降低骨内压；调节疼痛介质水平，发挥镇痛等作用。

二、推拿按摩疗法的机制

推拿按摩疗法之所以能够防治多种疾病，中医认为是通过各种推拿手法刺激人体外部器官，通过穴位、经络或神经系统的传导，直接或间接地刺激肌肉、骨骼、关节、韧带、神经、血管，产生局部或全身性的反应（变化），这种变化使人体内部的各种生理机能逐渐趋于正常，增加人体抵抗力，达到有病治病、无病健身、增强健康的目的。

1. 推拿按摩疗法对循环系统的作用

推拿具有扩张血管，促进血液循环，改善心肌供氧，加强心脏功能的作用。此外，对于一些局部由于血液循环障碍导致的关节、肌腱和软组织炎症等，具有有效的消肿、镇痛作用。

2. 推拿按摩疗法对呼吸系统的作用

通过对穴位、经络、神经等的刺激及传导作用，影响肺的功能。如推拿肺俞、膈俞及相关穴位，能够调整胸膈、肺的状态，从而产生镇咳、平喘、化痰作用，可加深呼吸，增加氧气的吸入和二氧化碳的排出，恢复肺的弹性。同时使呼吸肌发达，增加肺活量，使肺保持良好状态。

3. 推拿按摩疗法对消化系统的作用

推拿的刺激，使胃肠道平滑肌的张力、弹力、收缩力增加，从而加速胃肠蠕动；同时通过交感神经的作用，使支配内脏器官神经兴奋，促进胃肠消化液的分泌。利用一些有效穴位的治疗，能够显著增强或抑制胃肠功能。

4. 推拿按摩疗法对免疫系统的作用

推拿可提高人体的免疫力和机体的抵抗力，使白细胞的数量增加，增强白细胞的噬菌能力。

5. 推拿按摩疗法对神经系统的作用

局部推拿可使周围神经产生兴奋，加速传导反射作用，从而改变内脏的活动。如刺激第五胸椎处，可使贲门括约肌扩张。并且推拿能够有效地刺激神经系统，调节脏器功能状态。

6. 推拿按摩疗法对血液系统的作用

推拿可增强局部毛细血管通透性，能清除血液中的有害物质，促进炎性代谢产物的消减及排出，还可降低血脂。

7. 推拿按摩疗法对运动系统的作用

推拿可使肌肉纤维被动活动，使被牵拉的肌肉放松，消除疲劳。由于推拿使局部血液循环加快，肌肉需要的氧气和营养物质则能得到及时的补充，从而促进了乳酸等代谢产物的吸收和排泄，提高了肌肉的运动能力。

8. 对其他方面的作用

（1）对表皮的作用：推拿首先与皮肤接触，使皮下毛细血管扩张、充血、温度升高，使腺体分泌增加，故皮肤润泽而有弹性，因此可施于美容推拿。又因推拿有减少皮下脂肪堆积的功效，故为减肥手段之一。

（2）对疼痛的作用：推拿使细胞膜的稳定性增强，改变钾离子浓度，使疼痛症状缓解或消失。

（3）对淋巴循环的作用：推拿可改善淋巴循环，加速水肿及渗出物等病变产物的吸收，有利于肿胀、挛缩的消除。

第四节　针灸推拿疗法的注意事项

一、针灸疗法的注意事项

（1）针灸疗法一定要遵循严格的无菌观念，切实做好消毒工作，避免发生感染事故。

（2）在针灸之前，术者应先将双手洗净，待手风干并用75％酒精棉球擦拭后再持针操作。持针操作时，应避免手指直接接触针身，如某些手法需要触及针身时，应当用无菌干棉球作隔物，以确保针身无菌。

（3）用75％酒精棉球或1.5％碘伏擦拭对需要针刺的部位进行消毒。擦拭时应从中心点向外圈消毒。皮肤消毒后，不要再接触污物，防止重新污染。

（4）怀孕三个月以内的孕妇不宜针刺小腹部位，怀孕三个月以上的孕妇腹部和腰骶部不宜针灸；女性行经期间尽量避免针刺治疗。

二、推拿疗法的注意事项

在推拿按摩疗法过程中会出现各种各样的情况，为了维持健康，收到较为有效的疗效，术者在进行治疗前和治疗过程中应注意以下问题：

（1）推拿按摩疗法一般多为自身或家人相互保健的方法。因此对于常见疾病应在明确诊断前提下进行，切不可漏诊甚至误诊。

（2）掌握常用经络、穴位和操作手法，以求取穴相对准确，手法相对规范与正确。

（3）掌握推拿按摩疗法常规操作，主要目的是强身保健、预防常见病以及在一定程度上针对院内疾病进行辅助治疗，且应根据本书中的介绍选择性地进行操作和治疗，并非包治百病。

（4）推拿按摩疗法治疗的次数可由少到多，推拿的力量和力度可由轻逐渐加重，或以受术者自身感觉为主，推拿疗法所取的穴位可以由少逐渐增多。且为家人推拿按摩或自身推拿时，全身要放松，精神和肌肉不能紧张，体位要舒适。

（5）孕妇一般不宜推拿，特别是肩井、合谷、三阴交、昆仑等穴以及胸、腹、腰骶部等不宜手法治疗。患有传染病的病人不宜做推拿按摩疗法，宜自身推拿。溃疡性皮肤病、开放性创伤、精神病人也不宜做推拿。极度疲劳、饥饿、饮酒后和病程已久、体力衰弱、经不起最轻手法者，也不宜推拿。

（6）对恶心、呕吐的患者进行推拿，手法最好采用的是顺时针的方向进行。腰部的肾区不宜采用拍打等重手法，以免损伤肾脏。外伤性疼痛，在没有排除骨折的情况下，切忌采用推拿手法。急性损伤也不宜采用推拿手法，如急性腰扭伤。

（7）推拿手法的力度和时间应恰到好处，手法过轻则达不到治疗效果，手法过重，则造成不良反应。如小儿腹泻，手法推拿治疗得当一次可愈；如手法过轻，则要推拿5～6次，甚至更长时间；如手法过重则造成大便秘结。一般治疗一次时间为30～40分钟。每日或隔日一次。

（8）术者的指甲要修剪好，保持指甲边缘整齐、光滑、圆润。指甲过长容易掐破病人的皮肤，造成感染，甚至毁容。指甲过短又不便于刺激穴位，而达不到治疗的效果。

（9）术者的双手要保持清洁。治疗两位病人之间应清洁双手，防止交叉感染，传播疾病。在冬季术者应先暖手再治疗。

（10）术者应是健康者，否则会成为传染源或是某些疾病的传播途径。推拿按摩疗法的房间应保持清洁，空气流通，特别是在夏季更应如此。冬季室内应保持一定温度，防止病人感冒。

（11）精神极度紧张或过度疲劳的人，应在消除紧张或缓解疲劳之后，再接受指压治疗或保健。

（12）在推拿按摩疗法治疗过程中，如发现受术者出现头晕、胸闷、恶心、欲吐、心慌、肢体发凉、出虚汗、面色苍白，或疼痛特别明显，甚至无法忍受时，可以指压水沟（人中）、足三里、合谷、手足指（趾）甲根部，同时把门窗打开，使室内的空气更加流通。有条件时可以给病人进食少量糖盐温水、糖果、蛋糕等甜品，帮助病人恢复。

（13）在上背部进行指压疗法时力量不要太大。用力过重，病人可能出现暂时性呼吸停止。这时要立即轻轻拍打肩、背、颈、头等部位，帮助病人缓解。

（14）对于病情严重的病人，要适当配合药物和其他疗法治疗，以免贻误病情。病情危重的，应立即送往医院救治。

第五节　针灸推拿疗法的禁忌证

一、针灸疗法的禁忌证

（1）针灸时，应避开重要脏器、组织器官和一些特殊部位，以免发生不良后果。对胸、胁、腰背、缺盆等部位的腧穴，一般不宜直刺、深刺以免伤及脏腑，肝、脾大者及肺气肿患者尤应注意。眼区穴位，针刺不宜大幅度提插、捻转。项部深层为延髓，脊柱深层为脊髓，均不可深刺。大血管附近的腧穴应避开血管针刺。小儿囟门部位、头缝尚未骨化部位禁针。皮肤有感染、溃疡、创伤、瘢痕或肿瘤的部位，不宜针灸。孕妇下腹、腰骶部及三阴交、合谷、昆仑、至阴应禁针刺。面部、五官不宜用瘢痕灸。

（2）针灸前，应注意患者的状态。对于第一次针灸的患者，医生应在针灸前做好解释工作，帮助患者克服恐惧心理，避免针灸异常情况发生。对于大醉、大怒、饥饿、疲劳、精神过度紧张的患者，不宜立即针灸。妇女行经时，如果不是为了调经，亦慎用针灸。孕妇尤其是有习惯性流产史者，慎用针灸。

（3）气血严重亏虚者，如大出血、大吐、大泻、大汗的患者，不宜针刺。形体极度消瘦者，如癌症、慢性肝炎晚期患者，不宜针刺。传染性强的疾病和凝血机制障碍患者，一般不宜针刺治疗。

二、推拿疗法的禁忌证

如果遇到下列一些情况时，不宜采用推拿按摩疗法治疗，谨防发生不良后果。

（1）不明病因，没有经过相关检查、没有明确诊断的病人。

（2）急性脊柱损伤，包括脊柱滑脱的病人。

（3）严重心脑血管病、肺病或者体质过于虚衰的病人。

（4）各种骨折、骨关节结核、骨肿瘤及严重的老年性骨质疏松症的病人。

（5）容易引起出血的疾病，如血友病、血小板减少性紫癜、过敏性紫癜、过度贫血。

（6）妊娠3个月以上，以及有习惯性流产病史者。

（7）各种急性传染病，如急性黄疸型传染性肝炎、肺结核浸润期、流感等，以及胃或十二指肠溃疡病急性穿孔。

（8）病变部位有严重皮肤破损、皮肤病患者。

（9）有感染性疾病或精神障碍病人。

（10）婴幼儿头部不宜施术，尤其是囟门未闭者。

（11）过饥、过饱，或惊恐、愤怒、过度悲伤时不宜施术。

第二章

针灸推拿疗法经穴简介

第一节　经络系统的组成

经络是人体内运行气血的通道，包括经脉和络脉。"经"，有路径的含义，为直行的主干；"络"，有网络的含义，为侧行的分支。经脉以上下纵行为主，系经络的主体部分；络脉从经脉中分出侧行，系经络的细小部分。经络纵横交错，遍布全身，是人体重要的组成部分。

经络系统是由经脉与络脉相互联系、彼此衔接而构成的体系。经络系统中有经气的活动。所谓经气，即经络之气，概指经络运行之气及其功能活动。经络系统将人体的组织器官、四肢百骸联络成一个有机的整体，并通过经气的活动，调节全身各部的机能，运行气血、协调阴阳，从而使整个机体保持协调和相对平衡。

经络学说是阐述人体经络系统的循行分布、生理功能、病理变化及其与脏腑相互关系的理论体系，是中医理论的重要组成部分，对中医临床各科尤其是针灸临床实践具有重要的指导作用。

经络系统由经脉和络脉组成，其中经脉包括十二经脉、奇经八脉，以及附属于十二经脉的十二经别、十二经筋、十二皮部；络脉包括十五络脉和难以计数的浮络、孙络等。

一　十二经脉

十二经脉系指十二脏腑所属的经脉，是经络系统的主体，故又称为"正经"。

1. 十二经脉的名称

十二经脉的名称由手足、阴阳、脏腑三部分组成。首先用手、足将十二经脉分成手六经和足六经；凡属六脏及循行于肢体内侧的经脉为阴经，属六腑及循行于肢体外侧的经脉为阳经。根据阴阳消长变化的规律，阴阳又划分为三阴三阳，三阴为太阴、少阴、厥阴，三阳为阳明、太阳、少阳。按照上述命名规律，十二经脉的名称分别为手太阴肺经、手阳明大肠经、足阳明胃经、足太阴脾经、手少阴心经、手太阳小肠经、足太阳膀胱经、足少阴肾经、手厥阴心包经、手少阳三焦经、足少阳胆经、足厥阴肝经。

2. 十二经脉的分布规律

十二经脉左右对称地分布于头面、躯干和四肢，纵贯全身。与六脏相配属的六条阴经（六阴经），分布于四肢内侧和胸腹，上肢内侧为手三阴经，下肢内侧为足三阴经；与六腑相配属的六条阳经（六阳经），分布于四肢外侧和头面、躯干，上肢外侧为手三阳经，下肢外侧为足三阳经。十二经脉在四肢的分布呈现一定规律，具体表述如下：

按正立姿势，两臂下垂拇指向前的体位，将上下肢的内外侧分别分成前、中、后三条区线。手足阳经为阳明在前、少阳在中、太阳在后；手足阴经为太阴在前、厥阴在中、少阴在后。其中足三阴经在足内踝上 8 寸以下为厥阴在前、太阴在中、少阴在后，至内踝上 8 寸以上，太阴交出于厥阴之前。

二　奇经八脉

奇经八脉，指别道奇行的经脉，包括督脉、任脉、冲脉、带脉、阴维脉、阳维脉、阴跷脉、阳跷脉共8条，故称奇经八脉。

"奇"有"异"的意思，即奇特、奇异。奇经八脉与十二正经不同，不直接隶属于十二脏腑，也无表里配合关系，故称"奇经"，也称"别道奇行"的经脉。奇经八脉中的督脉、任脉、冲脉皆起于胞中，同出于会阴，而分别循行于人体的前后正中线和腹部两侧，故称为"一源三岐"。督脉可调节全身阳经脉气，故称"阳脉之海"；任脉可调节全身阴经脉气，故称"阴脉之海"；冲脉可涵蓄调节十二经气血，故称"十二经之海"，又称"血海"。

奇经八脉除带脉横向循行外，均为纵向循行，纵横交错地循行分布于十二经脉之间。奇经八脉的主要作用体现在两方面：其一，沟通了十二经脉之间的联系，将部位相近、功能相似的经脉联系起来，起到统摄有关经脉气血、协调阴阳的作用；其二，对十二经脉气血有着蓄积和渗灌的调节作用。若将十二经脉喻为江河，奇经八脉则犹如湖泊。奇经八脉大体的循行分布和功能如表2-1-1。

表2-1-1　奇经八脉大体的循行分布和功能

脉名	循行分布概况	功能
任脉	腹、胸、颏下正中	总任六阴经，调节全身阴经经气，故称"阴脉之海"
督脉	腰、背、头面正中	总督六阳经，调节全身阳经经气，故称"阳脉之海"
带脉	起于胁下，环腰一周，状如束带	约束纵行躯干的诸条经脉
冲脉	与足少阴经相并上行，环绕口唇，且与任、督、足阳明等有联系	涵蓄十二经气血，故称"十二经之海"，又称"血海"
阴维脉	小腿内侧，并足太阴、厥阴上行，至咽喉合于任脉	调节六阴经经气
阳维脉	足跗外侧，并足少阳经上行，至项后会合于督脉	调节六阳经经气
阴跷脉	足跟内侧，伴足少阴等经上行，至目内眦与阳跷脉会合	调节肢体运动，司眼睑开合
阳跷脉	足跟外侧，伴足太阳等经上行，至目内眦与阴跷脉会合	

奇经八脉中的任脉和督脉，各有其所属的腧穴，故与十二经相提并论合称"十四经"。十四经均具有一定的循行路线、病候和所属腧穴，是经络系统中的主要部分。

第二节　经络的作用和经络学说的临床运用

一　经络的作用

1. 联系脏腑、沟通内外

《灵枢·海论》指出："夫十二经脉者，内属于脏腑，外络于肢节。"人体的五脏六腑、四肢百骸、五官九窍、皮肉筋骨等组织器官，之所以能保持相对的协调与统一，完成正常的生理活动，是依靠经络系统的联络沟通而实现的。经络中的经脉、经别和奇经八脉、十五络脉，纵横交错，入里出表，通上达下，联系人体各脏腑组织；经筋、皮部联系肢体筋肉皮肤；浮络和孙络联系人体各细微部分。这样，经络将人体联系成了一个有机的整体。

经络的联络沟通作用，还反映在经络具有传导功能。体表感受病邪和各种刺激，可传导于脏腑；脏腑的生理功能失常，亦可反映于体表。这些都是经络联络沟通作用的具体体现。

2. 运行气血、营养全身

《灵枢·本藏》指出："经脉者，所以行血气而营阴阳，濡筋骨，利关节者也。"气血是人体生命活动的物质基础，全身各组织器官只有得到气血的温养和濡润才能完成正常的生理功能。经络是人体气血运行的通道，能将营养物质输布到全身各组织脏器，使脏腑组织得以营养，筋骨得以濡润，关节得以通利。

3. 抗御病邪、保卫机体

营气行于脉中，卫气行于脉外。经络"行血气"而使营卫之气密布周身，在内和调于五脏，洒陈于六腑，在外抗御病邪，防止内侵。外邪侵犯人体由表及里，先从皮毛开始。卫气充实于络脉，络脉散布于全身而密布于皮部，当外邪侵犯机体时，卫气首当其冲发挥其抗御病邪、保卫机体的屏障作用。如《素问·缪刺论》所说："夫邪客于形也，必先舍于皮毛，留而不去，入舍于孙脉，留而不去，入舍于络脉，留而不去，入舍于经脉，内联五脏，散于肠胃。"

二 经络学说的临床应用

1. 说明病理变化

经络是人体通内达外的一个联络系统，在生理功能失调时，又是病邪传注的途径，具有反映病候的特点。如在有些疾病的病理过程中，常可在经络循行通路上出现明显的压痛或结节、条索等反应物，以及相应的部位皮肤色泽、形态、温度等变化。通过望色、循经触摸反应物和按压等，可推断疾病的病理状况。

2. 指导辨证归经

辨证归经，是指通过辨析患者的症状、体征以及相关部位发生的病理变化，以确定疾病所在的经脉。辨证归经在经络学说指导下进行。如头痛一证，痛在前额多与阳明经有关，痛在两侧多与少阳经有关，痛在后项者多与太阳经有关，痛在颠顶者多与督脉、足厥阴经有关。这是根据头部经脉分布特点辨证归经。临床上可根据所出现的证候，结合其所联系的脏腑，进行辨证归经。如咳嗽、鼻流清涕、胸闷，或胸外上方、上肢内侧前缘疼痛等，与手太阴肺经有关；脘腹胀满、胁肋疼痛、食欲缺乏、嗳气吞酸等，与足阳明胃经和足厥阴肝经有关。

3. 指导针灸治疗

针灸治病是通过针刺和艾灸等刺激体表经络腧穴，以疏通经气，调节人体脏腑气血功能，从而达到治疗疾病的目的。腧穴的选取、针灸方法的选用是针灸治疗的两大关键，均依靠经络学说指导。针灸临床通常根据经脉循行和主治特点进行循经取穴，如《四总穴歌》所载"肚腹三里留，腰背委中求，头项寻列缺，面口合谷收"就是循经取穴的具体表现。由于经络、脏腑与皮部有着密切的联系，故经络、脏腑疾患可以用皮肤针叩刺皮部或皮内埋针进行治疗，如胃脘痛可用皮肤针叩刺中脘、胃俞穴，也可在该穴皮内埋针；经络闭阻、气血淤滞，可以刺其络脉出血进行治疗，如目赤肿痛刺太阳穴出血，软组织挫伤在其损伤局部刺络拔罐等。

第三节　腧穴的主治特点和规律

每一个腧穴均有其主治特点，但从总体上分析，腧穴的治疗作用具有一些共同的特点和一定的规律。现将腧穴主治特点和规律分述如下。

一　腧穴的主治特点

腧穴的主治特点主要有三个方面，即近治作用、远治作用和特殊作用。

1. 近治作用

近治作用，是指腧穴均具有治疗其所在部位局部及邻近组织、器官病症的作用。这是一切腧穴主治作用所具有的共同特点，是"腧穴所在，主治所在"规律的体现。如眼区周围的睛明、承泣、攒竹、瞳子髎等经穴均能治疗眼疾；胃脘部周围的中脘、建里、梁门等经穴均能治疗胃痛；膝关节周围的鹤顶、膝眼等奇穴均能治疗膝关节周围疼痛；阿是穴均能治疗所在部位局部的疼痛等。

2. 远治作用

远治作用，是指腧穴不仅能治疗局部病症，还具有治疗远隔部位的脏腑、组织器官病症的作用。十四经穴，尤其是十二经脉中位于肘膝关节以下的经穴，远治作用尤为突出，如合谷不仅能治疗手部的局部病症，还能治疗本经所经过的颈部和头面部病症，这是"经脉所过，主治所及"的规律反映。

3. 特殊作用

特殊作用，是指某些腧穴具有双向的良性调整作用和相对的特异治疗作用。所谓双向良性调整作用，是指同一腧穴对机体不同的病理状态，可以起到两种相反而有效的治疗作用。如腹泻时针天枢穴可止泻，便秘时针天枢穴可通便；内关可治疗心跳过缓，也可治疗心跳过速。又有实验证明，针刺足三里既可使原来处于弛缓状态或处于较低兴奋状态的胃运动加强，又可使原来处于紧张或收缩亢进的胃运动减弱。此外，腧穴的治疗作用还具有相对的特异性，如大椎穴退热，至阴穴矫正胎位，阑尾穴治疗阑尾炎等。

二　腧穴的主治规律

腧穴（主要指十四经穴）的主治呈现一定的规律性，主要有分经主治和分部主治两大规律。大体上，四肢部经穴以分经主治为主，头身部经穴以分部主治为主。

1. 分经主治规律

分经主治，是指某一经脉所属的经穴均可治疗该经循行部位及其相应脏腑的病症。古代医家在论述针灸治疗时，往往只选取有关经脉而不具体列举穴名，即"定经不定穴"。实践证明，同一经脉的不同经穴，可以治疗本经相同病症。如手太阴肺经的尺泽、孔最、列缺、鱼际，均可治疗咳嗽、气喘等肺部疾病，也说明腧穴有分经主治规律。根据腧穴的分经主治规律，后世医家在针灸治疗上有"宁失其穴，勿失其经"之说。

另外，手三阳、手三阴、足三阳、足三阴、任脉和督脉经穴既具有各自分经主治的规律，同时又在某些主治上有共同点。如任脉腧穴有回阳、固脱及强壮作用；督脉穴可治疗中风、昏迷、热病、头面病；而任督二脉腧穴均可治疗神志病、脏腑病、妇科病。总之，十四经腧穴的分经主治既各具特点，又具有某些共性，如表 2 - 3 - 1。

表 2-3-1 十四经腧穴分经主治规律表

经名		本经主治特点	二经相同主治	三经相同主治
手三阴经	手太阴经	肺、喉病		胸部病
	手厥阴经	心、胃病	神志病	
	手少阴经	心病		
手三阳经	手阳明经	前头、鼻、口、齿病		咽喉病、热病
	手少阳经	侧头、胁肋病	目病、耳病	
	手太阳经	后头、肩胛病、神志病		
足三阳经	足阳明经	前头、口齿、咽喉病、胃肠病		眼病、神志病、热病
	足少阳经	侧头、耳病、胁肋病		
	足太阳经	后头、背腰病（背俞并治脏腑病）		
足三阴经	足太阴经	脾胃病		前阴病、妇科病
	足厥阴经	肝病		
	足少阴经	肾病、肺病、咽喉病		
任督二脉	任脉	回阳、固脱、有强壮作用	神志病、脏腑病、妇科病	
	督脉	中风、昏迷、热病、头面病		

第四节 腧穴的定位方法、主治与手法

一 腧穴的定位方法

取穴是否准确，直接影响针灸的疗效。因此，针灸治疗，强调准确取穴。为了准确取穴，必须掌握好腧穴的定位方法。常用腧穴定位方法有以下四种：

1. 骨度分寸定位法

骨度分寸定位法，是指主要以骨节为标志，将两骨节之间的长度折量为一定的分寸，用以确定腧穴位置的方法。不论男女、老少、高矮、胖瘦，均可按一定的骨度分寸在其自身测量。现时采用的骨度分寸是以《灵枢·骨度》所规定的人体各部的分寸为基础，结合历代医家创用的折量分寸而确定的。

常用的骨度分寸见表 2-4-1。

表 2-4-1 常用的骨度分寸

部位	起止点	折量寸	度量法	说明
头面部	前发际正中至后发际正中	12	直寸	用于头部经穴的纵向距离
	眉间（印堂）至前发际正中	3	直寸	用于确定前或后发际及其头部经穴的纵向距离
	第 7 颈椎棘突下（大椎）至后发际正中	3	直寸	
	眉间（印堂）至后发际正中第 7 颈椎棘突下（大椎）	18	直寸	
	前两额发角（头维）之间	9	横寸	用于确定头前部经穴横向距离
	耳后两乳突（完骨）之间	9	横寸	用于确定头后部经穴横向距离

部位	起止点	折量寸	度量法	说明
胸腹胁部	胸骨上窝（天突）至胸剑联合中点（歧骨）	9	直寸	用于确定胸部任脉经穴的纵向距离
	胸剑联合中点（歧骨）至脐中	8	直寸	用于确定上腹部经穴的纵向距离
	脐中至耻骨联合上缘（曲骨）	5	直寸	用于确定下腹部经穴的纵向距离
	两乳头之间	8	横寸	用于确定胸腹部经穴的横向距离
	腋窝顶点至11肋游离端（章门）	12	直寸	用于确定胁肋部经穴的纵向距离
背腰部	肩胛骨内缘（近脊柱侧点）至后正中线	3	横寸	用于确定背腰部经穴的横向距离
	肩胛外缘至后正中线	8	横寸	用于确定肩胛部经穴的横向距离
上肢部	腋前、后纹头至肘横纹（平肘尖）	9	直寸	用于确定上臂部经穴的纵向距离
	肘横纹（平肘尖）至腕掌（背）侧横纹	12	直寸	用于确定前臂部经穴的纵向距离
下肢部	耻骨联合上缘至（髌底）股骨内上髁上缘	18	直寸	用于确定下肢内侧足三阴经穴的纵向距离
	胫骨内侧髁下方（阴陵泉）至内踝尖	13	直寸	
	股骨大转子至腘横纹	19	直寸	用于确定下肢外后侧足三阳经穴的纵向距离（臀沟至腘横纹约14寸）
	腘横纹至外踝尖	16	直寸	用于确定下肢外后侧足三阳经的纵向距离

2. 体表解剖标志定位法

体表解剖标志定位法，是以人体解剖学的各种体表标志为依据来确定腧穴位置的方法，又称自然标志定位法。人体体表解剖标志可分为固定的标志和活动的标志两种。

（1）固定的标志

指各部位由骨节、肌肉所形成的突起、凹陷和五官轮廓、发际、指（趾）甲、乳头、肚脐等，是在自然姿势下可见的标志，可以借助这些标志确定腧穴的位置。如以腓骨小头为标志，在其前下方凹陷中定阳陵泉；以足内踝尖为标志，在其上3寸，胫骨内侧缘后方定三阴交；以眉头定攒竹；以脐为标志，脐中定为神阙，其旁开2寸定位天枢等。

（2）活动标志

指各部的关节、肌肉、肌腱、皮肤随着活动而出现的空隙、凹陷、皱纹、尖端等，是在活动姿势下才会出现的标志，据此亦可确定腧穴的位置。如在耳屏与下颌关节之间，微张口呈凹陷处取听宫；下颌角前上方约1横指当咀嚼时咬肌隆起、按之凹陷处取颊车等。

3. 手指同身寸定位法

手指同身寸定位法，是指依据患者本人手指为尺寸折量标准来量取腧穴的定位方法，又称"指寸法"。常用手指同身寸有以下3种。

（1）中指同身寸

以患者中指中节桡侧两端纹头（拇、中指弯曲成环形）之间的距离作为1寸。

（2）拇指同身寸

以患者拇指指间关节的宽度作为1寸。

（3）横指同身寸

令患者将食指、中指、无名指、小指并拢，以中指中节横纹为标准，其四指的宽度作为3寸。四指并拢名曰"一夫"；用横指同身寸量取腧穴，又名"一夫法"。

4. 简便定位法

简便定位法是临床中一种简便易行的腧穴定位方法。如立正姿势，手臂自然下垂，其中指端在下肢所触及处为风市；两手虎口自然平直交叉，一手食指压在另一手腕后高骨的上方，其食指尽端到达处取列缺等。此法是一种辅助取穴方法。

常用腧穴位置、主治与手法见表2-4-2。

表2-4-2 常用腧穴位置、主治与手法

经络	穴名	位置	主治	常用手法
手太阴肺经	中府	前正中线旁开6寸，平第一肋间隙处	哮喘、胸闷、肩背痛	一指禅推、按、揉、摩
	尺泽	肘横纹中，肱二头肌腱桡侧	肘臂痉挛、哮喘、胸胁胀痛、小儿惊风	按、揉、拿
	孔最	在尺泽与太渊连线上，腕横纹上7寸	咳嗽、咯血、音哑、咽喉痛、肘臂痛	按、揉、拿
	列缺	桡骨茎突上方，腕横纹上1.5寸	咳嗽、气喘、头项强痛、牙痛	按、揉
	太渊	腕横纹桡侧端，桡动脉桡侧凹陷中	咳嗽、气喘、乳胀、咽喉痛、手腕痛	按、揉、掐
	鱼际	第一掌骨中点，赤白肉际处	胸背痛、头痛、眩晕、喉痛、发热、恶寒	按、揉、掐
	少商	拇指桡侧指甲角旁约0.1寸	中风昏仆、手指痉挛、小儿惊风	掐
手阳明大肠经	合谷	手背第一、二掌骨之间，约平第二掌骨中点处	头痛、牙痛、发热、喉痛、指挛臂痛、口眼㖞斜	按、揉
	阳溪	腕背横纹桡侧，两筋之间	头痛、耳鸣、齿痛、咽喉肿痛、目赤、手腕痛	按、揉、掐
	偏历	在阳溪与曲池的连线上，阳溪上3寸	鼻衄、目赤、耳聋、耳鸣、手臂酸痛、喉痛、水肿	按、揉、拿
	温溜	在阳溪与曲池的连线上，阳溪上5寸	腹痛、呃逆、喉舌痛、头痛	一指禅推、按、揉、拿
	手三里	曲池穴下2寸	肘挛、屈伸不利、手臂麻木酸痛	拿、按、揉、一指禅推
	曲池	屈肘，当肘横纹外端凹陷中	发热、高血压、手臂肿痛、肘痛、上肢瘫痪	拿、按、揉
	肩髃	肩峰前下方，举臂时呈凹陷处	肩臂痛、肩关节活动障碍、偏瘫	一指禅推、按、揉
	迎香	鼻翼旁0.5寸，鼻唇沟中	鼻炎、鼻塞、口眼㖞斜	掐、按、揉、一指禅推

续表

经络	穴名	位置	主治	常用手法
足阳明胃经	四白	目正视、瞳孔直下，当眶下孔凹陷中	口眼㖞斜、目赤痛痒	按、揉、一指禅推
	地仓	口角旁 0.4 寸	流涎、口眼㖞斜	按、揉、一指禅推
	大迎	下颌角前 1.3 寸骨陷中	口噤、牙痛	掐、按
	颊车	下颌角前上方一横指凹陷中，咀嚼时咬肌隆起处	口眼㖞斜、牙痛、颊肿	一指禅推、按、揉
	下关	颧弓与下颌切迹之间的凹陷中，合口有孔，张口即闭	面瘫、牙痛	一指禅推、按、揉
	头维	额角发际直上 0.5 寸	头痛	抹、按、揉、扫散法
	人迎	喉结旁开 1.5 寸	咽喉肿痛、喘息、瘰疬项肿、气闷	拿、抖
	水突	人迎穴下 1 寸，胸锁乳突肌的前缘	胸满咳嗽、气喘、项强	拿、抖
	缺盆	锁骨上窝中央，前正中线旁开 4 寸	胸满咳喘、项强	按、弹拨
	天枢	脐旁 2 寸	腹泻、便秘、腹痛、月经不调	揉、摩、一指禅推
	髀关	髂前上棘与髌骨外缘连线上，平臀沟处	腰腿痛、下肢麻木痿软、筋挛急、屈伸不利	按、拿、弹拨
	伏兔	髌骨外上缘上 6 寸	膝痛冷麻、下肢瘫痪	滚、按、揉
	梁丘	髌骨外上缘上 2 寸	膝痛冷麻	滚、按、点
	犊鼻	髌骨下缘，髌韧带外侧凹陷中	膝关节酸痛、活动不便	点、按
	足三里	犊鼻穴下 3 寸，胫骨前嵴外一横指处	腹痛、腹泻、便秘、下肢冷麻、高血压	点、按、一指禅推
	上巨虚	足三里穴下 3 寸	夹脐痛、腹泻、下肢瘫痪	按、揉、推
	下巨虚	上巨虚穴下 3 寸	小腹痛、腰脊痛、乳痈、下肢痿痹	点、按、揉、推
	丰隆	外膝眼与外踝尖连线之中点	头痛、痰嗽、四肢肿、便秘、狂痫、下肢痿痹	一指禅推、按、揉
	解溪	足背踝关节横纹中央，拇长伸肌腱与趾长伸肌腱之间	踝关节扭伤、足趾麻木	点、按、掐
	冲阳	解溪穴下 1.5 寸，足背最高处，有动脉应手	口眼㖞斜、面肿、上齿痛、胃痛、足缓不收、狂痫	捏、拿、掐、点

续表

经络	穴名	位置	主治	常用手法
足太阴脾经	太白	第一跖骨小头后缘，赤白肉际处	胃痛、腹胀、肠鸣、便秘、痔漏	按、揉、点、掐
	公孙	第一跖骨底前缘，赤白肉际处	胃痛、呕吐、食不化、腹痛、泄泻、痢疾	掐、按、揉
	三阴交	内踝上3寸，胫骨内侧面的中央	失眠、腹胀纳呆、遗尿、小便不利、妇科病	按、点、拿
	地机	阴陵泉下3寸	腹痛、泄泻、水肿、小便不利、遗精	拿、按、揉
	阴陵泉	胫骨内侧髁下缘凹陷中	膝关节酸痛、小便不利	点、拿、按、一指禅推
	血海	髌骨内上方2寸	月经不调、膝痛	拿、按、点
	大横	脐中旁开4寸	虚寒泻痢、大便秘结、小腹痛	一指禅推、摩、揉、拿
手少阴心经	极泉	腋窝正中	胸闷胁痛、臂肘冷痛	拿、弹拨
	少海	屈肘，当肘横纹尺侧端凹陷中	肘关节痛、手颤肘挛	拿、弹拨
	通里	神门穴上1寸	心悸怔忡、头晕、咽痛、暴喑、舌强不语、腕臂痛	掐、按、揉、拿
	阴郄	神门穴上0.5寸	心痛、惊悸、骨蒸盗汗、吐血、衄血、暴喑	掐、按、揉、拿
	神门	腕横纹尺侧端、尺侧腕屈肌腱的桡侧凹陷中	惊悸、怔忡、失眠、健忘	拿、按、揉
手太阳小肠经	少泽	小指尺侧指甲角旁约0.1寸	发热、中风昏迷、乳少、咽喉肿痛	掐
	后溪	第五掌指关节后尺侧、横纹头赤白肉际处	头项强痛、咽痛、齿痛、目翳、肘臂挛痛	掐
	腕骨	手背尺侧，豌豆骨前凹陷中	头痛、肩臂挛痛、腕痛指挛、热病无汗	掐
	养老	尺骨小头桡侧缘凹陷中	目视不明、肩臂腰痛	掐、按、揉
	支正	前臂背面尺侧，腕上5寸	颈项强、手指拘挛、头痛、目眩	拿、按、揉
	小海	屈肘，当尺骨鹰嘴与肱骨内上髁之间凹陷中	牙痛、颈项痛、上肢酸痛	拿
	肩贞	腋后皱襞上1寸	肩关节酸痛、活动不便、上肢瘫痪	拿、按、揉、滚

经络	穴名	位置	主治	常用手法
手太阳 小肠经	天宗	肩胛骨冈下窝的中央	肩背酸痛、肩关节活动不便、项强	一指禅推、㨰、按、揉
	秉风	肩胛骨冈上窝中	肩胛疼痛、不能举臂、上肢麻酸	一指禅推、按、揉、㨰
	肩外俞	第一胸椎棘突下旁开3寸	肩背酸痛、颈项强急、上肢冷痛	一指禅推、按、揉、㨰
	肩中俞	大椎穴旁开2寸	咳嗽、气喘、肩背疼痛、视物不清	一指禅推、按、揉、㨰
	颧髎	目外眦直下，颧骨下缘凹陷中	口眼㖞斜	一指禅推、按、揉
足太阳 膀胱经	睛明	目内眦旁0.1寸	眼病	一指禅推、按
	攒竹	眉头凹陷中	头痛失眠、眉棱骨痛、目赤痛	一指禅推、按、揉
	天柱	哑门穴旁开1.3寸，当斜方肌外缘凹陷中	头痛、项强、鼻塞、肩背痛	一指禅推、按、揉、拿
	大杼	第一胸椎棘突下，旁开1.5寸	发热、咳嗽、项强、肩胛酸痛	一指禅推、按、揉、㨰、弹拨
	风门	第二胸椎棘突下，旁开1.5寸	伤风、咳嗽、项强、肩胛酸痛、腰背痛	一指禅推、按、揉、㨰、弹拨
	肺俞	第三胸椎棘突下，旁开1.5寸	咳嗽、气喘、胸闷、背肌劳损	一指禅推、按、揉、㨰
	心俞	第五胸椎棘突下，旁开1.5寸	失眠、心悸	一指禅推、按、揉、㨰
	膈俞	第七胸椎棘突下，旁开1.5寸	呕吐、噎嗝、气喘、咳嗽、盗汗	一指禅推、按、揉、㨰
	肝俞	第九胸椎棘突下，旁开1.5寸	胁肋痛、消化不良、小儿慢脾风	一指禅推、按、揉、㨰、弹拨
	胆俞	第十胸椎棘突下，旁开1.5寸	胁肋痛、口苦、黄疸	一指禅推、按、揉、㨰
	脾俞	第十一胸椎棘突下，旁开1.5寸	胃脘胀痛、消化不良、小儿慢脾风	一指禅推、按、揉、㨰、弹拨
	胃俞	第十二胸椎棘突下，旁开1.5寸	胃病、小儿吐乳、消化不良	一指禅推、按、揉、㨰、弹拨
	三焦俞	第一腰椎棘突下，旁开1.5寸	肠鸣、腹胀、呕吐、腰脊强痛	一指禅推、按、揉、㨰
	肾俞	第二腰椎棘突下，旁开1.5寸	肾虚、腰痛、遗精、月经不调	一指禅推、按、揉、㨰
	气海俞	第三腰椎棘突下，旁开1.5寸	腰痛	一指禅推、按、揉、㨰
	大肠俞	第四腰椎棘突下，旁开1.5寸	腰腿痛、腰肌劳损、肠炎	一指禅推、按、揉、㨰、弹拨
	关元俞	第五腰椎棘突下，旁开1.5寸	腰痛、泄泻	一指禅推、按、揉、㨰
	八髎	在第一、二、三、四骶后孔中（分别称为上髎、次髎、中髎、下髎）	腰腿痛、泌尿生殖系统疾病	点、按、揉、擦
	秩边	第四骶椎下，旁开3寸	腰臀痛、下肢痿痹、小便不利、便秘	㨰、拿、弹拨、按
	殷门	臀沟中央下6寸	坐骨神经痛、下肢瘫痪、腰脊痛	点、压、拍、㨰、拿

经络	穴名	位置	主治	常用手法
足太阳膀胱经	委阳	腘横纹外端，股二头肌腱内缘	腰脊强痛、小腹胀痛、小便不利、腿足挛痛	拿、按
	委中	腘窝横纹中央	腰痛、膝关节屈伸不利、半身不遂	滚、拿、按、揉、一指禅推
	承山	腓肠肌两肌腹之间凹陷的顶端	腰强痛、腓肠肌痉挛	滚、拿
	飞扬	昆仑直上7寸	头痛、腰背痛、腿软无力	拿、按、揉
	跗阳	昆仑直上3寸	头痛、腰骶痛、外踝肿痛、下肢瘫痪	拿、弹拨
	昆仑	外踝与跟腱之间凹陷中	头痛、项强、腰痛、踝关节扭伤	按、拿、点
	申脉	外踝下缘凹陷中	癫狂痫、腰腿痛	掐、点、按
	金门	申脉前下方，骰骨外侧凹陷中	癫痫、腰痛、外踝痛、下肢痹痛	掐、点、按
	京骨	第五跖骨粗隆下，赤白肉际处	癫痫、头痛、项强、腰腿痛、膝痛脚挛	拿、掐
足少阴肾经	涌泉	足底中、足趾跖屈时呈凹陷	偏头痛、高血压、小儿发热	擦、按、拿
	太溪	内踝与跟腱之间凹陷中	喉痛、齿痛、遗精、阳痿、月经不调	一指禅推、拿、按、揉
	大钟	太溪下0.5寸，跟腱内缘	腰脊强痛、足跟痛、气喘、咳血	一指禅推、按、揉
	水泉	太溪直下1寸	月经不调、痛经、小便不利、目昏花	按、揉、点
	照海	内踝下缘凹陷中	月经不调、咽喉干痛	按
	交信	内踝上2寸，胫骨内侧缘	月经不调、泄泻、便秘、睾丸肿痛	按、揉
	筑宾	太溪直上5寸	癫狂、疝痛、足胫痛	点、按、揉、拿
手厥阴心包经	曲泽	肘横纹中，肱二头肌腱尺侧缘	上肢酸痛颤抖	拿、按、揉
	郄门	腕横纹上5寸，掌长肌腱与桡侧腕屈肌腱之间	心痛、心悸、呕吐	拿、按、揉
	内关	腕横纹上2寸，掌长肌腱与桡侧腕屈肌腱之间	胃痛、呕吐、心悸、精神失常	一指禅推、按、揉、拿
	大陵	腕横纹中央，掌长肌腱与桡侧腕屈肌腱之间	心痛心悸、胃痛、呕吐、癫痫、胸胁痛	按、揉、弹拨
	劳宫	手掌心横纹中，第二、三掌骨之间	心悸、颤抖	按、揉、拿

经络	穴名	位置	主治	常用手法
手少阳三焦经	中渚	握拳，第四、五掌骨小头后缘之间凹陷中	偏头痛、掌指痛屈伸不利、肘臂痛	点、按、揉、一指禅推
	阳池	腕背横纹中，指总伸肌腱尺侧缘凹陷中	肩臂痛、腕痛、疟疾、消渴、耳聋	一指禅推、按、揉
	外关	腕背横纹上2寸，桡骨与尺骨之间	头痛、肘臂手指痛、屈伸不利	一指禅推、㨰、按、揉
	会宗	腕背横纹上3寸，尺骨桡侧缘	耳聋、痫证、臂痛	㨰、按、揉
	肩髎	肩峰外下方，肩髃穴后寸许凹陷中	肩臂酸痛、肩关节活动不便	一指禅推、按、揉、㨰、拿
足少阳胆经	风池	胸锁乳突肌与斜方肌之间，平风府穴	偏正头痛、感冒项强	按、拿、一指禅推
	肩井	大椎穴与肩峰连线的中点	项强、肩背痛、手臂上举不便	拿、㨰、一指禅推、按、揉
	居髎	髂前上棘与股骨大转子连线的中点	腰腿痛、髋关节酸痛、骶髂关节炎	㨰、点、压、按
	环跳	股骨大转子与骶裂孔连线的外1/3与内2/3交界处	腰腿痛、偏瘫	㨰、点、压、按
	风市	大腿外侧中间，腘横纹水平线上7寸	偏瘫、膝关节酸痛	㨰、点、压、按
	阳陵泉	腓骨小头前下方凹陷中	膝关节酸痛、胁肋痛	拿、点、按、揉
	外丘	外踝上7寸，腓骨前缘	胸胁支满、腹痛痿痹、癫疾呕沫	㨰、按、揉
	光明	外踝上5寸，腓骨前缘	膝痛、下肢痿痹、目痛、夜盲、乳胀	㨰、按、揉
	悬钟	外踝上3寸，腓骨前缘	头痛、项强、下肢酸麻	拿、按
	丘墟	外踝前下方，趾长伸肌腱外侧凹陷中	踝关节痛、胸胁痛	按、点、拿
	足临泣	足背第四、五趾间缝纹端上1.5寸	瘰疬、胁肋痛、足跗肿痛、足趾挛痛	掐、点、按
足厥阴肝经	太冲	足背第一、二跖骨底之间凹陷中	头痛、眩晕、高血压、小儿惊风	拿、按、揉
	蠡沟	内踝上5寸，胫骨内侧面的中央	小便不利、月经不调、足胫痿痹	㨰、拿、按、揉
	中都	内踝上7寸，胫骨内侧面的中央	腹痛、泄泻、疝气、崩漏、恶露不尽	㨰、拿、按、揉
	章门	第十一肋端	胸胁痛、胸闷	摩、按、揉
	期门	乳头直下，第六肋间隙	胸胁痛	摩、按、揉

经络	穴名	位置	主治	常用手法
任脉	关元	脐下 3 寸	腹痛、痛经、遗尿、带下	一指禅推、摩、按、揉
	石门	脐下 2 寸	腹痛、泄泻	一指禅推、摩、按、揉
	气海	脐下 1.5 寸	腹痛、月经不调、遗尿、腹胀（有强壮作用、保健要穴）	一指禅推、摩、按、揉
	神阙	脐的中间	腹痛、泄泻、溺水急救	摩、按、揉
	中脘	脐上 4 寸	胃痛、腹胀、呕吐、消化不良	一指禅推、摩、按、揉
	鸠尾	剑突下，脐上 7 寸	心胸痛、反胃、癫痫	按、揉
	膻中	前正中线，平第四肋间隙处	咳喘、胸闷胸痛	一指禅推、摩、按、揉
	天突	胸骨上窝正中	咳喘、咳痰不畅	一指禅推、按、压
	承浆	颏唇沟的中点	口眼㖞斜、牙痛	按、揉、掐
督脉	长强	尾骨尖下 0.5 寸	腹泻、便秘、脱肛	按、揉、点
	腰阳关	第四腰椎棘突下	腰脊疼痛	滚、一指禅推、按、揉、擦、扳
	命门	第二腰椎棘突下	腰脊疼痛	滚、一指禅推、按、揉、擦、扳
	身柱	第三胸椎棘突下	腰脊疼痛	滚、一指禅推、按、扳
	大椎	第七颈椎棘突下	感冒、发热、落枕	滚、一指禅推、按、揉
	风府	后发际正中直上 1 寸	头痛项强	点、一指禅推、按、揉
	百会	后发际正中直上 7 寸	头痛头晕、昏厥、高血压、脱肛	一指禅推、按、揉
	人中	人中沟正中线上 1/3 与下 2/3 交界处	惊风、口眼㖞斜、中暑、各种摔倒昏迷	掐
经外奇穴	印堂	两眉头连线的中点	头痛、鼻炎、失眠	抹、一指禅推、按、揉
	太阳	眉梢与目外眦之间向后约 1 寸处凹陷中	头痛、感冒、眼病	抹、一指禅推、按、揉
	鱼腰	眉毛的中点	眉棱骨痛、目赤肿痛、眼睑瞤动	抹、一指禅推、按
	腰眼	第四腰椎棘突下，旁开 3.8 寸凹陷处	腰扭伤、腰背酸楚	滚、拿、按、擦
	夹脊	第一胸椎至第五腰椎，各椎棘突下旁开 0.5 寸	脊椎疼痛强直、脏腑疾患（有强壮作用）	滚、擦、压、推、一指禅推
	十七椎	第五腰椎棘突下	腰腿痛	扳、滚、按
	十宣	十手指尖端，距指甲 0.1 寸	昏厥、惊风抽搐、中暑	掐
	鹤顶	髌骨上缘正中凹陷处	膝关节肿痛	按、揉、点
	阑尾穴	足三里穴下约 2 寸处	阑尾炎、腹痛	按、拿、揉、点
	肩内陵	腋前皱襞顶端与肩髃穴连线中点	肩关节酸痛、运动障碍	一指禅推、滚、拿、按、揉
	桥弓	耳后翳风到缺盆成一线	头痛、头晕	推、揉、拿
	胆囊穴	阳陵泉直下 1 寸	胆绞痛	按、揉、点

第五节 十四经脉的走向及主要临床功效

十二经脉加上奇经八脉中的督、任二脉就是通常所说的十四经。十四经根据内为阴、外为阳，腹为阴、背为阳的原则分为阴经和阳经。

根据经脉循行方向，十二经的走向为：手三阴（手太阴、手少阴、手厥阴）从胸走手；手三阳（手阳明、手太阳、手少阳）从手走头；足三阳（足阳明、足太阳、足少阳）从头走足；足三阴（足太阴、足少阴、足厥阴）从足走腹（胸）。在四肢末端相连接的是不同属性的表里经，即手为手三阴和手三阳经的交接处，足为足三阳和足三阴经的交接处。而在头面、胸腹部位相连接的是相同属性的经脉，即头面为手三阳和足三阳经的交接处，胸腹为足三阴和手三阴经的交接处。

一 手太阴肺经

手太阴肺经属"肺"络"大肠"。

循行：自上胸外侧（中府）横出腋下，沿着上肢内侧前缘，经过肘窝、寸口、鱼际到拇指桡侧端（少商）。

主治证候：咳嗽、喘息、气逆、胸闷胀满；发热、恶寒、出汗、上肢内侧前缘疼痛、厥冷。

二 手阳明大肠经

手阳明大肠经属"大肠"络"肺"。

循行：起于食指桡侧端（商阳），沿食指桡侧缘向上，经上肢外侧前缘到肩锁关节上方，经过大椎，折回锁骨上窝，上行经颈部到面颊，进入下齿中，经口角和口唇到对侧鼻翼旁（迎香）。

主治证候：下牙痛、咽喉肿痛、鼻衄、口干、上肢外侧前缘及肩痛或运动障碍等。

三 足阳明胃经

足阳明胃经属"胃"络"脾"。

循行：自眼眶下（承泣）进入上齿，绕过口角，过承浆，然后分布于下颌、耳前、前额等处。并从颊部向下，沿咽喉到锁骨上窝，经乳头，沿腹中线旁2寸下行到腹股沟，再沿下肢外侧前缘下行，经足背到达第二趾外侧端（厉兑）。

主治证候：高热、惊悸、口眼㖞斜、胸腹胀痛、腹水，以及腹股沟、小腿前面、足背、足趾疼痛或运动障碍等。

四 足太阴脾经

足太阴脾经属"脾"络"胃"。

循行：起于趾内侧端（隐白），沿足背内侧，经内踝前面，沿胫骨后缘上行，经膝，沿股内侧前缘向上，进入胸腹部（大包）。

主治证候：心烦、食欲缺乏、腹胀、呕吐、便溏、黄疸及下肢内侧肿痛或厥冷、足大趾运动障碍等。

五、手少阴心经

手少阴心经属"心"络"小肠"。

循行：自腋下（极泉）沿上肢内侧后缘，经第四、第五掌骨间，到小指桡侧端（少冲）。

主治证候：心前区及胸痛、咽干、口渴，上肢内侧后缘疼痛、厥冷或发热等。

六、手太阳小肠经

手太阳小肠经属"小肠"络"心"。

循行：起于小指尺侧端（少泽），沿上肢外侧后缘，经肩关节后方，到大椎，折入锁骨上窝，沿颈侧部上行，过下颌角，分布于颊部、颧部、眼外眦，到耳前（听宫）。

主治证候：咽痛、颊肿、听力减退、上臂疼痛及上肢外侧后缘疼痛等。

七、足太阳膀胱经

足太阳膀胱经属"膀胱"络"肾"。

循行：起于眼内角（睛明），至上额，到达脑以后，一支沿背中线旁 1.5 寸，由项下行到腰部，经股到腘窝；另一支沿背中线旁 3 寸，由项穿过肩胛部，一直下行到臀部，经髋关节，下到腘窝，与前一支会合后，继续下行。过腓肠肌，经外踝后方，沿足背外侧，到达小趾外侧端（至阴）。

主治证候：头项强痛、腰背痛、中风后遗症，腘窝、腓肠肌、足小趾等处疼痛和癫狂、精神错乱等病。

八、足少阴肾经

足少阴肾经属"肾"络"膀胱"。

循行：自足心（涌泉），经舟骨粗隆下方、内踝下方进入足跟，沿下肢内侧后缘向上，到达胸腹（俞府）。

主治证候：腰脊强痛、喉痛、齿痛、不寐，小便不利、遗精、阳痿等前阴病及月经不调、痛经等妇科疾病。

九、手厥阴心包经

手厥阴心包经属"心包"络"三焦"。

循行：自乳头外侧（天池）至胸腔，到腋窝后，沿上肢内侧中线，经肘窝中间，入掌心，直到中指末端（中冲）。

主治证候：心悸、心烦、胸闷、精神失常、上肢内侧疼痛、发热等。

十、手少阳三焦经

手少阳三焦经属"三焦"络"心包"。

循行：起于无名指端（关冲），经无名指尺侧缘，穿过第四、第五掌骨间，沿上肢外侧中线到肩后，折向前，入锁骨上窝，上走颈部，沿耳后，过耳上方，入耳中。出耳前，分布于面颊、眶下、目外角及眉毛外端（丝竹空）。

主治证候：耳聋、耳鸣、咽及面颊疼痛，肩部、肱部、前臂外侧及无名指疼痛或运动障碍等。

十一、足少阳胆经

足少阳胆经属"胆"络"肝"。

循行：起于眼外角（瞳子髎），环绕分布于头颅的颞侧、耳前、耳后，然后由颈侧经肩部入锁骨上窝。经腋窝，分布于胸腹侧面，经髋关节，沿下肢外侧中线向下，经外踝前面，到达第四趾外侧端（足窍阴）。

主治证候：寒热往来、疟疾、口苦、胁痛、偏头痛、目外眦痛，股、膝、小腿的外侧及足第四趾等处疼痛及运动障碍等。

十二、足厥阴肝经

足厥阴肝经属"肝"络"胆"。

循行：起于足大趾背面趾甲后（大敦），沿足背第一、第二跖骨间，经内踝前1寸处，沿小腿内侧前缘上行。在内踝上8寸处交叉到足太阴脾经的后方，再沿股内侧上行，绕外生殖器到小腹，最后到胁下（期门）。

主治证候：头痛、眩晕、胸胁胀痛、疝气、遗尿、妇女小腹胀痛、腰痛、下肢内侧前缘疼痛等。

十三、督脉

督脉是"阳脉之海"，属"胸"络"肾"。

循行：自骶部（长强），沿背脊正中线上行，经骶部、腰部、背部、项部，沿头部正中线，由项部经头顶、额部、鼻部到达上龈正中（龈交）。

主治证候：角弓反张、背脊强直、精神失常及泌尿系统疾病等。

十四、任脉

任脉是"阴脉之海"，任主胞胎。

循行：下出会阴，沿胸腹正中线上行，经阴阜、腹部、胸部、颈部到颏下，至下唇正中（承浆）。

主治证候：肠胃病、妇科病等。

第六节　推拿疗法的选穴与穴位操作

一、概述

推拿操作的穴位操作主要是用医者的双手，在患者体表的穴位、不适的部位，施行点、压、掐、叩等不同手法的刺激，通过经络的作用使体内的气血畅通，使已经发生障碍的功能活动恢复正常，从而达到治疗疾病的一种方法。它是以中医的经络、阴阳、五行等理论为依据，具有简便、易学易懂、安全速效、易被接受等优点。目前全世界有越来越多的人群在学习和运用推拿疗法来防治疾病和强身健体。

二、作用原理

1. 调整阴阳

阴阳调和则人体健康，阴阳失调则为病。如阴阳失调，则导致"阳盛则阴病，阴盛则阳病"等病理变化，从而产生"阳盛则热，阴盛则寒"的临床证候。治疗的关键在于根据证候属性来调整阴阳的偏盛偏衰，使机体归于"阴平阳和"，达到治疗的目的。调和阴阳基本上是通过经穴配伍和手法补泻来完成的。如肾阴虚、肝阳上亢而引起的高血压、头痛，治当育阴潜阳，取太溪穴用补法，配太冲穴用泻法来调整阴阳平衡。

2. 扶正祛邪

扶正就是提高机体的抗病能力，祛邪就是祛除致病因素。疾病的过程是正气与邪气相互斗争的过程。推拿疗法能通过手法的补泻来补充正气和泻除邪气，增强机体抵抗能力，从而扶正祛邪。

3. 活血通络

经络有内属于脏腑、外络于肢节的特点，根据经络与脏腑在生理病理上相互影响的机理，在穴位上以手法取得"通其经脉，调其气血"的作用，从而排除致病因素，治愈疾病。

三、适应证和禁忌证

1. 适应证

（1）神经系统疾病：如大脑外伤及手术后遗症，脊髓灰质炎后遗症，儿童脑性瘫痪，多发性神经炎，面神经麻痹，臂丛神经不完全性麻痹，正中神经、桡神经、尺神经损伤，腹及坐骨神经损伤等。

（2）脊椎疾病：如颈椎综合征、落枕、腰椎后关节紊乱、第三腰椎横突综合征、腰椎间盘脱出症、腰骶及骶髂关节损伤等。

（3）上肢骨与关节疾病：如肩关节周围炎、腕关节扭挫、腕部腱鞘炎等。

（4）下肢骨与关节疾病：如坐骨神经痛、臀部软组织损伤，股内收肌、腓肠肌痉挛，膝关节痛及韧带损伤等。

（5）其他：如头痛、牙痛、呃逆、癔症、小儿消化不良、感冒、急性咽喉炎、遗尿症等。

2. 禁忌证

（1）急性病，包括化脓性关节炎急性期，急腹症，传染病。

（2）严重心脏病，肺结核，癌症。

（3）出血性疾病。

（4）严重皮肤病。

四、注意事项

（1）施术前应做出明确诊断，辨证、辨病，以及制订立法、取穴、选择刺激线计划。做到取穴有据，施术有方，以期收到良好效果。

（2）施术前，给病人或家属说明病性、治法、疗程、治疗过程中可能出现的问题及愈后情况等。

（3）施术时由轻到重，由缓到急，循序渐进，最后再以轻手法缓解。极度疲劳或醉酒时暂不予点穴治疗。

（4）手法轻重要适宜，重病轻治固属无效，而轻病重治亦非所宜。

（5）点穴治疗后局部常有酸、麻、热、胀、抽动等感觉，以及皮肤红润，甚至皮下瘀血、全身出汗、发热等反应，对此无须处理，会自行恢复。反应较重如出现头晕、恶心、脸色苍白或休克时，一般可按压鼻隔，快手法掐手指、足趾甲根，即可缓解。如因重刺激背部而出现呼吸困难或停止者，应立即拍打肩、背、头部或按压腰眼，抓拿腰三角肌、腹壁肌等，以缓解反应。某些受术者术后症状加重，但一般3～5天后反应即可消失，随之症状亦可缓解，故应于术前预告受术者，以免误会。

（6）疗程与疗期。一般每日1次。反应重者隔日1次。病情轻者10天为一疗程。慢性者可一两个月为一疗程。有人治疗一段时间后进展缓慢，可暂停一些时间，然后继续治疗。

五　针灸推拿的选穴

1. 近部选穴

即在受病的脏腑、五官、肢体的部位，就近选穴进行治疗。例如，胃病取中脘、梁门；肾病取肾俞、志室；肩痛选取肩髃、臑俞；膝痛选取膝关、膝眼；眼病选取睛明、瞳子髎；鼻病选取迎香、巨髎；耳病选取耳门、翳风；面颊病选取颧髎、颊车；口齿病选取大迎、承浆、地仓等。此法在临床上应用较广，意在就近调整受病经络、器官的阴阳气血，使之平衡。

2. 远部选穴

亦称远道取穴，即在受病部位的远距离取穴治疗。此法在具体应用时，有本经取穴和异经取穴之分。

（1）本经取穴：当诊断病变属于何脏何经之后，即可选该经有关穴位治疗。例如：肺病取太渊、鱼际；脾病取太白、三阴交；急性腰痛取人中等。

（2）异经取穴：许多疾病的病理变化，在脏腑与脏腑之间，往往是彼此关联、相互影响的。因此治疗必须统筹兼顾。例如：呕吐属胃病，当取中脘、足三里。若由肝气上逆导致胃气不降而呕吐者，则当同时取太冲、肝俞，平肝降逆，使胃不受侮，呕吐而止。又如，鼓胀水肿晚期，显现肝、脾、肾数脏同病的证候，针灸处方常常选用三经以上的穴位。因此，异经取穴法在处理错综复杂病例的过程中，应用非常广泛。

3. 对症选穴

对症选穴是针对个别症状的治疗措施，一般属于治标的范畴。例如大椎退热、人中苏厥、神门安神、关元温阳等。个别症状的解除可以为治本创造有利条件。应用时根据病情的标本缓急，适当地采用对症选穴法，也是针灸处方中不可忽视的环节。

此外，痛点选穴（阿是穴）亦属于对症选穴法。此法从《内经》中"以痛为腧"和"在分肉间痛而刺之"等刺法演变而来。临床上应用压痛点治疗击仆、扭伤、痹证等疼痛。

六　配穴方法

配穴方法是在上述经穴主治纲要和选穴原则的基础上，根据各种不同病症的治疗需要，选择具有协调作用的两个以上的穴位加以配伍运用的方法。它与经穴主治纲要和选穴原则相比用意更深刻、更具体。因此，它在针灸处方中占重要位置。历来配穴方法很多，现将常用的五种配穴方法介绍如下：

1. 前后配穴法

在《灵枢·官针》中称为"偶刺"。应用时先用手在胸腹部探明痛点，然后向背腰部划一平行弧线直对痛点，前后各斜刺一针。前指胸腹，后指背腰。此法多用于胸腹疼痛疾患，类似俞募配穴法，但取穴不限于俞穴和募穴，其他经穴亦可采用。例如，胃疼痛者，腹部可取梁门，背部可取胃仓等穴。

2. 上下配穴法

上指上肢和腰部以上，下指下肢和腰部以下。《灵枢·终始》说："病在上者，下取之；病在下者，高取之；病在头者，取之足；病在腰者，取之腘。"上下配穴法在临床上应用最广。例如胃病，上肢取内关，下肢取足三里；咽喉痛、牙痛，上肢取合谷，下肢取内庭；脱肛、子宫下垂取百会；头痛项强取昆仑，等等。这些都是根据《内经》的启示在临床上的具体应用。

3. 左右配穴法

这是从经络循行交叉的特点为取穴依据的。《内经》中的"巨刺""缪刺"，就是左右配穴法的应用。此法多用于头面部疾患，例如：左侧面瘫取右侧的合谷，右侧面瘫取左侧的合谷；左侧头角痛取右侧的阳陵泉、侠溪，右侧头角痛取左侧的阳陵泉、侠溪。又因经络的分布是对称的，所以临床对于内脏病症的取穴，一般均可左右同用，以加强其协调作用。例如胃病取两侧的胃俞、足三里。此外，亦有舍患侧取健侧者，例如偏瘫、痹痛等用此法也有一定的效果。

4. 表里配穴法

本法是从脏腑经络的阴阳表里的关系为配穴依据的。即阴经的病变，可同时在其相表里的阳经取穴；阳经的病变，可同时在其相表里的阴经取穴。这种配穴方法对于一般常见病症者均可采用，取穴不限于原穴和络穴。

5. 远近配穴法

即选穴原则中的"近部选穴"与"远部选穴"配合使用的方法。例如，胃病取中脘、胃俞等是近取法；取内关、足三里、公孙等是远取法。亦可将远近两者配合起来使用，但处方必须以符合病情、分别主次、繁简得当为原则，切忌杂乱无章、无的放矢。

第三章

常见针灸方法及推拿手法

第一节　常见针灸方法

 毫针刺法

毫针刺法是运用不同的毫针针具，通过一定的手法刺入人体穴位来防治疾病的方法。毫针刺法是临床中运用最多、最广泛的针灸治疗方法。

1. 进针法

将毫针刺入穴位的操作方法称为进针法。一般以右手持针操作，以拇指、食指、中指夹持针柄，其状如持毛笔。将针刺入穴位的手为"刺手"，另一只手则为"押手"，押手按压所刺部位或辅助固定针身。

临床常用进针手法如下：

（1）单手进针法：仅用刺手将针刺入穴位，一般用于较短的毫针进针。用刺手拇指、食指持针，中指指端紧靠穴位，指腹抵住针身中部，当拇指、食指向下用力时，中指也随之弯曲，将针刺入到所需深度。

（2）双手进针法：刺手与押手互相配合将针刺入穴位的方法。双手进针法有以下几种：

① 指切进针法（爪切进针法）：用押手拇指或食指端切按在穴位处，刺手持针紧靠押手切按穴位的手指指甲将针刺入。适用于短针的进针。

② 夹持进针法（骈指进针法）：用押手的拇指、食指将无菌干棉球作隔物夹持住针身，将针尖固定在拟刺穴位表面，刺手、押手同时向下用力将针刺入穴位。适用于长针的进针。

③ 舒张进针法：用押手将拟刺穴位处的皮肤向两侧撑开，使皮肤绷紧，刺手持针将针刺入。适用于皮肤松弛部位的穴位进针。

④ 提捏进针法：用押手的拇指、食指将拟刺穴位处的皮肤提捏起，刺手持针从捏起皮肤的上端将针刺入。适用于印堂穴等皮肉浅薄处的穴位。

（3）针管进针法：利用针管将针刺入穴位的方法。使用时，先将针放入针管内，针尖与针管下端平齐，上端露出针柄3分左右。押手持针管，置于拟刺穴位处，刺手手指于针尾用力，即可使针刺入皮肤，然后退出针管，再将针刺入所需深度。也可用安装弹簧的特制进针器进针。此法进针不痛，适用于儿童和惧针患者。

2. 针刺的方向、角度和深度

（1）方向：进针时针尖的朝向，一般根据经络、穴位和治疗需要而确定。

根据经络循行方向，顺经或逆经而刺达到治疗目的。根据穴位的特点，某些穴位必须朝特定的方向才能保证安全达到疗效。如针刺脊柱部的穴位时，针尖应朝向脊柱。根据治疗需要，针尖朝向病所，促使针感到达病变部位来提高疗效。

（2）角度：针身与皮肤形成的夹角，一般根据穴位位置和针刺所要达到的治疗目的而确定。一般分为直刺、斜刺和平刺3种角度。

直刺是针身与皮肤呈90°垂直刺入，适用于人体大部分穴位。

斜刺是针身与皮肤呈45°左右刺入，适用于肌肉浅薄处或不宜直刺、深刺的穴位。

平刺是针身与皮肤呈15°左右或更小的角度刺入，适用于皮薄肉少部位的穴位，如头部、胸胁部的穴位。

（3）深度：针刺入穴位内的深浅度，需要在确保安全的前提下以取得针感为原则。还需要结合临床上患者的体质、年龄、病情、部位等各种情况来调整。形体瘦弱者，宜浅刺；形胖体强者，宜深刺。年老者与小儿，不宜深刺；中青年身强体壮者，可以适当深刺。阳证、新病者，宜浅刺；阴证、久病者，宜深刺。头面部、胸背及皮薄肉少处的穴位，宜浅刺；四肢、臀部、腹部及肌肉丰厚处的穴位，宜深刺。

3. 行针手法

行针也称运针，指将针刺入穴位后，为了产生针刺感应，或调整针感强弱，或促使针感传导、扩散而采取的操作。行针手法包括基本手法和辅助手法。

（1）基本手法

① 提插法：将针刺入穴位后，施以上提下插的手法。上提是将针向上引出，下插是将针向下刺入。提插的幅度、频率和时间应根据患者的体质、病情、穴位等因素灵活变化。使用提插法时用力要均匀一致，不改变针刺方向、角度。

② 捻转法：将针刺入穴位后，施以向前向后捻转动作，使针来回旋转的手法。捻转的角度、频率和时间应根据患者的体质、病情、穴位等因素灵活变化。使用捻转法时用力要均匀，不能单向捻转，以免针身被肌纤维缠绕引起疼痛或滞针。

（2）辅助手法

① 循法：针刺后在留针过程中，医者用手指在针刺穴位的上下部位，顺着经络循行路径，轻轻循按的手法。此法能推动气血运行，激发经气，促使针刺后得气。

② 弹法：针刺后在留针过程中，医者用手指轻弹针柄，使针体微微振动的手法。此法能催气、行气，加强针感。

③ 刮法：针刺入一定深度后，医者以拇指或食指的指腹抵住针尾，用食指或中指或拇指的指甲从下而上或从上而下刮动针柄的手法。此法在不得气时可激发经气，已得气时可以加强针感的传导和扩散。

④ 摇法：针刺入一定深度后，医者手持针柄，将针轻轻摇动的手法。此法能加强针感，使经气向一定方向传导。

⑤ 飞法：针刺入一定深度后，医者用刺手拇指、食指持针柄，细细捻搓，然后张开两指，一搓一放，重复数次，形如飞鸟，故称飞法。此法能催气、行气，增强针感。

⑥ 震颤法：针刺入一定深度后，医者刺手持针柄，用小幅度、快频率的提插、捻转手法，使针身震颤的手法。此法能促使针下得气，增强针感。

4. 得气

得气，又称"针感"，是针刺入穴位一定深度后，施加一定的行针手法时，针刺部位获得的经气感应。针刺是否得气可以从医者刺手指下感觉和患者进针后的针刺感觉两方面来判断。得气时，医者的刺手能感到针下沉紧或针体颤动等反应；患者则感觉针刺部位酸、麻、胀、重等，也可出现热、凉、痒、痛、抽搐、蚁行等反应，也会出现向一定方向传导、扩散等现象。若未得气，医者刺手下感觉空松、虚滑；患者也没有特殊的感觉与反应。

得气是针刺疗效的关键。一般来说，针刺时得气迅速，起效较快；得气缓慢，起效较慢；若不得气，则疗效较差。得气还是补泻手法的基础和前提。只有在得气的基础上施加补泻手法，才能取得预期的疗效。得气的快慢还可协助判断病情的轻重和预后。一般来说，得气快者，病情较轻，预后较好；得气慢甚至不得气者，病情较重，预后不好。

影响得气有医者、患者和环境三方面的因素。医者穴位定位不准确、针刺角度不恰当、深浅不合适或手法不当等原因都会影响得气。患者体质虚弱，正气不足，或病重，感觉迟钝、丧失，则不易得气。天气寒冷、阴雨潮湿，不易得气；天气温暖、晴朗时较易得气。

5. 补泻手法

针刺补泻是通过针刺穴位，运用一定的手法激发经气以鼓舞正气、疏泄病邪的方法。可分为单式补泻手法和复式补泻手法。

（1）单式补泻手法

① 捻转补泻：针刺得气后，拇指向前用力重，向后用力轻为补法；拇指向后用力重，向前用力轻为泻法。

② 提插补泻：针刺得气后，先浅后深，重插轻提，向下用力为主者为补法；先深后浅，轻插重提，向上用力为主者为泻法。

③ 徐疾补泻：进针时徐徐刺入，疾速出针为补法；进针时疾速刺入，徐徐出针为泻法。

④ 迎随补泻：进针时针尖随着经络循行方向刺入为补法；针尖迎着经络循行方向刺入为泻法。

⑤ 呼吸补泻：配合患者呼吸，患者呼气时进针，吸气时出针为补法；患者吸气时进针，呼气时出针为泻法。

⑥ 开阖补泻：出针后按闭针孔为补法；出针时摇大针孔为泻法。

⑦ 平补平泻：针刺得气后均匀地捻转、提插为平补平泻。

（2）复式补泻手法

① 烧山火：将穴位的可刺深度分为浅、中、深三层，先浅后深，每层各做提插补法或捻转补法九次或九的倍数次，然后退回浅层，称为一度。如此反复操作数度，再将针按至深层留针。操作中再配合呼吸补法，出针时按压针孔。多用于顽麻冷痹、虚寒性疾病等。

② 透天凉：将穴位的可刺深度分为浅、中、深三层，先深后浅，每层各做提插泻法或捻转泻法六次或六的倍数次，称为一度。如此反复操作数度，再将针提至浅层留针。操作中再配合呼吸泻法，出针时摇大针孔。多用于热痹、急性痈肿、热性疾病等。

6. 留针与出针

（1）留针

毫针刺入穴位，行针得气并施以手法后，将针留置于穴位内，称为留针。留针的目的是加强针刺的作用和便于继续行针。一般留针30～60分钟。留针期间不再施加其他手法称为静留针；若留针期间施加行针手法或补泻手法称为动留针。临床治疗时留针时间应根据患者实际情况而定。

（2）出针

在针刺治疗目的达到后，即可出针。出针时，一手持无菌棉球轻轻压于针刺部位，另一手将针缓缓退出。出针后，除特殊需要外，都要用无菌棉球按压针孔片刻防止出血，再检查针孔是否出血，核对针数有无遗漏，询问患者针刺部位有无不适。

7. 针刺异常情况的处理与预防

毫针刺法操作时如果疏忽大意，或禁刺而刺，或针刺手法不当，或针刺部位不当，也会出现一些异常情况。常见情况有以下几种：

（1）晕针

晕针指在针刺过程中患者发生眩晕甚至晕厥现象。原因一般是患者体质虚弱，精神紧张，或疲劳、饥饿、大汗、大泻、大出血之后，或体位不当，或针刺手法过重。处理时应立即停止针刺，将针全部退出，让患者平卧歇息片刻，给予温开水或糖水；症状重者可指压人中、内关、足三里等穴；若严重不省人事者，考虑采用急救措施。对于初次接受针刺治疗的患者，或过度紧张、身体虚弱的患者，要先做好解释工作，消除患者的顾虑。同时选择舒适的体位，选穴宜少，手法要轻。避免在患者饥饿、疲劳、大渴、太饱时针刺。医者在针刺过程中要随时注意观察患者情况，询问有无不适，一旦有身心不适等先兆，应立即采取措施，防患于未然。

（2）滞针

滞针指在行针或留针过程中，医者感觉针下涩滞，行针或出针均困难，患者感觉疼痛的现象。原因一般是患者紧张，针刺入穴位后引起局部肌肉强烈收缩；或医者行针手法不当以致肌肉纤维缠绕针体；又或患者体位改变，肌肉收缩。处理时若由肌肉收缩引起，应循按滞针穴位附近，或叩弹针柄，或在附近再刺一针以宣散气血，缓解肌肉的紧张；若由行针手法不当引起，如单向捻针所致，可向相反方向将针捻回，并用刮法、弹法，使肌纤维回缩，即可消除滞针。对于精神紧张患者，要先做好解释工作，消除患者的顾虑。医者要避免不当的行针手法，不要单向捻转，防止发生滞针。

（3）弯针

弯针指针刺入穴位后，针身在体内弯曲的现象。原因一般是患者在针刺后体位改变；或医者手法不熟练，用力过猛；或针刺后针柄受到外力压迫、碰撞等。处理时，若患者有体位改变，应让患者先恢复原来的体位；针弯曲轻微，可轻轻将针起出；若针弯曲角度过大，应顺着弯曲方向将针起出；若有多处弯曲，应根据针身弯曲情况，逐步分段退出。切忌强行拔针，以免针身折断和引起疼痛。针刺过程中嘱患者不要随意变动体位。医者要手法熟练，避免用力过猛。注意保护患者针刺的部位，不要让针柄被压迫或碰撞。

（4）断针

断针指针身折断在体内。原因一般是针具质量欠佳，或行针手法太过强力，或弯针、滞针没有及时处理。处理时医者要沉着冷静，安抚患者，嘱患者先不要改变原来体位，防止断针陷入皮内。若断针有部分露于皮外，可用手指或镊子将针起出；若断针末端与皮肤相平，可用手将针孔两旁按下，使断针露出，再用镊子将针起出；若断针完全没入皮下，应用外科手术方法取出。

（5）血肿

血肿指针刺部位皮下出血引起的肿痛。原因一般是刺伤血管。处理时，若只是微量皮下出血，用无菌干棉球按压片刻，可自行消退；若出血较多，肿痛较剧，青紫面积大而且影响到活动功能时，可先冷敷止血，24小时后再热敷或在局部轻轻按揉，促使瘀血消散吸收。医者针刺时应避开血管，出针后立即用无菌干棉球按压针孔，切勿揉动。

（6）刺伤内脏

刺伤内脏指由于针刺的角度和深度不当，造成内脏损伤。原因一般是医者在针刺时对穴位和脏器的部位不熟悉，针刺入过深，或提插幅度过大，造成相应的内脏损伤。处理时，若肺脏刺伤，引起创伤性气胸，应立即起针，让患者半卧位休息，切勿翻转体位，安慰患者消除其紧张恐惧心理，医者要密切观察，随时对症处理。漏气量少者，可自行吸收；根据气胸的严重程度，给予吸氧或胸腔穿刺抽气治疗；对于严重病例，要及时组织抢救。若刺伤其他内脏，引起疼痛和出血，应立即起针，让患者卧床休息。轻者一般可自愈；若损伤较重，或有持续出血症状，应用止血药对症处理，密切观察血压变化；若损伤严重，出血较多，甚至出现失血性休克，则必须进行急救或外科手术治疗。医者要熟悉人体解剖结构，明确穴位下的脏器位置。针刺时要掌握好方向、角度、深度和行针幅度。

（7）刺伤脑脊髓

刺伤脑脊髓指由于针刺过深造成脑脊髓的损伤。原因一般是在针刺项部和脊柱胸腰段及棘突间穴位时，针刺方向及深度不当。处理时要及时出针，轻者休息一段时间后可自行恢复，重者请神经外科及时抢救。医者在针刺项部和脊柱胸腰部穴位时要掌握正确的角度、方向和深度，不宜大幅提插，禁深刺。

（8）外周神经损伤

外周神经损伤指针刺不当造成相应的外周神经损伤。原因一般是针刺触碰神经后仍然大幅度提插。处理时先停止行针，再缓慢出针，做对症处理。可在相应穴位上用 B 族维生素类药物穴位注射。严重者根据病情进行临床救治。医者在针刺神经干附近的穴位时，手法宜轻，当针触碰到神经后不再强刺激行针。

第二节 灸法

灸法是以艾为主要施灸材料，点燃后借灸火的热力和药物作用，对穴位或病变部位进行烧灼、温熨以防治疾病的治疗方法。临床上常与针刺合用，促进疗效。

一、灸法的作用

（1）温经散寒：灸火的热力具有温通经络、驱散寒邪的作用。临床上常用于治疗寒性疾病，如寒凝血滞、经络痹阻引起的寒湿痹痛、痛经、闭经、胃脘痛、腹痛、泄泻、痢疾等疾病。

（2）扶阳固脱：灸法具有扶助阳气、举陷固脱的作用。临床上常用于治疗阳气下陷或欲脱之危证，如中气不足、阳气下陷引起的遗尿、脱肛、阴挺、崩漏、带下、久泻等疾病。

（3）消瘀散结：灸法具有行气活血、消瘀散结的作用。临床上常用于治疗气血凝滞的疾病，如乳痈初起、瘰疬、瘿瘤等病。

（4）防病保健：灸法具有激发人体正气、增强抗病能力的作用。未病施灸可以防病保健、延年益寿、强身健体。

（5）引热外行：灸火的热力能使皮肤腠理打开，毛窍通畅，从而引热外行。临床上常用于治疗疖肿、带状疱疹、丹毒、甲沟炎等热性疾病，也可以用于阴虚发热，但灸量不宜过大。

二、灸法的种类

1. 艾灸法

（1）艾炷灸：将艾绒制成圆锥状，称为艾炷。将艾炷放置于施灸部位点燃施灸的方法称为艾炷灸。燃烧一个艾炷称为灸一壮。艾炷灸又分为直接灸和间接灸。

① 直接灸（着肤灸）：将艾炷直接放置在皮肤上施灸的方法。施灸时将皮肤烧伤化脓，愈合后留有瘢

痕称为瘢痕灸或化脓灸；施灸时不使皮肤烧伤化脓，不留有瘢痕的称为无瘢痕灸或非化脓灸。

A. 瘢痕灸（化脓灸）：施灸前先将待灸穴位处涂少量大蒜汁以增强黏附和刺激作用，然后将艾炷放置于穴位上，从上端点燃施灸。每壮艾炷必须燃尽，除去灰烬后，再换艾炷继续施灸。施灸时，艾火会灼烧皮肤，产生疼痛，可以在施灸穴位处轻轻拍打来缓解疼痛。瘢痕灸会损伤皮肤，需经患者同意才可使用。一般情况下，灸后1周左右，施灸穴位处会无菌性化脓形成灸疮，经5～6周后会愈合结痂，脱落后留下瘢痕。在灸疮化脓期间，需注意局部清洁，避免感染。临床上用于治疗哮喘、风湿顽痹、瘰疬等慢性疾病。

B. 无瘢痕灸（非化脓灸）：施灸前先将待灸穴位处涂少量凡士林以便艾炷黏附，然后将艾炷放置于穴位上，从上端点燃施灸。当艾炷燃烧剩1/3或患者感到微微灼痛时，立即用镊子将艾炷夹去，再换艾炷继续施灸。一般灸至局部皮肤红晕而不起疱为度。因皮肤无灼伤，故灸后不化脓，不留瘢痕。临床上用于治疗虚寒性疾病。

② 间接灸（隔物灸）：是指用药物或其他材料将艾炷与施灸穴位处皮肤隔开而施灸的方法。间隔所用的药物或材料根据病症而选择。临床常用的间接灸有：

A. 隔姜灸：将生姜切成直径2～3 cm，厚度0.3 cm左右的薄片，中间戳一些小孔，放置于待灸穴位上，再将艾炷放在姜片上点燃施灸。艾炷燃尽后，再换艾炷继续施灸。若施灸过程中患者有灼痛感，可将姜片提起，离开皮肤片刻，再继续施灸。一般以局部皮肤红晕而不起疱为度。此法有温胃止呕、散寒止痛的作用，用于治疗因寒所致的呕吐、腹泻以及风寒痹痛等。

B. 隔蒜灸：将大蒜头切成厚0.3 cm左右的薄片，中间戳一些小孔，放置于待灸穴位上，再将艾炷放在蒜片上点燃施灸。方法与隔姜灸相同。此法有清热解毒、杀虫的作用，用于治疗瘰疬、肺结核以及肿疡初起等。

C. 隔盐灸：待灸部位敷一层干燥的食盐，将艾炷放于食盐上点燃施灸。此法有回阳救逆、固脱的作用。用于治疗伤寒阴证、吐泻并作、中风脱证等。

D. 隔附子饼灸：将附子研成粉末，用酒调和做成直径3 cm左右、厚度0.8 cm左右的药饼，中间戳一些小孔，放置于待灸穴位上，再将艾炷放在附子饼上点燃施灸。艾炷燃尽后，再换艾炷继续施灸。此法有温补肾阳的作用。用于治疗命门火衰所致的阳痿、早泄、宫寒不孕以及疮疡久溃不敛等。

（2）艾条灸：将艾绒卷成圆柱形长条称为艾条。点燃艾条施灸的方式称为艾条灸。艾条灸可分为悬起灸和实按灸。

① 悬起灸：将艾条的一端点燃，悬于穴位处的一定高度，使灸火的热力温和地作用于施灸穴位。根据操作方法不同，可分为温和灸、雀啄灸和回旋灸。

A. 温和灸：施灸时，将艾条点燃的一端对准需要灸的穴位，距离皮肤2～3 cm，使患者局部有温热感且无灼痛感为宜。一般一个穴位灸10～15分钟，以皮肤红晕为度。对于昏厥、局部感觉迟钝的患者，医者可用一手食指、中指分开放于施灸穴位的两侧，另一手持艾条悬灸，以医者的手指感知局部的受热情况，以防烫伤。

B. 雀啄灸：施灸时，将艾条点燃的一端对准需要灸的穴位，距离不固定，像鸟雀啄食一样上下移动，以皮肤红晕为度。

C. 回旋灸：施灸时，将艾条点燃的一端与需要灸的穴位保持一定距离，但艾条不固定，左右移动或划圈旋转，以皮肤红晕为度。

悬起灸适用多种病证，温和灸多用于慢性病，雀啄灸和回旋灸多用于急性病。

② 实按灸：将点燃的艾条隔几层布或绵纸实按在需要灸的穴位上，使热力透达皮肤，待灸火熄灭热力减退后重新点燃施灸。若患者感到施灸部位灼痛，则移开艾条，并增加隔层。一般一个穴位反复灸7～10次为度。若在艾绒内加入特定的药物，再卷成艾条施灸，称为"太乙神针"和"雷火神针"。

（3）温针灸：在毫针针刺留针时，在针柄上放置艾绒或艾条段施灸称为温针灸。针刺入穴位行针结束后，将针留在适当的深度，再将艾绒包裹于针柄，或将2～3 cm长的艾条段插在针柄上，点燃施灸。待艾绒或艾条燃尽后，除去灰烬，再换艾绒或艾条段继续施灸。温针灸时要注意防止艾火掉落灼伤皮肤。温针灸将针刺与艾灸结合运用，适用于既需要留针又需要艾灸的病证。

（4）温灸器灸：利用专门用于施灸的器具施灸称为温灸器灸。临床上常用的温灸器有灸架、灸盒和灸筒等。施灸时，将艾绒或艾条装入温灸器中，点燃后放置于待灸穴位处并固定即可，以皮肤红晕为度。对小儿、妇女以及畏灸者尤为适宜。

2. 非艾灸法

（1）灯火灸：用灯心草一根，以麻油浸润，点燃后对准需灸穴位，迅速点灸皮肤，一触即起，接触皮肤时可听见"叭"的一声，若没有声音可重复一次。点燃前先用纸吸去灯心草上多余的浮油，防止点火后油滴烫伤皮肤。灸后皮肤会出现黄褐色的斑点或斑块，偶尔会起小疱。此法主要用于治疗小儿疟腮、乳蛾、吐泻、麻疹、惊风等病证。

（2）天灸（药物灸、发疱灸）：用一些具有刺激性的药物涂敷于待灸部位，使局部充血、起疱，犹如灸疮，称为天灸。常用的中药有白芥子、细辛、大蒜、斑蝥等。

① 白芥子灸：将适量白芥子研粉，用水调成糊状，贴敷于待灸部位，贴敷1～3小时，以局部皮肤灼热疼痛为度。适用于咳喘、关节痹痛、口眼㖞斜等症。

② 细辛灸：将适量细辛研粉，加醋少许调成糊状，贴敷于待灸部位，贴敷1～3小时，以局部皮肤灼热疼痛为度。适用于小儿口腔炎等。

③ 蒜泥灸：将大蒜捣成蒜泥，取3～5 g贴敷于待灸部位，贴敷1～3小时，以局部皮肤灼热疼痛为度。适用于咯血、鼻衄、乳蛾、喉痹等症。

④ 斑蝥灸：将斑蝥全虫研粉，用醋或甘油、乙醇等调和。使用时先用一块胶布中间剪黄豆大小的小孔贴于待灸部位，然后将斑蝥粉少许置于小孔处敷于皮肤上，再用一层胶布固定，以皮肤起疱为度。适用于癣痒等症。

三　灸感及灸法补泻

1. 灸感

灸感指施灸时患者的自我感觉。除瘢痕灸外，一般患者会感觉施灸时局部皮肤及皮下温热或有轻微灼痛，温热刺激可直达深部，经久不消，也可出现循经感传现象。

2. 灸法补泻

艾灸补法，即点燃后让艾炷或艾条自然缓缓燃尽为止，以补其虚；艾灸泻法，即点燃后以口快速吹艾火至燃尽，使艾火的热力迅速透达穴位深层，以泻邪气。

四　施灸顺序

一般情况下，先灸阳经，后灸阴经；先灸上部，后灸下部；就壮数而言，先灸少，后灸多；就艾炷大小而言，先灸小，后灸大。临床上还需要根据具体病情灵活变通，不能拘泥不变。

五、施灸的注意事项

（1）施灸要在通风环境中进行，注意安全，谨防失火。

（2）面部穴位、乳头、大血管等部位均不使用直接灸，以免烫伤形成瘢痕。

（3）关节活动部位不适用化脓灸，以免化脓溃破，不易愈合，甚至影响关节功能活动。

（4）空腹、过饱、极度疲劳和对灸法恐惧者，谨慎施灸。

（5）孕妇的腹部及腰骶部不宜施灸。

（6）施灸过程中要防止艾火掉落烧伤皮肤和衣物。

（7）施灸过量，时间过长，局部可能出现水疱，只要不擦破，可让其自然吸收；若水疱较大，可用消毒的毫针刺破，放出水液，涂以烫伤膏或消炎药膏。

（8）瘢痕灸者，在灸疮化脓期间，要保持局部清洁，并用敷料保护灸疮，防止感染；若灸疮脓液呈黄绿色或有渗血，可涂消炎药膏。

第三节　拔罐疗法

拔罐疗法是以罐为工具，利用加热、抽吸等方法造成罐内负压，使罐吸附于体表，使局部皮肤充血甚至瘀血，以调整机体功能，达到防治疾病的目的的方法。现在临床常用的有竹罐、玻璃罐、抽气罐、金属罐、多功能罐等多种材质的罐具。

一、罐的吸附方法

1. 火罐法

火罐法是指通过燃烧加热罐内空气，使空气膨胀，再利用罐内空气冷却时形成负压，将罐吸附于体表的方法。有以下3种操作方法。

（1）闪火法：用止血钳或镊子夹95％酒精棉球，点燃后在罐子内旋绕几圈后抽出，迅速将罐吸附于应拔部位。此法是最常用的拔罐方法，较为安全，不受体位限制。注意操作时不要烧灼罐口，以免烫伤皮肤。

（2）投火法：将95％酒精棉球点燃后投入罐内，迅速将罐吸附于应拔部位。此法由于罐内有燃烧物，会落下烫伤皮肤，故只适宜于侧面横拔。

（3）贴棉法：用直径1～2 cm的95％酒精棉片贴于罐的内壁，点燃后迅速将罐吸附于应拔部位。此法也多用于侧面横拔，注意操作时要避免酒精过多滴落烫伤皮肤。

2. 水罐法

水罐法是指通过蒸汽、水煮等方法加热罐内空气，利用罐内空气冷却时形成负压，将罐吸附于体表的方法。此法多用竹罐，将罐在水中煮沸2分钟左右，然后用镊子将罐口朝下夹出，迅速用干毛巾将罐口捂紧，吸干多余水分，降低罐口温度，待温度适宜后吸附于应拔部位。水罐法有较强的温热刺激，也可在煮罐时加入特定的药物增强疗效。

3. 抽气罐法

抽气罐法是通过抽出罐内部分空气使罐内形成负压，使罐吸附于体表的方法。操作时，先将抽气罐按在应拔部位，用抽气筒抽出罐内空气，使罐吸附于皮肤上。

二、拔罐的操作方法

1. 留罐法

留罐法又称坐罐法，指将罐吸附于皮肤上后留置5～15分钟，然后将罐起下。此法是最常用的拔罐方法，一般疾病均适用。

2. 走罐法

走罐法又称推罐法，操作时，先在操作部位涂上润滑剂，再将罐吸附于皮肤上，然后术者手握罐身，将罐沿着一定路线均匀地往返推动，直至走罐部位皮肤红润、充血甚至瘀血时将罐起下。此法适用于腰背部、臀部、腿部等面积较大、肌肉丰厚的部位。

3. 闪罐法

闪罐法是将罐吸附于应拔部位后立即拔下，再吸附、拔下，如此反复操作，直至皮肤潮红。操作时动作要迅速、准确，手法要轻巧，吸附力要适中。此法适用于局部皮肤麻木、疼痛或功能减退等症，尤其适用于不宜留罐的部位及儿童患者。需注意的是多次闪罐后罐口温度会升高，应及时换罐，以免烫伤。

4. 刺络拔罐法

刺络拔罐法是在拔罐部位先消毒，用针具刺络出血后，再将罐吸附、留罐，以加强刺血疗效。留罐时间一般5～15分钟。此法适用于各种急慢性软组织损伤、神经性皮炎、痤疮、皮肤瘙痒、丹毒、坐骨神经痛等。

5. 留针拔罐法

留针拔罐法是在留针过程中，在留针部位加用拔罐的方法。针刺得气后留针，以针刺穴位为中心，将罐吸附于皮肤上，留置10～15分钟，然后起罐、起针。此法适用于需要留针又需要拔罐的病证。

三、起罐的方法

起罐时，一手握住罐子，另一手将罐口边缘的皮肤按下，使罐与皮肤之间产生空气，空气进入罐内，即可将罐取下。抽气罐则是打开上方的阀门使空气进入罐内，即可将罐取下。

四、拔罐的作用

拔罐具有开泄腠理、祛风散寒、通经活络、行气活血、祛瘀生新、消肿止痛等作用。其拔罐时产生的吸拔力作用在经络穴位上，使体表腠理打开，体内的病理产物通过皮肤毛孔而排出体外，从而使经络气血得以疏通，脏腑功能得以调整，达到防治疾病的目的。

五、拔罐的适用范围

拔罐常用于腹痛、颈肩腰腿痛、关节痛、软组织闪挫扭伤等局部病证，也可用于感冒、头疼、面瘫、咳嗽、哮喘、消化不良、泄泻、月经不调、痛经等病证，以及目赤肿痛、睑腺炎、丹毒、疮疡初起未溃等外科病证，也是常用的保健疗法。

六、拔罐的注意事项

（1）拔罐时，要选择适当的体位和肌肉相对丰满的部位。若体位不当、移动，骨骼凹凸不平处，以及毛发较多处，罐容易脱落，均不适用。

（2）拔罐时术者手法要熟练，动作要轻、快、稳、准。特别是用火罐法时要注意不要烫伤患者。

（3）留罐时若出现拔罐部位疼痛，可放气减压或立即起罐。

（4）起罐时不可硬拉或旋转罐具，以免引起疼痛甚至损伤皮肤。

（5）带有心脏起搏器等金属物体的患者，禁用电磁拔罐器具。

（6）留针拔罐时，应选用较大的罐具，针柄宜短，以免吸拔时罐具碰触针柄而损伤。

第四节　常见推拿手法

一、推法

形态：推法是用手指或手掌及大、小鱼际贴于病人皮肤上，向上或向两边推挤肌肉，有如将物体向前推动之势。

部位：头面部、躯干部、四肢部。

作用：推而行气血，可疏经活络，调和气血，活血化瘀，健脾健胃。

二、拿法

形态：拿法是用拇指及其余四指分别置于身体的某一部位或穴位上作对称用力，一松一紧，有如将物件拿起之势。

部位：肩部、四肢部。

作用：可行气止痛，疏通经络，祛风散寒，消除痉挛等。此法对神经、肌肉组织有较强的刺激作用。

三、按法

形态：按法是同时用双手的拇指或中指、食指的螺纹面或掌心、掌根部按于穴位或身体某治疗部位上，逐渐用力，由轻渐重，由浅而深地反复按压治疗部位，要求有酸胀之感。

部位：腰背部（掌按）、头面部（指按）。

作用：通经活络，消肿止痛，行气活血，故"按而散之"。

四、摩法

形态：摩法是用手指或掌根贴于病人腹部或其他某部位上，做反复摩旋动作。

部位：面部、腹部。

作用：摩而和之，可健脾和胃，助运消化，调和气血。

五、擦法

形态：擦法是用双手手指或掌部的大、小鱼际及掌根着于病人身体某部位上，沿直线做上下或来回擦动，速度较快。

部位：头面部、背部、足底部。

作用：擦而温之，可温经散寒，行气活血，祛风除湿，消肿止痛。

六、揉法

形态：揉法是用手掌根、掌面或手指的螺纹面吸定于肢体某治疗部位或穴位上，带动皮肤、皮下组织一起，做轻柔缓和的回旋动作。要求贴紧肌肤，压而不重，以患者产生酸胀感为度。

部位：头面部、背腰部、肩部、臀部、四肢部。

作用：温经散寒、活血化瘀、理气松肌、消肿止痛。

七、点法

形态：点法是用拇指顶端或中指、食指点按病人身体某一部位或穴位上，点按时，用力由轻渐重，以酸胀为度。

部位：头面部。

作用：疏通经络，通利血脉，行气止痛。

八、抹法

形态：用手指螺纹面或手掌着力，轻按于治疗部位，沿直线或曲线轻轻地做单向摩擦移动的手法。

部位：额面部、胸胁部。

作用：安神醒脑、疏通经络、宽胸理气。

九、摇法

形态：摇法是用一手握住或夹住患者的四肢关节做缓和回旋的转动。

部位：四肢、关节部。

作用：摇而开之，具有温经络、活气血、滑关节之功，主要用于四肢关节活动不利、关节僵直等。

十、捻法

形态：捻法是用一手的拇指、食指、中指螺纹面捏住患手的手指，做对称的用力捻动。

部位：四指、四趾部。

作用：滑利关节、消肿止痛。

十一、按揉法

按揉法是按法与揉法结合运用组成的复合手法。

形态：用手指螺纹面、大鱼际、手掌或掌根置于治疗部位，进行节律性按压揉动，既不可过快，又不可过慢。

部位：头面部、腹部、腰背部及四肢。

作用：温经散寒，舒筋活络，行气活血，解痉止痛。

十二、点揉法

形态：术者用拇指、中指或食指点于经、穴上，缓缓揉动。用力要轻柔，以酸胀为度。

部位：适用于体表各处穴位。

作用：温经散寒，活血化瘀，理气松肌，消肿止痛。

十三、抹揉法

抹揉法是抹法与揉法结合运用组成的复合手法。

形态：手指螺纹面置于治疗部位，手指施力，沿直线或曲线单向摩擦移动并进行节律性揉动。

部位：头面部、胸胁部。

作用：舒筋活络、理气松肌。

十四、点抖法

形态：术者手掌弯曲，用中指、食指着力于病人的体表，用中指和食指的内劲，腕关节灵活地随着局部肌肉的弹动而上下抖动。要求速度快而均匀，并有深透内部之感。

部位：腹部。

作用：主治内脏功能虚弱、脾胃不健，并可作为诊断腹部胀满属于水疾、积气或食积等辅助之用。

十五、拇指晃推

形态：术者用拇指偏峰着力于治疗部位，其余四指散开，借助四指及手腕晃动之力，带动拇指向前运动，往返约 0.5 cm。要求松肩垂肘，运动自如。

部位：腹部，任脉循行部位。

作用：疏通经络，调和气血，健脾和胃，祛瘀行滞。

十六、合喉法

形态：术者拇指、食指和中指分别从两边夹住咽喉，用其三指的内劲，腕关节灵活地随着喉咙的弹动而上下抖动，要求速度快而均匀。

部位：咽喉部。

作用：疏通经络、行气活血；可促进咽喉部的血液循环，消除炎症；可治疗失音。

十七、四指平推

形态：术者分别将双手的食指、中指、无名指、小指四指伸直，并拢，分别用四个指头的螺纹面在胸部的两侧进行来回的平推式推摩。要求动作轻而柔软、刚柔相济。

部位：两侧锁骨下及胸部、背部。

作用：宽胸理气，主要适用于咳嗽、气喘、胸闷、慢性支气管炎、感冒等症。

十八、拇指推

形态：术者以左、右手的拇指螺纹面或偏峰着力，分别置于病人身体相应部位进行左右前后的推动。

部位：全身各部位。

作用：通调脏腑、舒筋活络、消肿止痛。

十九、推胁肋法

形态：术者分别将左、右手的食指、中指、无名指、小指微屈，分开，分别用四个指头的螺纹面或前一、二指节端置于两侧胁肋部，顺肋骨的间隙来回推动。

部位：两侧胁肋部的推拿。

作用：疏肝理气。适用于岔气、肋间神经痛、肋软骨炎等。

二十、四指摩推法

形态：术者用右手的食指、中指、无名指和小指并拢，微屈，用四指的螺纹面着力于身体的相应部位，呈卵圆形，顺时针方向摩推。要求速度由慢渐快，使皮肤红润发烫为度。

部位：以腹部为重点。

作用：适用于消化系统、生殖系统、泌尿系统的疾病。

二十一、点按法

形态：术者可分别用左、右手指的指腹、指尖着力，置于身体一定的穴位和部位上，用相应的力量进行点按，根据所治疗的病情而施用一定的压力。

部位：全身各部位。

作用：行气止痛。

二十二、滚法

形态：术者可分别用左、右手的掌指关节或小鱼际着力，分别置于病人身体的相应部位或穴位上，通过腕关节的摆动而有节奏地滚动操作。要求松肩垂肘，腕关节摆动。

部位：四肢、肩部及腰背部。

作用：疏经活络，行气活血。

二十三、肘点法

形态：术者右上肢肘关节屈曲，用肘关节的尖部置于所需治疗的穴位上。用力由轻渐重，使患处有明显的酸胀感。

部位：臀部、脊柱等肌肉丰满处及需用力较重处。

作用：强刺激、镇痛，对降低血压有一定作用。

二十四、挤捏法

形态：术者分别将左、右手指分开，平放在上下肢上，自上而下或自下而上地挤捏。

部位：上下肢。

作用：疏经通络，行气活血。

二十五、拍打法

形态：术者将右手掌或左手掌心、根分别置于所需治疗的部位。掌心放平或虚拳，拍打时直接接触患部。要求由轻渐重，使肌肤红润为度。

部位：腰骶关节及大腿外侧等处。

作用：健肌皮，透毛孔。增强血液循环，增加毛细血管的通透性，营养肌肤。治疗臀上皮神经炎、股外侧皮神经炎等。

二十六、抹脊法

形态：术者将右手的食指、中指分别置于脊柱的两侧，自上（大椎穴）而下（尾骶骨上）抹脊柱3～5次，以脊柱皮肤红润发烫为度。要求稍加压力。

部位：脊柱两侧。

作用：调节脊髓神经，调理五脏六腑之功能和强壮体质及保健功效。

二十七、捏脊法

形态：术者将左右手的食指、中指、拇指三指分别置于脊柱两侧。自尾骶部将皮肤捏起，自下而上逐渐捏至大椎穴处，反复捏脊3～5次。要求尽可能将皮肤捏起，连续向上，不能时拿时丢。

部位：脊柱两侧。

作用：调节脊髓神经，调理五脏六腑之功能（多用于小儿）。

二十八、捶击法

形态：术者左、右手微握拳，分别捶击相应的治疗部位。不宜用力过猛，以病人能忍受为限。

部位：肌肉丰满处，如臀部、腰部、下肢、肩部、背部等。

作用：解痉、镇痛。

二十九、震颤法

形态：术者通常用左、右手的掌心分别或同时置于病人身体相应的部位，进行有节奏的抖动。要求有内力运至两上肢，要频频颤动。

部位：腹部、腰部、肩部等。

作用：促进肠胃蠕动，疏经通络，滑利关节。

三十、多指揉法

形态：术者双手食指、中指、无名指并拢，以手指尖端为着力点，在患者体表前后进行揉动。可根据病情、患者体质酌情用力。

部位：肌腱起始部、脊柱部。

作用：解痉止痛，缓解肌腱劳损，刺激穴位。

三十二 擦涌泉

形态：术者用掌面为着力点，在足底的涌泉穴来回擦动，要求有热感。

部位：足底涌泉穴。

作用：引血下行，引火归元。

第四章

全身针灸推拿疗法

第一节　全身针灸疗法的方法与操作

一、头部腧穴刺法

（1）一般刺法：头部腧穴，可直刺 0.1～0.2 寸，或斜刺 0.5～1.5 寸。多选用快速刺的方法，斜刺时，针刺方向可以按照顺逆经脉循行方向来选择，或从操作便利角度，或从上往下，或从前往后进行针刺，针体与皮肤呈 30°左右进针，针尖抵达帽状腱膜下层，行针手法以捻转为主。

（2）注意事项：头部血运丰富，出针后要多加按压，以防出血。小儿囟门未闭时，禁刺囟会穴。

二、眼部腧穴刺法

（1）一般刺法：针刺承泣、睛明、球后等穴时，嘱患者闭目，用押手轻推眼球，以充分暴露针刺部位，针沿眼眶内缘缓慢刺入 0.3～0.7 寸，不宜超过 1.5 寸。一般不行提插手法，手法要轻。

（2）注意事项：眼区血运丰富，但组织疏松，血管移动性大，而提插等手法更易导致针刺出血，要慎重使用。针刺过深，又易伤及视神经，患者会感到头痛、头晕，继而感觉眼内有火光闪烁，甚至伴有恶心、呕吐等。此时应立即退针，若继续深刺，则针尖透过眶上裂至海绵窦，造成颅内出血，引起剧烈头痛、恶心、呕吐，严重者会导致休克、死亡。若进针时贴近眼球或眼球未用押手固定，则容易刺中眼球。

三、耳部腧穴刺法

（1）一般刺法：针刺耳门、听宫、听会三穴，须嘱患者微微张口放松，直刺或稍向后斜刺 0.5～1 寸。针刺完骨穴，宜向下斜刺 0.5～0.8 寸；针刺翳风穴，则宜直刺 0.8～1 寸，或向内下斜刺 0.5～1 寸。

（2）注意事项：留针期间，口颊自然放松。翳风穴深部正当面神经从颅骨穿出处，故进针时不宜过深，以免损伤面神经。

四、面部腧穴刺法

（1）一般刺法：额部及颞部腧穴横刺 0.3～0.8 寸，攒竹可向下透刺睛明，治疗目疾，向外透刺鱼腰，治疗面瘫不能皱眉；印堂穴多向下平刺 0.3～1.0 寸；丝竹空、瞳子髎、太阳穴多向后平刺 1.0～1.5 寸；四白穴多直刺或向下斜刺 0.2～0.5 寸；水沟、素髎穴多向上斜刺；地仓、颊车穴可透刺；迎香穴多直刺或沿鼻向上斜刺；大迎穴针刺时避开动脉；地仓、颊车穴相互透刺，治疗面瘫。

（2）注意事项：四白穴直对眶下孔（内含眶下动、静脉），极易刺伤，造成出血，此穴不可深刺，出针后亦需按压针孔，防止出血。

五、项部腧穴刺法

（1）一般刺法：针刺哑门、风府等穴多向下颌方向刺入 0.5～1 寸，风池穴可向鼻尖方向刺入 0.5～1 寸。

（2）注意事项：针刺哑门、风府穴以及风池穴过深、角度不当，会刺伤延髓，故要严格控制针刺角度和深度。针刺时，若针刺至寰枕后膜时，伴阻力感增大；当针进入蛛网膜下腔时，则有落空感；当针刺入延髓时，针刺为松软感，同时患者有触电样感觉向肢端发散，伴有濒死样感觉等神经异常，轻者可伴有头项强痛、恶心呕吐、头晕、眼花、心慌、汗出、表情淡漠或嗜睡等症，重者还可见呼吸困难、神志昏迷、抽搐、瘫痪，甚至死亡等延髓出血现象。

六、颈部腧穴刺法

（1）一般刺法：多直刺、浅刺，深度多在 0.3～0.8 寸，避开颈部动脉，进针宜缓，少行手法，辅助手法以刮法、震颤法为宜。针刺人迎穴时先用押手扪住搏动的颈总动脉，刺手沿动脉内侧刺入 0.2～0.8 寸；针刺天突穴时，先直刺入皮下 0.2～0.3 寸深，再沿胸骨柄与气管之间向下缓慢刺入 0.5～1 寸。

（2）注意事项：颈部腧穴须确定胸锁乳突肌以及颈动脉位置等，才能有助于保证针刺安全。颈部内组织松弛，针感多为松软感，若有其他异样感觉应停止针刺，以防意外发生。若针下柔软有弹性，搏动明显，则说明刺中动脉；若刺中迷走神经，会使心率减慢、冠状血管收缩，患者感到胸闷、气短、心悸、面色苍白等，严重者可危及生命；若针下遇到坚韧而有弹性的阻力，患者感觉喉中发痒，说明此时刺中气管。

七、胸部腧穴刺法

（1）一般刺法：胸部腧穴多以斜刺或平刺为主，刺入 0.5～0.8 寸为宜。其中任脉所属腧穴多平刺。针刺膻中穴时，一般向下平刺，治疗乳房疾患则向外平刺。乳中穴不针不灸，仅作定位标志。位于肋间隙中的腧穴，一般沿肋骨间隙向外斜刺或平刺，而针刺乳根穴时，多向上方平刺。

（2）注意事项：胸部内含心、肺等重要脏器，无论斜刺、平刺，其深度均不宜深入胸廓。针刺角度也多小于 25°。

八、胁肋部腧穴刺法

（1）一般刺法：多向下或外侧方向斜刺 0.5～0.8 寸。章门、京门等穴可直针浅刺。

（2）注意事项：胁肋部内有肝、脾等重要脏器，故不宜深刺，对于肝、脾大者更应注意。

九、腹部腧穴刺法

（1）一般刺法：腹部腧穴大多可直刺 0.5～1.5 寸。上、下腹部宜浅刺，或向下斜刺；神阙穴多选用灸法，以隔盐灸或艾卷灸为主；脐周腧穴可适当深刺。腹部行针手法以小幅度提插捻转或震颤法等为主。

（2）注意事项：上腹部腧穴深刺易伤及肝脏，引起肝出血；若刺中胃，再加上大幅度提插捻转，将胃内容物带入腹腔，可能引发腹膜炎，尤其是胃过度充盈时；针刺下腹部腧如曲骨、中极、横骨、关元等腧穴时，应嘱患者排空膀胱后针刺为宜。腹部行针不宜幅度过大，防止刺破肠壁。孕妇禁用或慎用。

十、 背部腧穴刺法

（1）一般刺法：胸椎棘突呈叠瓦状向下排列，故针刺督脉腧穴，多沿棘突间隙向上斜刺，刺入0.5～1寸。针刺膀胱经第1侧线的腧穴，多浅刺，或向脊柱斜刺0.5～0.8寸；针刺膀胱经第2侧线的腧穴，多浅刺，或沿肩胛骨缘向下斜刺或平刺0.5～0.8寸；斜刺时针刺的角度以小于25°为宜。

（2）注意事项：针刺督脉穴过深会出现落空感，提示刺入脊髓腔，应立即停止进针，否则可伤及脊髓。针刺膀胱经腧穴时，以保证不刺入胸廓内为基本要求。通过棘突和肩胛骨等骨性标志定位。

十一、 腰部腧穴刺法

（1）一般刺法：腰椎棘突呈垂直板状，故针刺督脉腧穴，多直刺0.5～1.5寸。针刺膀胱经腧穴以直刺、浅刺为主。

（2）注意事项：针刺督脉穴过深会出现落空感，提示刺入脊髓腔，应立即停止进针。脊柱两侧的腧穴，如胃俞、三焦俞、肾俞、志室等，不可深刺或向外侧深刺，以防伤及肾脏。

十二、 骶部腧穴刺法

（1）一般刺法：针刺上髎穴时针尖应稍向内下即耻骨联合方向进针，易刺及骶后孔，针刺深度多为1～1.5寸。次髎、中髎、下髎直刺以刺达骶后孔为宜。长强、腰俞穴均向上斜刺0.5～1寸。

（2）注意事项：针刺长强穴时针尖向上与尾骨平行，在直肠与尾骨之间刺入，避免刺穿直肠引起感染。蛛网膜下腔的下端止于第2腰椎平面，针刺腰俞穴不可过深，以免引起蛛网膜下腔出血。

十三、 上肢部腧穴刺法

（1）一般刺法：上臂肩髃、臂臑、肩髎等腧穴均可直刺或斜刺，深度以0.8～1.5寸为宜；肩井穴宜向前、向外方向平刺，不低于锁骨深部为宜，或向肩胛骨方向针刺。前臂腧穴多以直刺为主，深度宜为0.5～1.2寸。骨缘的偏历、养老等腧穴以沿骨缘针刺为多。井穴、十宣、四缝等多点刺放血。针刺极泉穴以向上斜刺为宜，深度多为0.5～1寸。

（2）注意事项：极泉穴当注意避开腋动脉，且不宜深刺。太渊穴应避开动脉针刺；合谷、后溪等穴透刺时应防止伤及掌深弓。肩井穴直刺宜防止伤及胸膜、肺脏，孕妇亦当禁用。心包经前臂的腧穴，其深部有正中神经，针刺时如有触电样感觉向中指放散，是刺中了正中神经，如进行大幅度提插，会损伤正中神经。

十四、 下肢部腧穴刺法

（1）一般刺法：下肢多直刺，深度为1～3寸。大腿部的肌肉较为丰厚，一般直刺1～3寸。环跳取侧卧屈膝屈髋位，下面的腿伸直，上面屈曲，直刺2～3寸，局部有胀重感，同时针感向足跟部放射效果较好。小腿部腧穴一般直刺0.5～2寸。针刺犊鼻穴时，患者取屈膝位，向内上方向针刺，或向内膝眼透刺0.5～1.5寸。足部井穴、八风等可点刺出血，其余穴位均可直刺或斜刺，针刺深度多在1寸以内。

（2）注意事项：针刺气冲、冲门、箕门、阴廉、急脉、冲阳等穴时，应防止伤及动脉。针刺神经干时应控制刺激强度和刺激次数。

第二节　全身推拿疗法的方法与步骤

一　头部推拿法

1. 基本手法

（1）按法：用指端或螺纹面、手掌等着力于治疗部位，由轻渐重、由浅而深地反复按压治疗部位的手法。

（2）揉法：用手指螺纹面、掌根等部位着力，吸定于治疗部位上，带动皮肤、皮下组织一起，做轻柔和缓的环旋动作，以患者产生酸胀感为度。

（3）抹法：用双手或单手手指螺纹面着力，轻按于治疗部位，沿直线或曲线轻轻地做单向摩擦移动的手法。

（4）按揉法：是按法与揉法结合运用组成的复合手法。手指螺纹面置于治疗部位，前臂和手指施力，进行节律性按压揉动，既不可过快，又不可过慢。

（5）抹揉法：是抹法与揉法结合运用组成的复合手法，是手指螺纹面置于治疗部位，手指施力，沿直线或曲线单向摩擦移动并进行节律性揉动。

（6）指尖叩击法：手指屈曲，以指尖着力，有节律地击打患者受术部位。

2. 方法与步骤

（1）按揉印堂穴：患者取仰卧位，术者坐于其头顶前部，用右手拇指螺纹面为着力点，在印堂穴按揉3～5分钟。

（2）抹揉印堂部：接上法，用右手拇指抹揉印堂部（两眉间至前发际处）1～3分钟。

（3）按揉太阳穴：再用双手食指、中指、无名指并拢，在两侧太阳穴按揉3分钟。

（4）按揉百会穴：紧接上法，用右手拇指指腹轻轻按揉百会（头顶部正中）3～5分钟。

（5）叩击头部：用双手指弯曲呈弓状，指尖尖端做有节律的轻叩，轻轻叩击头部3～5分钟。

（6）梳推头部：用双手四指指尖端或螺纹面自太阳穴→颞部→风池穴，反复梳推3～5分钟。

3. 作用与功效

提神醒脑、清心健脑、行气活血、安神定志，并可以通一身之阳气。

4. 临床运用

长期坚持头部推拿保健，可有效改善头部血液循环，令人神清气爽，精力充沛，并且可以使发乌根坚，入睡安和。对脱发、发枯、失眠、头昏、头痛、感冒亦有治疗作用。

二　眼部推拿法

1. 基本手法

同"头部推拿法"部分的按揉法、抹揉法。

2. 方法与步骤

（1）抹揉眼眶：患者仰卧在床上，闭目，术者坐于患者头部前方。先用两手拇指指腹自内向外抹揉受术者眼眶部1分钟左右。

（2）按揉眼眶：接上法，术者用两手中指指端分别按揉目内眦、攒竹、鱼腰、丝竹空、四白、承泣诸穴各1分钟。左手按左侧，右手按右侧，用力不宜太重。

（3）双手熨目：可接上法。亦可患者两眼微闭，术者先将双手洗净、搓热。用双手大鱼际处贴于眼球部，双手掌贴于两目处，左手贴左侧，右手贴右侧，以热敷方式熨目3～5分钟。

3. 作用与功效

行气血、和经络，加速眼部血液循环。

4. 临床运用

长期坚持眼部保健推拿，能够达到促进眼肌和眼球运动，加速眼部血液循环，改善视神经营养之功效。青少年采用此法亦可增进和保护视力。

三、耳部推拿法

1. 基本手法

（1）搓法：用双手指螺纹面或双手掌面夹住治疗部位，相对用力地做快速搓揉，同时上下往返移动的手法。

（2）搓揉法：是搓法与揉法的动作结合同时操作的复合手法，双手指螺纹面或双手掌面夹住治疗部位后，来回搓动并同时带动受术部位的皮肤一起相对运动而产生内外摩擦，以皮肤潮红、微热为度。

2. 方法与步骤

（1）搓揉耳轮：患者取仰卧位，术者坐于患者头顶前部。术者先用两手拇指、食指、中指、无名指轻轻搓揉两耳轮3～5分钟，左手在左侧、右手在右侧，然后以两手掌同时往返搓擦两耳1～3分钟。用力不宜过重。

（2）牵拉耳轮：体位同上。术者两手拇指、食指轻握住患者两耳垂部，向下牵拉1分钟。然后轻握住两耳轮上部，向上牵拉1分钟。

（3）鸣天鼓：术者两手手心轻贴于耳孔，先按压两耳1分钟，再放开两手心，反复3～5遍。力量应轻柔。

（4）拿揉耳部：紧接上法。术者双手分别轻轻拿握住两耳，自上而下做拿揉动作1～3分钟。

3. 作用与功效

益耳健耳、聪耳醒神、强神醒脑。

4. 临床运用

本法有刺激听神经和调整中枢神经的作用，不仅可以改善耳周血液循环，同时对防治耳鸣、耳聋有较好的效果，对头晕、头胀、眩晕也有一定的防治作用。

四、鼻部推拿法

1. 基本手法

同"头部推拿法"部分的按揉法。

点揉法：用拇指、食指、中指点于治疗穴位上缓缓揉动，以患者产生酸胀感为度。

2. 方法与步骤

（1）按揉鼻部：患者取仰卧位，术者坐于患者头顶前部。术者先用两手中指指端自鼻翼按揉至目内眦下方处，分别自下而上按揉 3～5 分钟。

（2）点揉迎香穴：紧接上法，用两手中指指端点揉迎香穴 3～5 分钟。

（3）按揉承泣穴：紧接上法，两手大拇指在承泣穴进行指压，反复操作 3～5 分钟。用力不宜过重。

（4）按揉鼻翼：用两手中指指面按揉两鼻翼 3 分钟。

（5）点揉素髎：紧接上法，术者用右手拇指螺纹面贴于鼻尖部进行顺时针方向轻轻点揉 1～3 分钟。

3. 作用与功效

开通鼻窍、止涕、祛风散寒、宣通肺气。

4. 临床运用

本法可迅速而有效地改善鼻部血液循环，增强上呼吸道的抗病能力。长期坚持可保持嗅觉灵敏，鼻塞开通、止涕。亦可防治感冒、头痛，同时对慢性鼻炎也有较好的防治作用。

五　口部推拿法

1. 基本手法

同"头部推拿法"部分的按揉法、抹揉法。

2. 方法与步骤

（1）抹揉口腔外周：患者取仰卧位，术者坐于患者头顶前方。先用双手拇指螺纹面贴于患者口腔外侧周围，沿着口腔外侧口唇上、下部呈圆形反复抹揉 3～5 分钟。

（2）按揉水沟（人中）、承浆穴：紧接上法，术者分别用两手指螺纹面按揉患者水沟（人中）、承浆穴各 1 分钟。

（3）按揉下关、颊车：紧接上法，术者用两手食指、中指、无名指螺纹面分别按揉两侧下关与颊车各 1～3 分钟。然后用两手大鱼际搓揉两侧面颊部 1～3 分钟。

（4）按揉颌部：接上法，术者用两手大鱼际按于患者两侧颞颌部，自上而下，再自下而上反复揉推 3～5 分钟。

3. 作用与功效

固本坚齿、强壮颌骨、滑利下颌关节。

4. 临床运用

本法能够改善颞颌部的血液循环，增强咀嚼肌韧性。长期坚持对防治牙齿松动、牙痛以及颞颌关节紊乱症有较好的效果。对面瘫、口眼㖞斜、流涎亦有一定的治疗效果。

六　面部推拿法

1. 基本手法

同"头部推拿法"部分的按揉法、指尖叩击法；同"耳部推拿法"部分的搓揉法。

擦法：用手掌掌面、指面等为着力面，在治疗部位沿直线做往返移动摩擦。

2. 方法与步骤

（1）搓揉面部：先将双手洗净、搓热，分别贴于受术者面部，自下而上轻轻搓揉面部 3～5 分钟。顺序依次为：先下颌部，至口唇部，次两侧面颊部，再至前额部，最后搓揉整个颜面部。以整个颜面部透红，面呈微红为度。

（2）叩击面部：用双手食、中、无名和小指指尖部轻轻在面部自上而下再自下而上反复叩击1~3分钟。

（3）按揉诸穴：术者坐于患者头顶前方。用右手拇指指腹着力于印堂穴、承泣穴、地仓穴，反复按揉3~5分钟。

（4）擦面部：接上法，用双手掌心着力于面部，进行擦法。以掌心凹陷部擦面部突出部，以掌心突出部擦面部凹陷处，用力不宜过重，反复操作3~5分钟。以面部感觉温热为度。不可擦破皮肤。

3. 作用与功效

行气活血，促进颜面部血液循环，濡养肌肤。

4. 临床运用

本法可促进面部的血液循环，改善面部皮肤的血供，消除衰老的上皮细胞，保持面部肌肤的张力和弹性。坚持操作，可令面部光泽、斑皱减少，促进面部色素的减退和消退，是面部抗衰老的理想方法。同时可防治感冒、面瘫，对保护视力亦有较好的作用。

七、颈部推拿法

1. 基本手法

（1）推法：用手指或掌着力于治疗部位，做单方向直线向前推进，有如将物件向前推动之势。

（2）拿法：以拇指和其余手指相对用力，提捏或揉捏治疗部位肌肤，使患者有酸胀舒适感为度，即"捏而提起谓之拿"。

2. 方法与步骤

（1）按揉颈椎：患者取端坐位，术者位于其身后。先用右手拇指的指腹贴于颈椎棘突上，自上而下从风府穴至大椎穴进行点揉，反复施术3~5遍。用力不可过重、过猛。

（2）拿揉颈部：用右手拇指和食指、中指指腹拿揉颈部两侧，从风池穴至肩井部，3~5分钟。

（3）推抹颈项：先用右手掌大鱼际部贴于患者颈部左侧，从左侧风池穴向肩井穴处抹推3~5次；再用右手掌小鱼际部贴于患者颈部右侧，从风池穴抹推至肩井穴，抹动3~5次。

（4）揉推肩井：紧接上法，患者取端坐位或扶于固定的物体，术者用右手大鱼际部分别在患者两侧肩井部进行揉推，力量宜轻柔、缓和。

注意：怀孕者肩井部和肩井穴禁用。

3. 作用与功效

行气活血，滑利关节，舒经活络，缓解痉挛及疼痛。

4. 临床运用

可有效改善颈部血液循环，缓解颈部肌肉的痉挛与僵硬，增加颈部肌肉的力量和柔韧性。长期坚持可使头、颈部灵活，对防治颈椎病、落枕及颈肩背痛有良好的效果。

八、咽部推拿法

1. 基本手法

同"鼻部推拿法"部分的点揉法。

合喉法：术者将拇指、食指和中指分别从两边拿住咽喉部，用上肢的内劲、腕关节灵活的弹动而上下抖动，速度快而均匀。

2. 方法与步骤

（1）点揉天突穴：患者取仰卧位。术者用右手中指指端为着力点，点揉患者天突穴 3～5 分钟。力量宜轻柔、缓和，以免引起呛咳甚至窒息。

（2）点揉人迎穴：接上法，患者取仰卧位，术者坐于患者头顶前方。术者双手食指、中指指腹为着力点，贴于人迎穴，反复进行轻揉 3～5 分钟。用力以患者感觉舒适为度，不可太重。

（3）抹咽喉部：术者用食指、中指、无名指三指并拢，以指腹面从患者喉结两侧，拇指在左侧、余三指在右侧自上而下轻轻抹咽喉部 1～3 分钟。动作宜轻柔。

（4）拿揉咽喉部：拇指和食指、中指分开，轻握住喉结部自上而下轻轻拿揉，反复 1～3 分钟。

（5）合喉法：紧接上法，术者用右手拇指、食指、中指如上法拿住喉结，做上下抖动动作 10～20 次。动作轻，力量不可过重。

3. 作用与功效

清热利咽，疏风顺喉，止咳化痰，理气散结。

4. 临床运用

本法能改善咽、喉部血液循环，促进咽、喉部水肿吸收和缓解咽、喉部的炎症反应。长期坚持可令声音洪亮。对防治咽炎、喉炎、音哑、咳嗽、失音及某些甲状腺疾病等有很好的效果。同时对咳喘、痰多亦有较好的防治效果。

九、胸部推拿法

1. 基本手法

（1）平推法：患者取仰卧位，术者右手稍分开，以指尖为着力点在患者胸部反复平推，以局部皮肤微红为度。

（2）梳肋法：拇指与其余四指稍分开，以指端螺纹面为着力点，平行于肋骨进行四指梳推。

2. 方法与步骤

（1）推揉胸部：患者取仰卧位，术者位于患者身体右侧。术者先用右手拇指与食、中、无名和小指分开呈 90°，以指腹为着力点，推揉患者两侧胸部。而后用拇指推揉患者右胸部，用其余四指推揉左侧胸部。5～10 分钟。

（2）按揉诸穴：分别按揉云门、中府、乳根、章门和期门等穴位 3～5 分钟，再用右手中指按揉膻中穴 1～3 分钟。用力不宜太重。

（3）梳推胁肋部：手法同步骤（1）。用拇指梳推患者右侧胁肋部；用其余四指梳推患者左侧胁肋部。3～5 分钟。

此法也可自己操作。用右手五指稍分开，梳推自己左侧胸部。用左手梳推右侧。

（4）擦揉胸骨：用右手掌自天突穴向下至剑突部，平擦胸骨，以局部温热为度。

3．作用与功效

宽胸理气，疏肝解郁，补益肺气，强心健肺。

4．临床运用

长期坚持可令人百脉疏通、心肺强健、五脏安和、心情舒畅。对情志郁结、胸胁满闷、气急胸痛、咳嗽气喘等症有较好的防治效果。

十、腹部推拿法

1．基本手法

同"鼻部推拿法"部分的点揉法。

2．方法与步骤

（1）摩推腹部：患者取仰卧位，术者位于其右侧。术者用右手掌心贴于患者腹部，以神阙穴为圆心顺时针由内而外摩推腹部。3～5分钟。

（2）点抖腹部：接上法，术者右手除拇指外，余四指稍弯曲呈弓状，沿肚脐右下方往上至肚脐右上方，到肚脐左上方至肚脐左下方，按顺时针方向进行点抖全腹，3～5分钟。力量不宜太重。

（3）点揉诸穴：接上法，术者用右手中指端贴于上脘、中脘、建里、下脘及天枢、大横穴，反复点揉3～5分钟。

（4）推抹任脉：紧接上法，术者右手伸直、并拢，用食指、中指、无名指或大鱼际及全掌，自胸骨柄下缘向下，沿任脉轻缓地从上至下推抹5～10遍。

3．作用与功效

补脾健胃，消食导滞，和胃安神，补益气血，理气止痛，通调二便，调和任脉。

4．临床运用

长期坚持可培补宗气，调整和增强内脏功能。尤其对脾胃功能改善最为明显，对慢性胃炎、胃及十二指肠溃疡、胃肠功能紊乱、胃痛、食欲缺乏、腹胀、便秘、久泻、小腹冷痛、慢性盆腔炎、痛经、闭经、月经不调、性冷淡、脱肛等症，亦有较好的防治作用。

十一、腰部推拿法

1．基本手法

同"头部推拿法"的按揉法。

推揉法：推法与揉法结合运用组成的复合手法，用掌根着力于治疗部位，带动皮肤皮下组织，单方向直线进行节律性揉动。

擦揉法：擦法与揉法结合运用组成的复合手法，用掌根着力带动皮肤皮下组织，沿直线移动，并进行节律性揉动。

2．方法与步骤

（1）推揉腰部：患者取俯卧位，术者位于其左侧。术者用右手掌在患者腰部逆时针轻轻推揉其腰部，3～5分钟。以局部皮肤温热为度。

（2）擦揉腰肌：接上法，术者用右手掌根处为着力点，在患者两侧腰肌部自上而下再向上反复擦揉，至局部感觉温热为宜，不可擦破皮肤。

(3) 揉推棘突：术者用食、中、无名指螺纹面或指尖部为着力点，在腰椎棘突上，自上而下（自腰1～腰5）反复揉推，3～5分钟，力量不宜过重。

(4) 按揉腰眼：紧接上法，术者用双手拇指指腹贴于患者两侧腰眼，左手在左侧，右手在右侧，反复按揉1～3分钟，用力不宜太重，以免损伤皮肤。

(5) 按揉八髎穴：术者以右手掌根贴于患者八髎穴，自上髎、次髎、中髎、下髎，以此揉推3～5分钟。

3. 作用与功效

壮腰益肾，强筋健骨，滑利关节，解痉止痛，温经散寒。

4. 临床运用

本法能有效促进腰部血液循环，消除腰肌疲劳及痉挛。长期坚持可令腰脊强壮、腰部柔韧，对腰肌劳损、慢性腰痛、腰腿退变、风湿腰痛、肾虚腰痛等症有较好的防治作用。对痛经、慢性盆腔炎、前列腺增生、便秘、腹泻等症也有一定的辅助治疗作用。

十二、脊柱推拿法

1. 基本手法

同"头部推拿法"的按揉法、抹法。

同"腰部推拿法"的推揉法。

捏脊法：两手拇指伸直，两指端分置于脊柱两端，指面向前按，两手食、中指前按，腕关节微曲。以两手拇指与食、中指罗纹面将皮肤捏起，并轻轻提捻，然后向前推行移动。

2. 方法与步骤

(1) 推揉脊柱：患者俯卧位，术者用右手掌根为着力点，在脊柱上自大椎穴自上而下反复推揉至腰骶部，5～10分钟。

(2) 按揉脊柱两侧：紧接上法，术者除拇指外，余四指螺纹面为着力点，分别自上而下反复按揉脊柱两侧膀胱经和华佗夹脊，5～10分钟。

(3) 捏脊柱：术者双手拇指、食指、中指并拢，捏起患者尾骶部的皮肤，自下而上捏脊3分钟（此法多用于小儿）。

(4) 抹脊柱：术者右手食指、中指、无名指螺纹面为着力点，贴于脊柱，自上而下反复抹脊柱1～3分钟。

3. 作用与功效

通一身之阳气。

4. 临床运用

长期坚持可以起到强壮、保健之功，可刺激和促进脊髓神经功能。不仅对局部病变有效，更可以调节人体免疫力，祛病强身。还可以辅助治疗失眠、高血压、神经衰弱、咳嗽、胃痛、便秘、胀痛、前列腺炎、痛经、盆腔炎及小儿腹泻、小儿遗尿、小儿厌食、小儿夜啼等多种常见病。

十三、 上肢推拿法

1. 基本手法

同"头部推拿法"的按揉法。

摇肩法：受术者坐位，两肩部放松，术者立于其侧，以一手扶按被施术侧肩部，另一手握住其手部，稍用力将其手臂牵伸，待拉直后手臂部协同施力，做肩关节顺时针或逆时针方向的小幅度的环转摇动。

捻法：用拇指食指的罗纹面夹住治疗部位进行对称性的快速搓揉动作。

2. 方法与步骤

（1）按揉肩部：患者取端坐位，术者取立位。术者用右手掌心在其肩部进行按揉，3分钟左右。力度适宜。

（2）按揉穴位：术者用拇指、食指和中指分别按揉患者上肢肩峰、肩俞、肩内俞、肩外俞、臂臑、曲池等穴各1分钟。两侧交替。

（3）松弛摇肩：术者左手扶住患者右肩，右手握住患者右侧手腕部，呈360°摇右肩20～30次；再换另一侧。注意用力不可过重，速度不可过快。

（4）捻指法：术者用左手固定住患者右手，用右手拇指、食指、中指端捻患者手指，自拇指依次至小指进行捻揉。左右手交替进行，反复3～5分钟。

3. 作用与功效

行气活血，舒理筋骨，滑利关节，祛风散寒。

4. 临床运用

本法可促进上肢及末梢的血液循环，改善上肢肌肉、韧带及关节囊的血液供应，增强上肢肌肉和肌腱的柔韧性。对防治肩周炎、网球肘、类风湿性关节炎、神经根型颈椎病、落枕、腱鞘炎等有较好的功效。

十四、 下肢推拿法

1. 基本手法

同"头部推拿法"的揉法、按揉法。

同"鼻部推拿法"的点揉法。

2. 方法与步骤

（1）掌揉下肢：患者取仰卧位，术者位于其右侧。术者用右手掌根在患者下肢前侧自上而下掌揉5～10分钟。力度轻柔。结束后再进行俯卧位治疗。

（2）点揉诸穴：用拇指指腹按揉血海、阳陵泉、阴陵泉、足三里、三阴交等穴。

（3）掌揉膝盖：术者用右手掌心分别在患者膝盖处进行掌揉治疗，并按揉膝眼穴。5～10分钟。

（4）按揉诸穴：患者取俯卧位，术者用双手拇指分别按揉患者下肢后侧承扶、殷门、委中、承山等穴位，反复按揉3～5分钟。

（5）按揉涌泉穴：术者用左手握住患者踝部，右手掌心贴于患者脚掌心，反复擦揉1分钟。然后用拇指稍用力按揉涌泉1分钟。左右脚交替进行，以足部温热和感觉酸胀为度。

3. 作用与功效

舒筋活血，滑利关节，强壮筋骨。

4. 临床运用

能够有效地促进下肢的血液循环，增强下肢肌肉的力量。长期坚持可以使步履灵活、矫健。对风湿性关节炎、下肢肌肉萎缩、半身不遂、截瘫、膝关节骨性关节炎等症有较好的防治作用。

十五、面部保健推拿法

1. 基本手法

同"头部推拿法"的按揉法、抹法。

同"腰部推拿法"的推揉法。

同"耳部推拿法"的搓揉法。

2. 方法与步骤

（1）洗净双手和面部，并搓热手掌心。洗净面部可使面部毛孔通畅；干净温润的手掌可使面部清洁。两手拇指分别贴按在两侧太阳穴上，余四指指端螺纹面在额部，以两眉为中线向外侧按摩前额部。后用两中指按揉两侧太阳穴。可以减少额部皱纹，并可祛风、提神醒脑。

（2）用两中指按揉攒竹、眉中、丝竹空穴。然后用两食指按揉睛明穴；闭目后再轻轻抹揉眼球，并轻揉下眼眶。接着按揉承泣、四白穴。可以清脑明目，还可减少鱼尾纹。

（3）用右中指轻轻按揉人中穴。并拢两食、中指，以指端螺纹面为着力点，以人中为中线，向外侧抹揉唇上部和唇下部。按揉两侧地仓穴（两侧）、承浆穴。可减少口唇周围的皱纹，并能够防止嘴角下垂和流口水。

（4）两手掌心以廉泉穴为中点，自下而上推揉下巴，至翳风。可以防治下巴松弛形成的"双下巴"。

（5）双手轻轻揉搓、按摩两耳。耳朵上有丰富的穴位，是整个人体的"浓缩"。指压两耳对人体的健康是十分有益的。用两手中指分别指压两侧耳门、听宫、听会。

3. 作用与功效

通过各种不同推拿手法刺激面部皮肤、穴位、经络，从而加速面部血液循环、促进局部新陈代谢和毛细血管通透性。

4. 临床运用

长期坚持此法，可以起到美容、养颜、保健、防病的功效。

十六、腹部保健推拿法

1. 基本手法

同"头部推拿法"的按揉法。

同"颈部推拿法"的拿法。

同"鼻部推拿法"的点揉法。

同"胸部推拿法"的疏推法。

摩法：用指或掌贴于施术部位，做环形或直线往返摩动。

2. 方法与步骤

（1）患者取仰卧位。

（2）右手掌心着力于腹部，以肚脐为圆心，顺时针摩推腹部 3～5 分钟，摩推至局部有温热感为度。

（3）两手拇指与余四指指腹相对合，从上腹部至下部将腹肌提起，轻轻揉捏 3～5 分钟。

（4）手四指并拢，用四指端置于脐部，顺时针进行摩推 3～5 分钟，再稍稍用四指进行按揉。

（5）右手中指端点揉上脘、中脘、建里、下脘及天枢、大横、关元、气海诸穴 5～10 分钟。

（6）手掌面置于右肋下缘，沿肋骨下缘斜下推到左下腹，然后换另一侧，两侧交替进行，反复梳推 3～5 分钟，力量适度，不宜过重。

3. 作用与功效

疏脏通腑、疏通经脉、活血行气，改善腹部血液循环，消除多余脂肪组织。

4. 临床运用

长期坚持此法，有助于保持腹部形态健美，改善胃肠功能。

十七、腰部保健推拿法

1. 基本手法

同"头部推拿法"的按揉法、揉法。

同"腰部推拿法"的推揉法。

2. 方法与步骤

（1）受术者取俯卧位。

（2）术者用双手大鱼际部按揉两侧的腰眼处，并稍稍用力上下揉推腰椎两侧膀胱经及华佗夹脊穴，5～10 分钟，以腰部有透热感为佳。

（3）术者用两手拇指端按揉膈俞、三焦俞、肾俞、膀胱俞诸穴，以受术者感觉舒适为宜。

（4）术者以右手掌根置于腰骶部，揉推腰骶部，并稍重力向下按压数次。然后向左右两侧分推至臀部的环跳穴处，反复治疗 5～10 分钟。

（5）术者用右手掌根部稍用力揉推足太阳膀胱经，自大杼穴向下，推至肾俞，反复施术 5～10 分钟。

（6）术者右手掌根置于受术者督脉，自上而下掌根揉 3～5 分钟。

3. 作用与功效

通督强体、疏经通脉、活血行气，改善背腰部血液循环，刺激脊髓神经根和调节脏腑功能，消除多余脂肪组织。

4. 临床运用

长期坚持此法，有助于促进颈背腰肌健康和腰部健美，以及调节相应脏腑功能平衡。

临床常见病的针灸推拿疗法　下篇

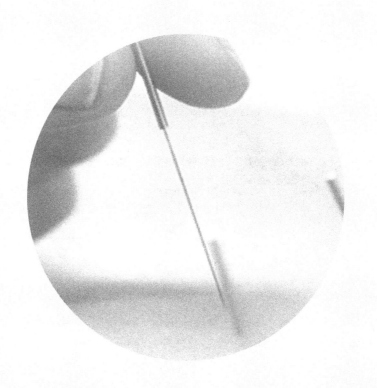

第五章

内科疾病

第一节　普通感冒

【概述】普通感冒俗称"伤风"，多为病毒感染引起，主要表现为鼻部症状，如鼻塞、打喷嚏、流清涕，也可伴有咽干、咽痒、咳嗽，或出现恶风寒、发热、周身酸楚等其他全身不适症状，多发于气候突变、冷热失常之时，任何年龄、任何季节都可能发生。

【病因病机】中医认为其发生常与风寒邪气、体虚等因素有关。病位主在肺卫。

病机是邪犯肺卫，卫表失和，肺失宣降所致。经常感冒的人往往体内正气不足。西医认为普通感冒的病因是以病毒多见，尤其鼻病毒最常见，细菌感染很少见。

【临床表现】主要临床表现：恶寒发热，鼻塞流涕，头痛，脉浮。兼见恶寒重，发热轻或不发热，鼻痒喷嚏，鼻塞声重，咳痰清稀，苔薄白，脉浮紧；或发热重，微恶风寒，鼻塞涕浊，咳痰黄或稠，咽喉肿痛，苔薄黄，脉浮数；或兼见胸闷、脘痞、纳呆、便溏等其他症状，舌苔薄黄而腻，脉濡数。亦有人经常反复感冒。

【检查】血常规、呼吸道病毒抗原检测、胸部X线检查等有助于进一步明确本病的诊断。

【鉴别诊断】

1. 过敏性鼻炎

多由螨虫、动物皮毛、低温等因素刺激引起，常表现为突发性连续喷嚏、鼻痒、鼻塞和流大量清涕，无发热，咳嗽较少。脱离过敏原，数分钟至1~2小时内症状即消失。

2. 流行性感冒

起病急，鼻咽部症状较轻，但全身症状较重，伴高热、全身酸痛和眼结膜炎症状。病情一般较普通感冒重。多呈流行性，在同一时期发病人数暴增。

【治疗】

1. 针灸治疗

(1) 毫针法

主穴：列缺、合谷、风池、太阳、外关。

配穴：风寒感冒配风门、肺俞；风热感冒配曲池、大椎、尺泽；暑湿感冒配阴陵泉、委中；体虚感冒配足三里、关元；鼻塞甚配迎香，咽痛甚配少商；咳嗽配肺俞、天突。

操作：毫针刺，以泻法为主。针灸前，对穴位进行常规消毒处理，快速进针刺入皮下，列缺向上斜刺或平刺0.2~0.8寸，合谷直刺0.5~0.8寸，风池穴向鼻尖方向斜刺0.8~1.0寸，太阳直刺或斜刺0.3~0.5寸，外关直刺0.5~1.0寸，得气后留针30分钟，每天一次。配穴中风门、肺俞向脊柱方向斜刺，大椎向上斜刺，针刺天突穴时，先直刺入皮下0.2~0.3寸深，再沿胸骨柄与气管之间向下缓慢刺入

0.5～1寸。其余穴位可直刺；足三里、关元用补法或灸法，委中、少商可点刺放血，余穴用泻法。

（2）针刺放血法

常用穴位：大椎、尺泽、委中、耳尖、少商。

操作：在大椎刺络放血，并拔火罐，留罐5～10分钟；委中、尺泽局部常规消毒后，用三棱针点刺出血，令其血流自止；少商、耳尖点刺出血数滴，适用于风热感冒。

2．推拿治疗

患者仰卧在治疗床上，术者用右手拇指点揉其印堂、太阳、列缺、合谷、外关穴1～3分钟。

风寒感冒者，则让患者取俯卧位，术者按揉患者风池、风府、风门、肺俞穴1～3分钟。

风热感冒者，则让患者取俯卧位，术者按揉患者大椎、曲池穴1～3分钟。

暑湿感冒者，患者取俯卧位，术者按揉其委中穴1～3分钟，然后让患者取坐位，术者稍用力点揉患者阴陵泉、阳陵泉1～3分钟。

体虚感冒者，患者仰卧时，术者加点揉其关元、气海穴1～3分钟，再让患者取坐位，术者稍用力点揉患者足三里、三阴交穴1～3分钟。

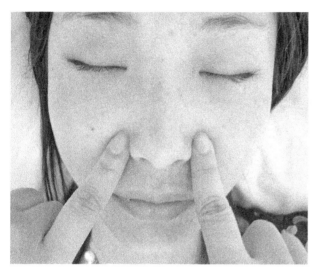

迎香

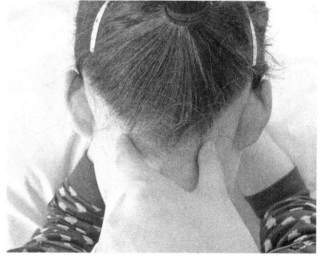

风池

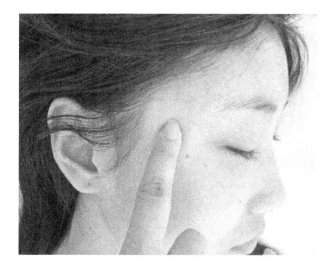

太阳

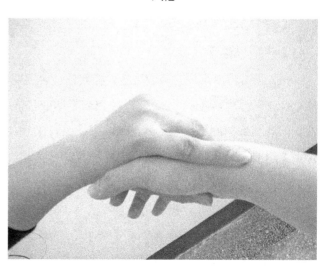

列缺

【医嘱和护理】

（1）感冒的患者，首先应排除急性传染病或其他原因引起的症状，确定后再进行自我推拿治疗。

（2）针灸、推拿治疗感冒能明显改善症状，治疗期间嘱患者注意休息，多饮水，清淡饮食，避风寒。

（3）每天可进行 15 分钟左右的日光浴，取卧位或坐位，使皮肤直接接受阳光照射，并不断变换体位，以均匀采光。但是头部不可暴晒、久晒，注意用遮阳帽或伞遮挡头部；眼睛不可让太阳直射。

【病例】

患者张某，男，45 岁，2022 年 8 月初诊。鼻塞头痛 1 周余。因受凉出现鼻塞流清涕，无发热，时有恶风、头痛，以枕后部及前额疼痛为主，咽痒欲咳，舌质淡红，苔白腻，脉浮数。

检查：血常规未见明显异常，前额及颈部有压痛。

诊断：普通感冒（风寒感冒）。治宜疏风散寒，疏经活络。

处方：针刺加推拿治疗。针刺取列缺、合谷、风池、太阳、外关、风门、肺俞，留针 30 分钟。取针后，进行推拿治疗 15 分钟，抹推前额部，点揉其印堂、太阳、列缺、合谷、外关穴，再拿揉肩颈部，按揉患者风池、风府、风门、肺俞穴，以酸胀为宜。治疗 3 次临床症状基本痊愈，巩固治疗 3 次结束。

附：流行性感冒

【概述】流行性感冒，简称流感，是由流行性病毒引起的急性呼吸道传染病。中医称为时行感冒。临床特征是呼吸道症状轻，而发热、乏力等中毒症状较重。本病具有传染性，男女老幼皆可发病，潜伏期自数小时至 4 天，通常为 1～3 天。

【病因病机】西医认为多由流感病毒所致，流感病毒通过飞沫传播，侵入人体后主要使呼吸道纤毛上皮细胞变性、坏死、脱落。中医学认为，多因风邪挟时行疫毒侵袭人体而致病。

【临床表现】急起畏寒高热，显著乏力、头痛、身痛、咽干痛，胸骨下烧灼感，多无鼻塞流涕。常伴有鼻出血，急性热病容，面颊潮红，眼结膜及咽充血，腹泻呈水样便。发热多于 1～2 天内达高峰（39.5～40 ℃），一般持续 2～3 天后热渐退。退热后全身症状不明显，但会出现鼻塞、流涕、干咳、咽痛等症状。

【检查】血常规、病毒分离、病毒抗原或核酸检测、胸部 X 线检查等。

【鉴别诊断】

（1）呼吸道感染：起病较缓慢，症状较轻，无明显中毒症状。

（2）流行性脑脊髓膜炎（流脑）：流脑早期症状常类似流行性感冒，但流脑儿童多见，发病有明显季节性。流脑早期的剧烈头痛、脑膜刺激症状、瘀点、口唇疱疹等均可作鉴别，脑脊液检查可明确诊断。

【治疗】

（1）针灸治疗 同普通感冒治疗方法。

（2）推拿治疗 建议患者进行自我治疗，具体如下：

① 患者取仰卧位或坐位，双手洗净后搓热，用掌心轻轻搓揉面部，1～3 分钟。

② 紧接上法，用手指按揉太阳、印堂穴 1～3 分钟。

③ 用手指梳推头部 1～3 分钟。

④ 接上法，点揉风府穴、风池穴、大椎穴 1～3 分钟。

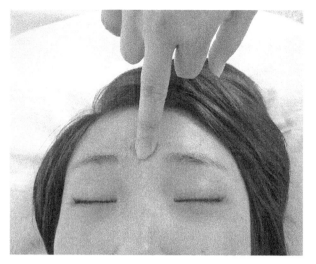

印堂

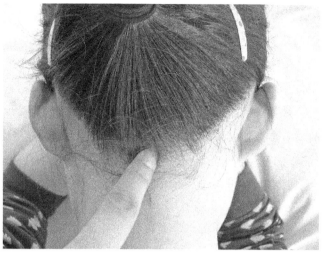

风府

【医嘱和护理】

（1）感冒严重者，在自我推拿的同时，应配合药物进行治疗。对疑似和确诊病人进行隔离。

（2）流感高热不退者，应注意防止并发症，并积极就医。

（3）平时注意加强锻炼，增强体质，提高机体免疫功能。

第二节　咳　嗽

【概述】咳嗽是以发出咳声或咳吐痰液为主要症状的病证。咳嗽不仅是疾病，也是多种疾患的一种症状表现。

【病因病机】咳嗽发病原因分为外感、内伤两大类。外感多因风寒、风热、风燥等邪气损伤肺卫；内伤则是脏腑功能失调累及肺所致。基本病机是邪犯于肺，肺气上逆。

【临床表现】主要症状：咳嗽，咳吐痰涎。外感多发病较急，除咳嗽主症外，常兼有表证，病程较短，但若调治失当，可转为慢性咳嗽。内伤咳嗽起病缓慢，兼见胸脘痞闷、面赤咽干、胸胁引痛、食少倦怠等症，病程较长。若内伤咳嗽迁延失治可并发喘息成咳喘，难以根治。

【检查】

（1）体格检查：咽部和扁桃体有无充血、增大、脓性分泌；鼻窦、腮腺、浅表淋巴结有无肿大；肺部呼吸音是否正常等。

（2）必要时进行血常规、痰培养、过敏原检测及胸部 X 片检查等。

【鉴别诊断】

咳喘：咳嗽仅以咳嗽为主要临床表现，不伴喘证；咳喘则咳而伴喘，常因咳嗽反复发作，由咳致喘，临床以咳喘并作为特点。

【治疗】

1. 针灸治疗

（1）毫针法

主穴：肺俞、中府、列缺、太渊。

配穴：风寒束肺配风门、合谷；风热犯肺配大椎、曲池、尺泽；风燥伤肺配太溪、照海；痰湿阻肺配足三里、丰隆、阴陵泉；肝火灼肺配行间、鱼际；肺肾阴虚配膏肓、肾俞、太溪；胸痛者配膻中；胁痛者配阳陵泉；咽喉干痒者配太溪；痰中带血者配孔最；盗汗者配阴郄；肢体水肿、小便不利者配阴陵泉、三阴交。

操作：毫针刺，平补平泻；中府、背俞穴注意针刺的方向、角度和深度，以免伤及脏腑；太渊针刺时注意避开桡动脉；其余常规针刺。外感咳嗽用毫针泻法，少商点刺放血；风寒袭肺者宜针灸并用，或针后在背部腧穴拔罐；肺肾阴虚、肝火灼肺者，只针不灸。

（2）梅花针法

主穴：天突、膻中。

配穴：外感咳嗽者，加颈部5～7颈椎两侧、气管两侧、肘窝及大、小鱼际；咳嗽日久，反复发作者，加项后至背部1～7胸椎两侧足太阳膀胱经、颈前气管两侧。

操作：叩刺，以局部潮红或少量出血为度。

2. 推拿治疗

（1）患者取仰卧位，术者先用双手中指点揉中府、云门穴1～3分钟。

（2）紧接上法，术者用右手中指端轻轻点揉天突穴1分钟左右。

（3）接上法，术者右手掌心推揉患者腹部，用力由轻渐重，1～3分钟。

（4）患者取俯卧位，术者掌揉患者背部，按揉大椎穴、风池、风府、肺俞、大肠俞3～5分钟。

（5）若为风寒型咳嗽可在以上治疗方法的基础下，加拔火罐或艾灸1～3分钟。

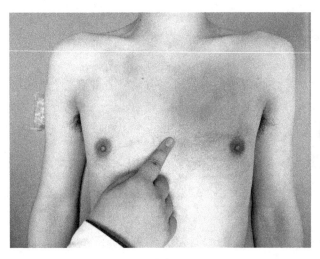

膻中

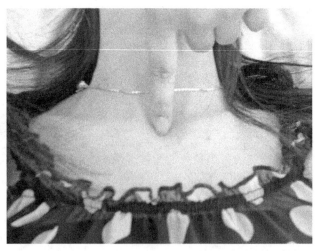

天突

【医嘱和护理】

（1）风热型咳嗽若较为严重，并伴发热者，可在自我治疗的同时，配合一些药物治疗。

（2）风燥患者可吃些梨子、香蕉、枇杷等润肺的水果。

（3）风寒患者可吃些橘子等温性的水果。

（4）注意忌食辛辣、刺激性食物，忌烟、酒等。可稍稍多食萝卜排骨汤润肺、止咳、化痰，增强体质。

【病例】

患者孙某，女，28岁，2023年1月就诊。咳嗽1周余。受凉后出现咳嗽，有白痰，舌质淡，苔白，脉浮。

检查：肺部呼吸音粗，其余未见明显异常。

诊断：咳嗽（风寒犯肺）。治宜祛风散寒，化痰止咳。

处方：针刺治疗加拔罐治疗。针刺取风门、肺俞、列缺、太渊，留针30分钟。取针后，背部闪罐至皮肤潮红。治疗3次后咳嗽基本痊愈。

第三节　哮　喘

【概述】哮喘是以发作性的呼吸急促、喘鸣有声，甚至张口抬肩、难以平卧为主症的病证。寒冷季节、气候突变时多发，可发生于任何年龄。

【病因病机】该病多以痰饮内伏为主因，外邪侵袭、饮食不节、情志刺激、体虚劳倦等为诱因，肺脾肾功能失常为内因。基本病机是痰饮阻塞气道、肺失宣降。

【临床表现】主要症状：喘促气短，喉中哮鸣，甚则张口抬肩，鼻翼扇动，不能平卧。

【检查】血常规、痰涂片、肺功能、胸部CT、气道反应性测定等。

【鉴别诊断】

支饮：支饮亦可表现痰鸣气喘的症状，大多由于慢性咳嗽经久不愈，逐渐加重而成咳喘，病势时轻时重，发作与间歇的界限不清，以咳嗽和气喘为主。

【治疗】

1. 针灸治疗

（1）毫针法

主穴：肺俞、中府、定喘、膻中、天突。

配穴：实证配鱼际、尺泽；虚证配膏肓、肾俞；痰多配中脘、丰隆；潮热盗汗配阴郄、复溜。

操作：毫针刺，虚补实泻操作。风寒者可合用灸法，定喘穴刺络拔罐。严重发作者每天针2次或数次，缓解期隔天治疗1次。

（2）梅花针法

主穴：手太阴肺经循行部，鱼际至尺泽。

配穴：第1胸椎～第2腰椎旁开1.5寸足太阳膀胱经循行部。

操作：循经叩刺，以皮肤潮红或微渗血为度。

（3）穴位埋线法

常用穴位：肺俞、定喘、膻中。

操作：用一次性无菌埋线针，将0～1号羊肠线或可吸收外科缝合线1～2 cm，埋入穴位皮下。

2. 推拿治疗

（1）患者通常取仰卧位，术者先用右手中指轻轻按揉天突穴1～3分钟。

（2）紧接上法，再点揉中府、云门穴1～3分钟，用力由轻渐重。

（3）用拇指按揉患者太渊穴1～3分钟。

（4）患者取俯卧位，术者用双手拇指螺纹面按揉肺俞、脾俞、肾俞、三焦俞、定喘穴3～5分钟。

（5）若为痰饮留伏型哮喘，咳痰不爽，可在以上治疗方法的基础上，加背部的虚掌拍打法1～3分钟。

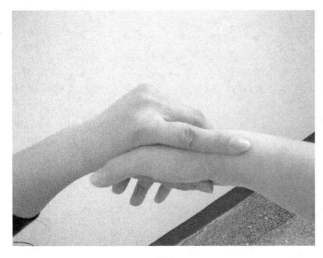

列缺

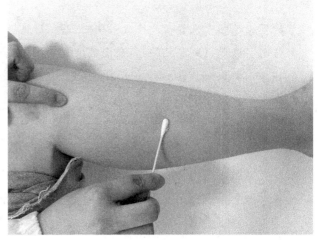

丰隆

【医嘱和护理】

1. 哮喘急性发作期，在做自我治疗的同时应结合药物等治疗，发作缓解后应积极治疗原发病。

2. 注意忌食辛辣刺激食物，忌烟、酒，少食海鲜。

3. 若是过敏体质，应注意避免接触过敏原，并加强体质锻炼，提高机体抗病能力，减少诱发因素。

【病例】

患者张老爷子，男，67岁，2020年10月初诊。胸闷气喘不能平卧3天余。患者支气管哮喘病史，时有反复发作，服解痉平喘化痰药可缓解症状，近1年尚平稳，3天前劳累后受凉哮喘发作，胸闷气喘不能平卧，可闻及明显喉间哮鸣音，患者坚持就近行中医治疗。

查体：呼吸费力，两肺呼吸音增粗，可闻及哮鸣音，舌质淡，苔白，脉滑数。

诊断：支气管哮喘（喘证，风寒犯肺）。治宜疏风散寒，理肺平喘。

处方：针刺、拔罐加推拿治疗。针刺取定喘、肺俞、膻中、天突，留针20分钟。针后加背部拔罐10分钟，后进行上述推拿治疗，抹胁肋部并掌拍后背部共15分钟。1次治疗后，哮鸣音明显减轻，呼吸较前顺畅；连续治疗3次，患者症状大减，自觉轻快，呼吸平稳，听诊无明显哮鸣音；继续巩固治疗3次，临床症状基本痊愈。

第四节　胁　痛

【概述】胁痛是以一侧或两侧胁肋疼痛为主要表现的病症，是临床常见的一种自觉症状，有胀痛、刺痛、隐痛、闷痛、窜痛等，常反复发作。胁痛与肝胆关系密切。本症可见于肝、胆囊、胸膜等急慢性疾患以及肋间神经痛等。

【病因病机】中医认为，其发生常与情志不畅、跌仆损伤、饮食所伤、外感湿热、劳欲久病等因素有关。凡情志不遂，肝气郁结，失去条达；或伤于酒食，积湿生热于肝胆；或外感湿热，气机不利；或跌仆闪挫，胁肋络脉损伤，均可导致肝胆疏泄功能失职，经脉气机坠滞，血运不畅而引起胁痛。基本病机是肝胆脉络不通或脉络失养。

【临床表现】主要症状：一侧或两侧胁肋部疼痛。

兼见胸闷而胀，胁部胀痛走窜不定，疼痛因情志而增减，嗳气频频，舌苔薄，脉弦；或兼见口苦纳呆、恶心欲吐，舌红苔黄腻，脉弦滑；或兼见胁部刺痛，夜间尤甚，舌质紫暗；或兼见头晕目眩、口干咽燥，心中烦热，舌红苔少，脉弦细。

【检查】血常规、肝功能、乙肝五项、胆囊造影、腹部 B 超或 CT 有助于明确诊断。

【鉴别诊断】

悬饮：悬饮多因素体虚弱，时邪外袭，肺失宣通，饮停胸胁，而致络气不和；其表现为饮停胸胁，胸胁咳唾引痛，呼吸或转侧加重，患侧肋间饱满，叩诊呈浊音，或兼见发热。

【治疗】

1. 针灸治疗

主穴：阳陵泉、支沟、期门（或阿是穴）。

配穴：肝郁气滞者配太冲、内关、膻中、丘墟；肝胆湿热者配行间、阴陵泉；瘀血阻络者配膈俞、血海、太冲；肝阴不足配肝俞、肾俞、太溪；肋间神经痛者配相应夹脊穴、阿是穴。

操作：毫针常规刺。期门、肝俞、肾俞、膈俞等穴不可直刺、深刺，瘀血阻络者可三棱针点刺放血加拔火罐。

2. 推拿治疗

（1）患者取仰卧位，术者先用双手拇指轻轻按揉中府、云门、膻中穴 1～3 分钟。

（2）紧接上法，按揉章门、期门穴 3～5 分钟，用力不宜太重。

（3）患者取俯卧位，按揉肝俞、胆俞、膈俞 1～3 分钟。

（4）最后用掌心在患者背部轻擦脊柱，以两肩胛骨中间部位为重点。

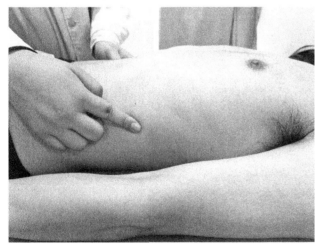
章门

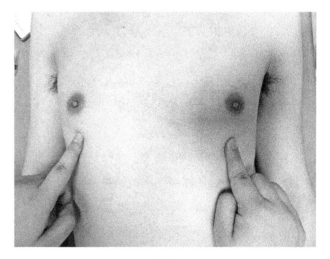
期门

【医嘱和护理】

（1）在自我治疗之前，应明确诊断胁痛的性质和致病的原因。

（2）有外伤病史或年高体弱患者，应更加注意有无骨折等情况或器质性病变，并注意观察局部皮肤状况，有无带状疱疹生成。

（3）经过治疗 3～5 次后胁痛仍不减轻者，应立即就医进一步检查，以免产生不良现象甚至贻误病情而造成严重后果。

（4）饮食宜清淡，忌肥甘厚味，心情要舒畅，忌恼怒急躁。

【病例】

患者柏阿姨，女，51岁，2022年7月初诊。"右侧胸腹部走窜性疼痛2周"为主诉。2周前因生气出现右侧胸腹部疼痛，胀痛为主，疼痛位置不固定，时有走窜，伴头晕、耳鸣不适，于某西医院做各项检查未见明显异常，中药治疗后改善不明显，遂求针灸治疗。患者忧虑面容，体型中等，食纳一般，夜寐欠佳，夜间易醒，舌质微红，苔薄黄，脉弦紧。检查发现患者右侧胁肋部及上腹部按压痛，叩诊稍有鼓音。

诊断：胁痛（肝气郁结）。治宜通经活络，调气止痛。

处方：针刺、拔罐加推拿治疗。针刺取期门、章门、内关、膻中、阳陵泉、太冲、丘墟，留针20分钟。针后加期门、章门处闪火拔罐8分钟，以局部出现紫红色为度，后进行上述推拿治疗，抹胁肋部并掌擦脊柱共15分钟。1次治疗后，疼痛即减半；连续治疗5次，患者无明显胸腹部疼痛，稍有腹胀；继续治疗3次，基本痊愈。

第五节　头　痛

【概述】 头痛，又称"头风"，是以患者自觉头部疼痛为主症的病证，是临床常见的病证，各科急慢性疾病均可出现头痛。

【病因病机】 中医认为头痛的发生与外感风邪、情志、饮食、体虚等有关，病机是气血失调、脉络不通或脑窍失养。中医学认为，不论外感（风、寒、热、湿邪）或内伤均可引起头痛。外感头痛发病急，疼痛剧烈且有持续性；内伤头痛发病缓慢，时痛时止，反复发作。又根据经络走行，称前头痛为阳明头痛，后头痛为太阳头痛，偏头痛为少阳头痛，头顶痛为厥阴头痛。西医学将头痛分为原发性头痛和继发性头痛两大类。原发性头痛包括偏头痛、紧张性头痛、丛集性头痛等。

【临床表现】 主症：头部疼痛。包括头的前、后、偏侧部疼痛和整个头部疼痛。

发病较急，病无休止，外感表证明显，为外感头痛。反复发作，时轻时重，常伴头晕，遇劳或情志刺激而发作加重，为内伤头痛。

阳明头痛：前额、眉棱骨、鼻根部疼痛为主；

太阳头痛：后枕部疼痛连及颈项；

少阳头痛：头两侧疼痛，连及耳部；

厥阴头痛：巅顶部疼痛为主；

肝阳头痛：头胀痛或抽痛、跳痛为主，伴心烦易怒，舌红苔黄，脉弦；

痰浊头痛：头痛昏蒙，痞满呕吐，痰多，苔白腻，脉滑；

血虚头痛：头痛绵绵，神疲乏力，面色无华，舌淡，脉弱；

瘀血头痛：头痛如锥刺，痛处固定不移，舌暗，脉细涩。

【检查】 经颅多普勒超声、脑电图、血液检查、颅脑CT或颅脑MRI、腰椎穿刺脑脊液等。

【鉴别诊断】

真头痛：真头痛为头痛的一种特殊重症，呈突发性剧烈头痛，持续不解，阵发加重，常伴有喷射性呕吐、肢厥、抽搐。

【治疗】

1. 针灸治疗

主穴：大椎、百会、风池、合谷、太阳、阿是穴。

配穴：阳明头痛配印堂、头维、攒竹；太阳头痛配天柱、后溪、昆仑；少阳头痛配率谷、外关、侠溪；厥阴头痛配四神聪、太冲；肝阳头痛配肝俞、太冲、行间；痰浊头痛配丰隆、中脘；血虚头痛配气海、血海、足三里；瘀血头痛配膈俞、血海。视疼痛程度及情志因素可加内关、水沟。

操作：毫针刺，虚补实泻法，提插结合捻转，得气为度，留针20～30分钟。寒证加灸，瘀血头痛可在阿是穴点刺出血。头痛剧烈者，阿是穴可采用强刺激和久留针，可留针1小时，并于留针期间间隔15分钟运针一次。急性发作时每日治疗1～2次，慢性头痛每日或隔日治疗1次。

2. 推拿治疗

患者取仰卧位，术者先用多指揉法自头的前额向头顶至脑后，反复操作1～3分钟，再稍稍用力按揉印堂、百会、太阳穴1～3分钟。

患者取俯卧位，术者按揉其风府、风池穴1～3分钟，再稍用力按揉患者两列缺、合谷穴1～3分钟。

阳明头痛者，加按揉头维、内庭穴各1～3分钟；太阳头痛者，加按揉天柱穴和拇指掐按后溪、养老穴各1～3分钟；少阳头痛者，加按揉外关穴和点按率谷、侠溪、足临泣各1～3分钟；厥阴头痛者，加点按四神聪和拇指掐按太冲穴各1～3分钟。

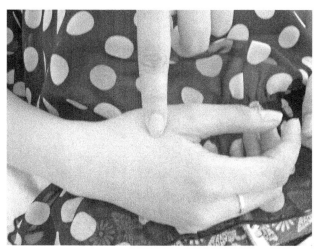

合谷

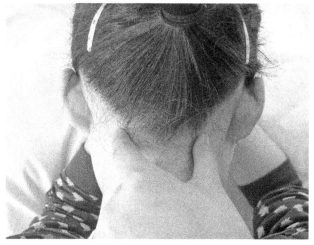

风池

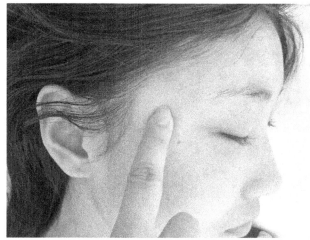

太阳

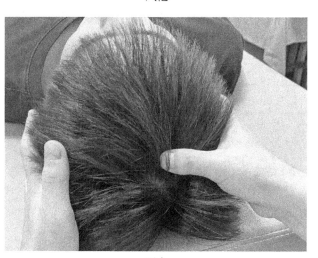

百会

【医嘱和护理】

（1）头痛不仅是疾病，也是诸多疾病的表现，应首先明确诊断，明确头痛的性质、病因等。

（2）患了头痛后，不要自行随便服止痛药，以免掩盖和贻误病情。

（3）对于多次治疗无效或逐渐加重者，要查明原因，尤其要排除颅内占位性病变。

（4）治疗期间应禁烟酒，适当参加运动避免过劳和精神刺激。

【病例】

患者文某，女，49岁，2022年7月初诊。头痛6个月余。6个月前无明显诱因下出现头痛，头痛绵绵，平时感觉神疲乏力，睡眠差，面色无华，舌质淡，苔薄白，脉细弱。

检查：颅脑CT未见明显异常，颈椎CT无明显异常。

诊断：头痛（血虚头痛）。治宜养血益气，通络止痛。

处方：针刺治疗。针刺取大椎、百会、风池、太阳、头维、率谷为主穴，配气海、血海、足三里，留针1小时。治疗3次后头痛缓解。

附：偏头痛

【概述】偏头痛是一类有家族发病倾向的周期性发作疾病，表现为发作性的偏侧搏动性头痛，伴恶心、呕吐及畏光，经一段间歇期后再次发病，在安静、黑暗环境内或睡眠后头痛可缓解。在头痛发作之前或发作时，可出现神经、精神功能障碍。

【病因病机】中医学认为偏头痛病因病机不出外感、内伤两端。西医学认为主要病因有精神紧张、过度疲劳、烈日强光过度照射、使用扩张血管的药物等。

【检查】脑电图、脑血流图检查，必要时行脑血管造影检查。

【治疗】

1. 针灸治疗

主穴：太冲、外关、风池、足临泣、率谷、阿是穴。

配穴：肝阳上亢者加太溪、行间；痰湿偏盛者加中脘、丰隆；瘀血阻络者加血海、膈俞。

操作：毫针刺为主，泻法。当偏头痛发作时一般以远端穴为主，用较强刺激。头痛发作期可配合电针加强刺激以镇痛。

2. 推拿治疗

此法自我操作易于控制痛点和力度，更加有效。具体如下：

（1）按揉阿是穴：取坐位或仰卧位均可，先用双手在阿是穴上按揉，力度以自己感觉舒适为度，反复操作3～5分钟。

（2）接上法，以患侧的太阳、头维、百会、风池、风府穴为主反复按揉3～5分钟。

（3）双手五指稍分开，以指尖为着力点，在头部进行梳推和轻叩3～5分钟，力量适度。

（4）用拇指指尖点揉列缺、内关穴3～5分钟。

【医嘱和护理】

（1）上述治疗一般3～5次即可见效。若不见效，或出现加剧趋势及其他不适反应，应排除器质性头痛。

（2）精神紧张是造成偏头痛的主要原因之一。应消除紧张情绪，嘱患者注意保持精神舒畅，不宜劳累，忌烟酒、辛辣等刺激性食物，避风寒。

第六节　眩　晕

【概述】眩晕为临床常见病、多发病，是自觉头晕目眩或视物旋转为主症的病证。眩是指眼前发黑，晕是指头晕甚或感觉自身或外界景物旋转。轻者如坐车船，飘摇不定，闭目少顷即可复常；重者两眼昏花缭乱，视物不明，旋摇不止，难以站立，昏昏欲倒，甚则跌仆。可伴有恶心、呕吐、汗出。

【病因病机】中医学认为其发生与忧思劳倦、饮食失节、劳伤过度、跌仆损伤等因素有关，病机是风、火、痰、瘀扰乱清窍，或气血、肾精不足，清窍失养。

【临床表现】主要症状：头晕目眩，泛泛欲吐，甚昏眩欲仆。兼见烦躁易怒，头目胀痛，耳鸣，口苦，失眠多梦，遇烦劳郁怒而加重，舌红苔黄，脉弦，为肝阳上亢；兼见头重如裹，胸闷恶心，呕吐痰涎，口黏纳差，舌胖苔白腻，脉濡滑，为痰湿中阻；兼见健忘，失眠心悸，面唇紫暗，舌暗有瘀斑，脉涩或细涩，为瘀血阻窍；兼见耳鸣，视力减退，腰膝酸软，舌淡苔薄，脉沉细，为肝肾亏虚；兼见神疲乏力，面色苍白，心悸少寐，纳少腹胀，舌淡苔薄白，脉细，为气血不足。

【检查】血压、血常规、心电图、电测听、脑干诱发电位、眼震电图，必要时还应做颈椎 X 片、经颅多普勒或颅脑 CT 等检查。

【鉴别诊断】

（1）厥证：以突然昏仆、不省人事或伴四肢厥冷为主症，一般短时间内会苏醒，严重者可能一厥不醒甚至死亡。

（2）中风：多伴口眼㖞斜、半身不遂、言语謇涩症状。部分中风病人以眩晕、头痛为先兆表现。

【治疗】

1. 针灸治疗

主穴：百会、风池、太阳、太冲、内关、悬钟。

配穴：肝阳上亢配侠溪、行间；痰湿中阻配头维、丰隆、中脘、阴陵泉；瘀血阻窍配膈俞、阿是穴；肝肾亏虚配肝俞、肾俞、太溪、悬钟、三阴交；气血不足配气海、脾俞、胃俞、血海、足三里。

操作：毫针刺。肝阳上亢者，只针不灸，用泻法或平补平泻；气血不足者针灸并用，用补法。眩晕重症可每天治疗 2 次，每次留针 30～60 分钟。眩晕实证者取印堂、太阳、百会、头维穴用三棱针点刺出血 1～2 滴。

2. 推拿治疗

（1）患者取仰卧位，术者在其头部以印堂、太阳、百会穴为重点，按揉 3～5 分钟。

（2）接上法，术者按揉患者血海、足三里、三阴交穴 3～5 分钟。

（3）术者再用右手拇指按揉患者涌泉穴 3～5 分钟。

（4）患者取俯卧位，术者紧接上法，在脊柱或脊柱两侧自上而下反复进行掌根揉 5～10 分钟。

【医嘱和护理】

（1）眩晕的原因较多，要在明确诊断的前提下，采用辨证施治的方法进行治疗。

（2）眩晕发作时，嘱患者平卧或坐位休息，保持安静，若伴呕吐应防止呕吐物误入气管。

（3）如果是颈椎病引起的眩晕病，可参照"颈椎病治疗方法"进行。

（4）分清标本缓急，眩晕急重者，先治其标，眩晕较轻或发作间歇期，注意求因治本。

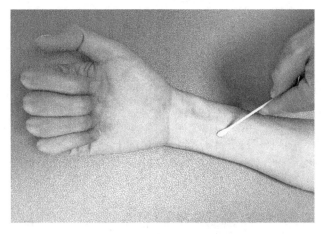

内关

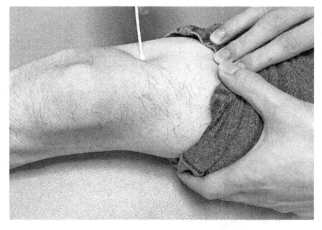

血海

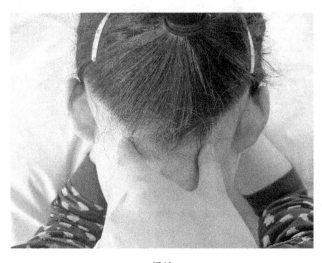

风池

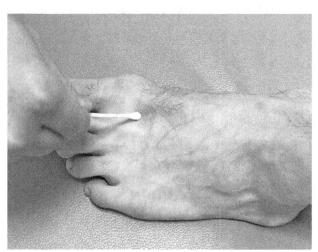

太冲

【病例】

患者江某，女，56岁，2022年9月初诊。头晕半月余。时常自觉头晕目眩，飘摇不定，休息片刻会有缓解，视力减退，腰膝酸软，舌质淡，苔薄，脉沉细。

检查：颅脑CT未见明显异常，血压145/95 mmHg。

诊断：眩晕（肝肾亏虚）。治宜补益肝肾，息风止眩。

处方：针刺治疗。针刺取百会、风池、太阳、太冲、内关、悬钟、太溪，留针1小时。治疗3次后眩晕发作减少；继续治疗5次，已痊愈，结束治疗。

附：高血压病

【概述】高血压是指在安静休息时，血压经常超过140/90 mmHg和（或）伴有糖脂代谢紊乱以及心、脑、肾等器官改变现象的一类疾病。此病属中医学"眩晕""内伤头痛"等范畴。

【病因病机】中医学认为其发病常与禀赋体质、饮食不节、情志失调、内伤虚损等因素有关。基本病机是肾阴不足、肝阳偏亢，风、火、痰、瘀等使肝肾阴阳失调而致。

【临床表现】眩晕是主要症状，此外有头胀、头痛、眼花、耳鸣、心悸、烦躁、失眠、便秘等。

【检查】测血压，检查血常规、心电图、电测听、眼震电图、脑干诱发电位及颈椎X片等。

【治疗】

1. 针灸治疗

主穴：百会、风池、曲池、太冲、合谷。

配穴：肝火亢盛配行间、侠溪；阴虚阳亢配肾俞、肝俞、太溪；痰湿壅盛配丰隆、中脘；气虚血瘀配膈俞、气海、足三里；阴阳两虚配关元、肾俞；头晕头重配太阳、头维；心悸怔忡配内关、神门。

操作：太冲可向涌泉透刺以增强滋阴潜阳之力，其余穴位毫针常规针刺。

2. 推拿治疗

（1）抹桥弓：患者取坐位，术者先用右手食指或中指外侧螺纹面着力，沿桥弓（翳风至缺盆）自上而下反复抹推5～10分钟。

（2）紧接上法，术者可用拇指指揉印堂、太阳、风池、风府穴，反复操作3～5分钟。

（3）紧接上法，术者按揉患者阳陵泉、太冲、涌泉穴3～5分钟。

（4）患者取俯卧位，术者右手掌根在患者脊柱上自上而下揉推脊柱3～5分钟。

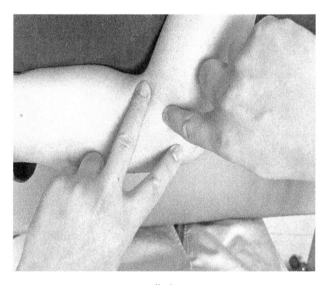
曲池

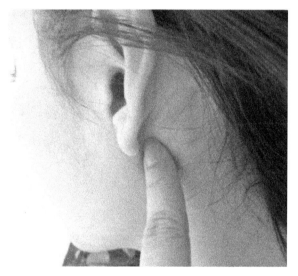
翳风

【医嘱和护理】

（1）采用自我推拿治疗高血压病，手法不宜太重，要轻柔而缓和。

（2）长期服用降压药的患者不能突然停药，在操作一段时间后监测血压正常后再调整药量。

（3）避免精神紧张，保持良好的心态、乐观的心情，养成有规律的生活习惯。平时保持充足的睡眠和保证大便通畅。

（4）可以在饮食方面做些辅助保健，适当多食用一些芹菜、西瓜等蔬菜和水果。

第七节 中 风

【概述】中风又称卒中，是指以猝然晕倒，不省人事，伴口角㖞斜、语言不利、半身不遂，或未经昏仆仅见口㖞、半身不遂为主症的一种病证。中风发病率、病死率、致残率均偏高。中风后常遗留口眼㖞斜、言语不清或不能说话、一侧或双侧肢体瘫痪等症状，合称中风后遗症。

【病因病机】其发生多与劳累过度、五志过极、饮食不节、年老体衰等因素有关，风、火、痰浊、瘀血是主要病因。病机是脏腑阴阳失调、气血逆乱、清窍受扰。西医学认为其发生与高血压、高血脂、糖尿病、心脏病、过度劳累等有关。

【临床表现】主要症状：猝然晕倒，不省人事，伴口角㖞斜，语言不利，半身不遂，或未经昏仆仅见口㖞、半身不遂。可伴头晕头痛、烦躁失眠、眩晕耳鸣、肢麻足肿、口干便秘，甚至嗜睡、昏迷等症状。

【检查】测血压、血糖，查肝肾功能、血脂、血凝、血尿粪常规，行头颅 CT 或核磁等。

【鉴别诊断】

（1）口僻：以口眼㖞斜、口角流涎、言语不清为主症，常伴外感表证或耳背疼痛，但并无半身不遂、口舌㖞斜等症。

（2）痉证：以四肢抽搐、颈项强直，甚至角弓反张为特征，甚至昏迷，但无半身不遂、口舌㖞斜、言语不利等症状。

【治疗】

1. 针灸治疗

主穴：百会、四神聪、内关、水沟、太冲、足三里、三阴交。

配穴：上肢半身不遂配肩髃、曲池、手三里、合谷；下肢半身不遂配环跳、阳陵泉、风市、昆仑；患侧经筋拘急屈曲者，肘部配曲泽，腕部配大陵，膝部配曲泉，踝部配太溪，阳病取阴治之；言语不利配廉泉、通里；口角㖞斜配地仓、颊车、下关、合谷、牵正；神昏伴牙闭口噤者配十二井穴、合谷；神昏伴手撒息微、肢冷苍白配关元、气海、神阙。

操作：水沟强刺激，以眼球湿润为度；十二井穴可点刺出血；三阴交针刺时直刺或沿胫骨内缘与皮肤呈 45°斜刺；廉泉针尖向舌根方向；神阙用灸法；余穴毫针刺，补虚泻实，每天 1 次，每次留针 20～30 分钟，10 次为一个疗程。

2. 推拿治疗

（1）患者通常取仰卧位，术者先用右手拇指按揉印堂、百会、太阳穴 3～5 分钟。

（2）术者继续按揉患者双侧肩髃、曲池、手三里、合谷穴 3～5 分钟。

（3）术者再按揉患者血海、阴陵泉、阳陵泉、足三里、太冲穴 3～5 分钟。

（4）患者俯卧位，术者用右手掌根沿着患者脊柱及脊柱两侧自上而下反复掌揉，并揉推肺俞、心俞、肝俞、脾俞、胃俞、三焦俞、肾俞等穴 5～10 分钟。

（5）紧接上法，用右手拇指按揉患者环跳、委中、委阳、承山、涌泉等穴 3～5 分钟。

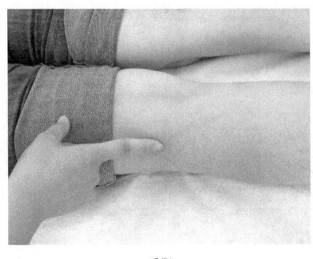
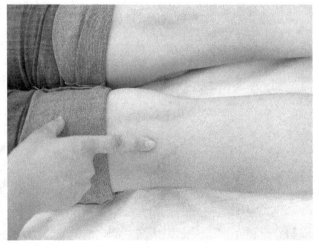

委阳   委中

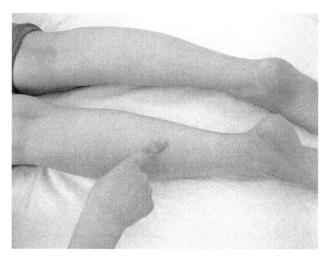

承山

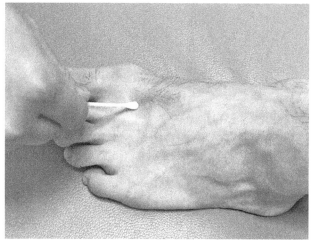

太冲

【医嘱和护理】

（1）中风后遗症的病人在经以上自我治疗时，首先应树立信心。良好、健康、积极的心态是中风后遗症逐渐康复的基础和动力。同时应加强肢体功能锻炼，如配合散步、健身球、脚踏棍等力所能及的运动疗法。

（2）在饮食上，注意加强营养，而且应注意营养的科学、均衡、合理搭配。

（3）若病情出现反复或加重时，可在物理治疗的同时，根据医嘱配合药物治疗。

（4）如有脑、心血管等其他系统原发性疾病或并发、伴发病症，还应积极治疗。

【病例】

患者马某，女，60岁，2022年9月初诊。右侧身体活动不利1月余。1个月前猝然晕倒后，不省人事，住院治疗后恢复意识，出现右侧身体活动不利，时有头晕，右侧手麻腿麻，舌质淡红，苔白腻，脉沉细。

检查：头颅核磁可见腔隙性脑梗死病灶，血压150/98 mmHg。

诊断：脑梗后遗症（中风，气虚络瘀）。治宜益气活血，通经活络。

处方：针刺治疗。针刺取百会、四神聪、内关、水沟、太冲、足三里、三阴交，右上肢半身不遂配右侧肩髃、曲池、手三里、合谷，右侧下肢半身不遂配阳陵泉、风市、昆仑，留针30分钟，10次为一个疗程。3个疗程后右侧身体活动改善，麻木减轻。

第八节　心　悸

【概述】心悸是指自觉心中悸动不安，甚则不能自主的一种病证，又名惊悸、怔忡。常因情绪波动、劳累过度而诱发，发作时常伴胸闷、气短、眩晕、失眠、耳鸣，脉象数或迟，或节律不齐。

【病因病机】其发生多与情志所伤、外邪侵袭、药食不当、体虚劳倦等因素有密切的关系。基本病机是脏腑功能失常，心失濡养或邪扰心神，心神不宁。西医学认为其发病与器质性心脏病、非心源性疾病、电解质紊乱、酸碱平衡失调，或物理、化学因素的作用有关。

【临床表现】主要症状：心悸不宁，时作时止，坐卧不安，甚则不能自主。兼见易恐善惊，气短自汗，神疲乏力，或面色无华，头晕目眩，失眠健忘；或时有心中燥热，耳鸣腰酸，夜间盗汗多梦；或胸闷气短，面浮足肿，形寒肢冷等。

【检查】电解质、心电图、心脏彩超等。

【鉴别诊断】

奔豚：发作之时，虽觉心胸躁动不安，但气发少腹冲气上逆。

【治疗】

1. 针灸治疗

主穴：神门、内关、巨阙、膻中、心俞。

配穴：心虚胆怯者配胆俞、日月；心脾两虚者配脾俞、厥阴俞；心阳不振配至阳、关元；阴虚火旺配三阴交、肾俞、太溪；水气凌心配水分、阴陵泉；心血瘀阻配膈俞、气海。

操作：毫针刺，补虚泻实操作。背俞穴、巨阙注意针刺的方向、角度和深度，以免伤及内脏，其余常规针刺。除阴虚火旺外，可加灸。

2. 推拿治疗

(1) 患者取仰卧位，术者先在患者双手劳宫穴、内关穴用指揉法，反复操作3～5分钟。

(2) 接上法，术者在患者膻中穴采用中指点揉法，反复操作1～3分钟。

(3) 患者取俯卧位，术者用双手多指揉或掌根揉在患者左侧肩胛骨中点处天宗穴进行反复操作3～5分钟，用力不宜过重。

(4) 紧接上法，再点揉心俞、膈俞3～5分钟。

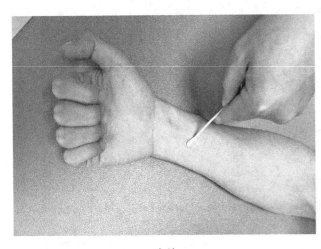

内关

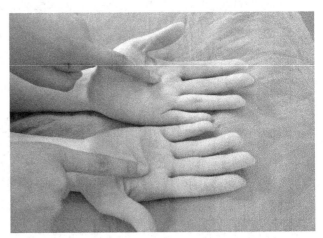

劳宫

【医嘱和护理】

(1) 心律失常病人治疗时，手法的力度宜轻，宜以向心性（从四肢向心脏方向）为宜，并注意观察病人的面色和询问患者自身感觉状况。

(2) 经治疗后如病人感觉良好、舒适则无异。如情况加重或感觉不适，应立即去医院请医生治疗。

(3) 平时还应注意工作、生活规律，劳逸结合。

【病例】

患者张某，男，42岁，2023年8月就诊。心中悸动不安5天余。5天前劳累后出现心中悸动不安，伴有胸闷、乏力，休息后缓解，食纳一般，二便正常，夜寐尚安，舌质淡，苔薄，脉数。

检查：心电图显示窦性心律不齐。

诊断：心律不齐（心悸，心脾两虚）。治宜健脾益气，养血宁心。

处方：针刺治疗。针刺取神门、内关、巨阙、膻中，留针1小时。治疗3次后临床症状基本消失。

第九节　胸　痹

【概述】胸痹是指以胸部闷痛，甚则胸痛彻背，短气喘息不得卧为主症的一种疾病。轻者仅感胸闷如窒、呼吸不畅，重者则胸痛，严重者胸痛剧烈，心痛彻背，背痛彻心，出现汗出肢冷、脉细欲绝等危候。本证相当于现代医学的冠心病心绞痛。

【病因病机】其发生多与寒邪侵袭、饮食不节、情志不畅、劳倦内伤、年迈体虚等因素有关。主要病机是心脉痹阻。

【临床表现】主要症状为心前区憋闷疼痛，甚则痛彻左肩背、咽喉、左上臂内侧等部位。呈反复发作性或持续不解，常伴有心悸、气短、自汗、喘息不得卧。胸闷胸痛一般持续几秒到几十分钟而自行缓解，严重者疼痛剧烈，汗出肢冷，面色苍白，心律失常等，甚至猝死。

【检查】心电图，动态心电图，活动平板运动试验，必要时心脏冠脉造影检查。

【鉴别诊断】

（1）胃脘痛：胀痛为主，常伴反酸烧心、嗳气或呃逆等症状，局部压痛，持续时间较长，与饮食明显相关。

（2）真心痛：是胸痹进一步发展的严重病证，特点是剧烈而持久的胸骨后疼痛，可伴心悸、喘促、汗出肢冷、面白唇紫、手足青至节、脉微或结代等危重症状。

【治疗】

1. 针灸治疗

主穴：膻中、内关、巨阙、心俞、厥阴俞、郄门、阴郄。

配穴：气滞血瘀配太冲、膈俞、血海；痰浊闭阻者配中脘、丰隆、三阴交；寒凝心脉加灸关元、神阙；心肾两虚配肾俞、太溪（阴虚针刺，阳虚用灸）；心脾两虚配脾俞、足三里。

操作：毫针刺，补虚泻实操作。背俞穴、巨阙注意针刺的方向、角度和深度，以免伤及内脏，其余常规针刺。

2. 推拿治疗

此法可以自己操作进行治疗或请家人帮助进行治疗。

（1）取坐位或者仰卧位，先用双手平推胸部，右手在左侧，左手在右侧，反复操作5～10分钟。

（2）紧接上法，指揉中府、云门、膻中穴，反复操作3～5分钟。重点按揉膻中穴。

（3）患者取俯卧位或坐位，术者以右手食、中、无名指并拢为着力点，重点按揉左侧天宗穴3～5分钟，再按揉心俞、膈俞、肝俞等穴3～5分钟。

（4）用掌根在上述穴位处进行掌根揉3～5分钟。

（5）如果是突然发作时，可先掐揉人中、内关等穴急救。

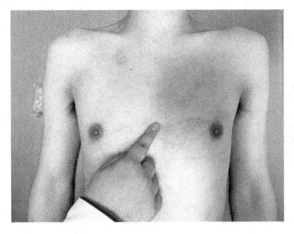

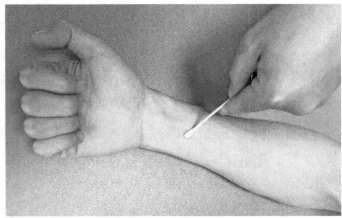

膻中　　　　　　　　　　　　　　　　　　　　　　　　内关

【医嘱和护理】

（1）冠心病患者首先要注意饮食节制，不可暴饮暴食，特别是晚餐，不宜过饱。

（2）保持心情舒畅，情绪不宜过分激动。

（3）保证休息，并适当进行体育锻炼，做些力所能及的有氧运动。

【病例】

患者刘某，男，49岁，2023年5月初诊。胸口闷痛1天。患者因劳累后出现胸口闷痛，伴有轻微呼吸不畅，无胸口、后背刺痛，食纳可，二便调，夜寐一般，舌质淡，苔薄，脉弦。

检查：心电图显示窦性心律不齐。

诊断：胸痹（气滞血瘀）。治宜理气宽胸，通经活络。

处方：针刺治疗。针刺取膻中、内关、巨阙、郄门、阴郄、太冲，留针1小时。治疗3次后症状基本消失。

第十节　失　眠

【概述】 失眠是指各种原因引起的经常不能获得正常睡眠为特征的病证，又称"不寐"。轻者入睡困难或睡眠不深，时寐时醒，醒后不能再眠，严重者甚至通宵不寐。

【病因病机】 中医认为失眠常与情志不调、饮食不节、劳逸失宜、病后体虚等因素有关。病机是阳盛阴衰，阴阳失交。

【临床表现】 主要症状：入睡困难，或寐而易醒，甚则彻夜不眠。

肝火扰心：兼见烦躁易怒，面红目赤，头晕胸闷，舌红苔黄，脉弦数；

痰热内扰：兼见心烦懊侬，胸闷脘痞，口苦痰多，舌红苔黄腻，脉滑数；

心脾两虚：多梦易醒，心悸健忘，头晕目眩，肢倦神疲，舌淡苔白，脉细弱；

心肾不交：兼见手足心热，头晕耳鸣，口干少津，舌红苔少，脉细数；

心胆气虚：兼见胆怯善惊，心悸多恐，舌淡苔薄，脉弦细。

【检查】 多导睡眠图、脑电图检查有助于诊断。

【鉴别诊断】

（1）因一时性情志不舒、生活环境改变，或因饮用浓茶、咖啡和服用药物等引起的一过性失眠，和老年人少寐早醒均不属病态，不需治疗。

（2）诊断失眠症前，需分清楚是躯体疾病或精神疾病所导致的继发性失眠，还是真正的失眠症。

【治疗】

1. 针灸治疗

主穴：神门、内关、安眠、三阴交、照海、申脉。

配穴：肝火扰心配太冲、行间、风池；痰热扰心配丰隆、劳宫、内庭；心脾两虚配心俞、脾俞；心肾不交配心俞、肾俞、太溪；心胆气虚配心俞、胆俞、丘墟。

操作：毫针刺，泻申脉，补照海；背俞穴注意针刺的方向、角度和深度，其余常规针刺。较重者，四神聪可留针过夜。

2. 推拿治疗

此法可以自行操作，一般在临睡前半小时进行为宜。具体如下：

（1）取仰卧位，用双手食、中、无名指尖端按揉印堂、四神聪、安眠穴3～5分钟。

（2）紧接上法，用拇指按揉神门、内关穴1～3分钟。

（3）用拇指按揉足三里、三阴交、申脉穴3～5分钟。

（4）双手掌重叠，掌心在腹部以肚脐为圆心，顺时针进行摩腹3～5分钟。

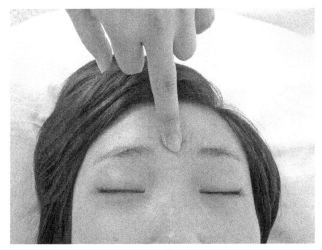

印堂

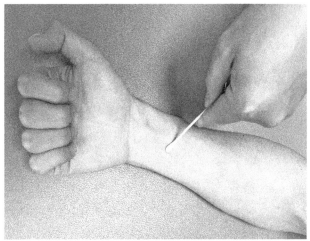

内关

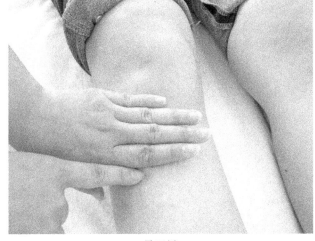

足三里

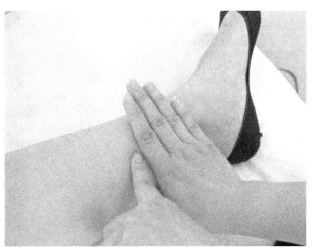

三阴交

【医嘱和护理】

（1）注意消除失眠的诱发因素，对症处理，及时纠正不正确的生活方式和生活习惯。

（2）失眠患者尽量不要服用镇静催眠类西药，以免产生副作用或成瘾。

（3）适当参加一些户外活动和体育锻炼，调节情绪。

【病例】

患者王某，女，45岁，2023年6月初诊。入睡困难1周余。患者因工作压力大，晚上入睡困难，需口服安眠药助眠，甚至彻夜难眠，偶有头晕，手足心热，口干少津，食纳可，小便正常，大便时干时稀。

查体：患者愁苦面容，精神欠佳，上眼睑轻度水肿，舌质红，苔少，脉细数。

诊断：失眠（心肾不交）。治宜宁心安神，补肾养阴。

处方：针灸治疗。针灸取神门、内关、三阴交、照海、申脉、太溪，留针1小时。治疗2次后可以正常入睡，无需安眠药助眠，巩固治疗5次后临床症状基本消失，结束治疗。

附：神经衰弱

【概述】 神经衰弱属中医"不寐""郁证"范畴，是一种功能性疾病。患者大脑功能活动暂时失去平衡，表现为容易兴奋、激动，又易疲劳，情绪波动大，常伴有头痛、注意力涣散、失眠、多梦等症状。

【病因病机】 基本病机是营卫气血运行失常，七情过度，阴阳失调。

【临床表现】 不易入睡，烦躁多梦，神疲乏力，易激动。

【检查】 多导睡眠图有助于诊断。

【治疗】

1. 针灸治疗

主穴：神门、内关、心俞、安眠、三阴交。

配穴：肝郁化火配肝俞、风池、合谷；心肾不交配肾俞、太溪；心脾两虚配脾俞、足三里。

操作：毫针刺，平补平泻法。

2. 推拿治疗

（1）患者先取仰卧位，术者双手五指轻轻按揉患者前额部，并稍稍用力按揉印堂、百会穴3～5分钟。

（2）紧接上法，术者再用两拇指稍用力按揉患者足三里、三阴交、太冲、涌泉穴3～5分钟。

（3）患者取俯卧位，术者用掌根在患者脊柱及脊柱两侧揉，并以多指揉在心俞、膈俞、肝俞、胆俞等穴反复施术3～5分钟。

（4）术者再用拇指指揉法在患者足部的涌泉穴按揉3～5分钟，以引火归元。

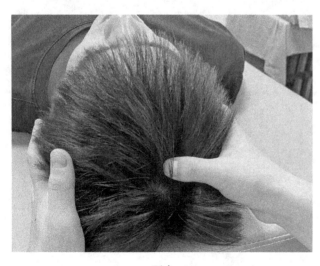

百会　　　　　　　　　　　　　　　涌泉

【医嘱和护理】

（1）对神经衰弱的病人，在自我治疗的同时，可配合心理治疗。俗话说"心病还应心药医"，进行心理疏导，可尽快达到治疗的目的。

（2）神经衰弱的病人，在接受以上疗法的同时，可以晚上临睡前用热水泡脚，每次泡10～20分钟。

（3）应学会调节自己的工作、生活。加强户外运动和体育锻炼，增强体质，调整心态。

第十一节 胃 痛

【概述】胃痛又称胃脘痛，是指上腹胃脘部近心窝处经常发生疼痛为主症的一类病证。

【病因病机】其多由外邪犯胃、饮食伤胃、情志不畅、劳累过度、脾胃虚弱等各种因素引发，基本病机是胃失和降，胃络失养。现代医学认为是由于局部炎症性刺激或自主神经功能失调所致。

【临床表现】主要症状：上腹胃脘部疼痛。常伴胃脘痞闷或胀满，恶心呕吐，食欲缺乏，嗳腐吞酸，嘈杂沥心等。

【检查】电子胃镜、上消化道造影等。

【鉴别诊断】

（1）胁痛：胁部疼痛为主症，伴胸闷太息或发热恶寒，少数伴见嘈杂反酸症状。疼痛部位与胃痛有明显区别。

（2）真心痛：多见于老年人，常有胸痹病史，一般为胸膺部闷痛、刺痛或绞痛，常伴心悸、汗出、肢冷。

【治疗】

1. 针灸治疗

主穴：中脘、足三里、内关、公孙。

配穴：寒邪犯胃配神阙、梁丘、胃俞；饮食伤胃配梁门、建里、下脘、天枢；肝气犯胃配期门、太冲；脾胃虚寒配脾俞、胃俞、神阙、关元；胃阴不足配胃俞、太溪、三阴交；瘀血停胃配膈俞、阿是穴。

操作：期门、背俞穴不可深刺、直刺；其余穴位常规针刺。寒者可神阙、关元用灸法；急性胃痛每天治疗1～2次，疼痛发作时，可远端穴位持续行针1～3分钟，直至疼痛缓解或停止。

2. 推拿治疗

（1）患者通常取仰卧位，术者用右手掌心在患者腹部以肚脐为圆心顺时针摩腹。

（2）用中指在上脘、中脘、建里、下脘穴点揉1～3分钟。

（3）紧接上法，用拇指按揉两侧足三里、三阴交3～5分钟。

（4）患者取俯卧位，术者用多指揉或掌根揉法在脊柱和脊柱两侧反复操作3～5分钟。

（5）胃脘痛若伴有欲呕者，术者可按揉双侧内关穴1～3分钟。

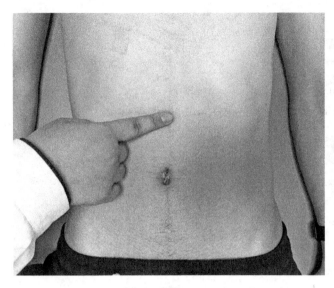
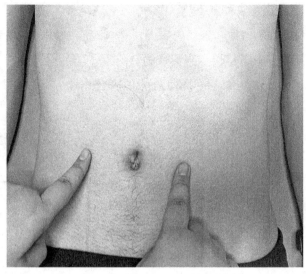

中脘　　　　　　　　　　　　　天枢

【医嘱和护理】

（1）在溃疡出血期或较严重的胃脘痛患者，应在医生的指导下进行系统对症治疗，不可恣意治疗。

（2）胃脘痛若为虚寒型的，可在治疗的同时，配合艾灸或拔火罐治疗。

（3）患者平时还应加强保暖，尤其是腹部、腰部、下肢部。

（4）饮食可多食一些暖性食物，如姜、蒜等，少食寒凉食物，注意饮食规律。

【病例】

患者王某，男，55岁，2023年9月初诊。胃脘疼痛5天余。患者5天前无明显诱因下出现胃脘部疼痛，伴有胃胀，进食后会有缓解，易烦躁，二便尚可，夜寐一般，舌质红，苔黄腻，脉弦数。

检查：电子胃镜显示慢性萎缩性胃炎。

诊断：慢性萎缩性胃炎（胃痛，肝胃不和）。治宜健脾和胃，理气止痛。

处方：针灸治疗。针刺取中脘、足三里、内关、公孙，留针半小时。同时艾灸神阙15分钟。针毕，患者即觉疼痛减半，无胃胀不适，继续治疗5次后症状基本消失。

第十二节　胃下垂

【概述】胃的位置低于正常水平。当患者站立时，其胃小弯在髂嵴连线以下，同时具有腹胀、呃逆、打嗝、腹痛、食欲缺乏、消化不良、便秘等症状，称之为胃下垂。中医学属"胃缓""胃痛""痞满"范畴。患者以女性为多见，身体虚弱者、脑力劳动者、经产妇易患本病。

【病因病机】中医学认为其发生常与禀赋不足、饮食不当、七情内伤、劳累过度、久病体虚等因素有关。

【临床表现】主要症状为腹胀、腹痛、便秘。

轻度患者多无明显症状；中度以上患者表现为不同程度的上腹部饱胀感，食后尤甚；亦可能伴有头痛、失眠、痛经、焦虑、消瘦、乏力等。

【检查】X线钡餐造影检查。

【治疗】

1. 针灸治疗

主穴：百会、中脘、足三里、气海、关元、胃俞。

配穴：痞满、恶心配公孙、内关；嗳气、喜叹息配太冲、期门。

操作：毫针刺，补法为主，可加灸。电针可采用疏密波，强度以患者腹肌出现收缩且能耐受为度，持续刺激 20～30 分钟。

2. 推拿治疗

（1）患者取仰卧位，术者坐于右侧。术者先用右手掌心向上托揉气海、关元、大横、天枢穴 3～5 分钟。

（2）术者用右手中指端贴于剑突下，稍稍用力向上推揉 1～3 分钟。

（3）右手掌心再向上推揉左右下腹部，反复施术 3～5 分钟。

（4）患者取俯卧位，术者取站立位，用右手掌根在患者脊柱上揉推，拇指按揉膈俞、胃俞、肾俞、三焦俞，并用掌根揉尾骶部 3～5 分钟。注意捏脊时要连续不断，在以上提到的俞穴处要向上提捏。

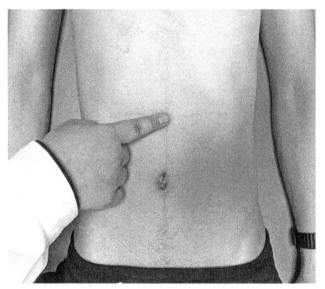
中脘

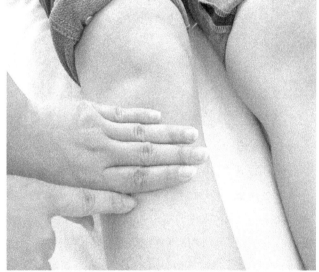
足三里

【医嘱和护理】

（1）治疗胃下垂，各种手法务必采用向上推、向上托，不能向下压。

（2）加强对腹肌的锻炼，食后不要立即站立和行走，最好采用仰卧法。并在臀部垫一枕头，采取头低脚高位。

（3）患者可经常进行腹式呼吸锻炼，还应保持良好的睡眠。

（4）饮食宜少食产气食物，生活规律，心情舒畅，适当锻炼，但饭后不宜剧烈运动。

【病例】

患者梁某某，女，55 岁，因"消化不良 3 年，加重 1 月"于 2022 年 9 月入院治疗。自诉 3 年前无明显诱因下出现消化不良，餐后腹胀，时有腹痛、反酸嗳气，曾在外院诊断为"胃下垂"，西药治疗稍有缓解，效果不理想。1 个月前症状较前加重，经朋友介绍寻求针灸治疗。患者自诉近 3 年体重下降明显，饭后腹胀，心下撑胀，时有胃痛、反酸，气短乏力，睡眠欠佳，小便稍黄，大便偏干，舌质暗红有瘀点，苔薄黄，脉细涩。

查体：患者神志清，精神差，愁苦面容，体形偏瘦，B超提示胃壁黏膜回声改变，考虑浅表性胃炎、胃下垂。

诊断：胃下垂（胃痛，气虚血瘀）。治宜益气健脾，活血化瘀。

处方：针灸推拿治疗＋中药治疗。针灸取百会、中脘、天枢、足三里、内关、公孙，留针30分钟，同时腹部艾灸15分钟。针后继予上述推拿治疗15分钟左右，1次治疗后，患者腹胀痞满明显减轻，嘱坚持配合中药调理（四君子加膈下逐瘀汤）；连续治疗2周，腹胀、胃痛、睡眠均较前改善；继续治疗5次后临床症状基本消失，偶进食较多时有轻微腹胀，结束针灸治疗，嘱继续中药调理。

第十三节　泄　泻

【概述】泄泻又称腹泻，是指大便次数增多，粪质稀溏或完谷不化，甚则泻出如水样为主症的一类病证。

【病因病机】其常因外邪、情志、饮食、脾虚体弱等因素诱发，多反复发作。病机主要是胃肠功能障碍，脾虚湿盛是其关键。

【临床表现】主要症状：排便次数增多，便质清稀，甚如水样或完谷不化。多伴有腹胀、腹痛、肠鸣、纳呆等症状。

【检查】粪常规、大便培养、电解质、肠道内镜、腹部B超或CT有助于明确诊断。

【鉴别诊断】

（1）痢疾：以腹痛、便下赤白脓血、里急后重为特征。两者共同点是大便稀溏，便次增多，伴腹痛、完谷不化，但泄泻发作时便中无脓血，无里急后重感。

（2）霍乱：以上吐下泻并作为特征，起病急，突然腹痛发作，继而吐泻交作，吐出胃内未消化食物、气味酸腐，泻下黄色粪水，可伴恶寒发热，无里急后重。剧烈吐泻后，部分病人会出现皮肤松弛、眼眶凹陷，下肢拘急转筋，精神萎靡，汗出肢冷等危候。

【治疗】

1. 针灸治疗

主穴：大肠俞、神阙、天枢、上巨虚、三阴交。

配穴：寒湿内盛配脾俞、阴陵泉；肠腑湿热配合谷、曲池；食滞胃肠配中脘、梁门、下脘、建里；肝郁气滞加期门、太冲；脾胃虚弱配足三里、脾俞；肾阳虚衰配肾俞、命门；水样便配关元、下巨虚；久泻虚陷配百会；有明显精神心理症状配神门、内关；泻下脓血配曲池、合谷、内庭。

操作：常规针刺。神阙可用灸法，隔姜灸或隔盐灸。急性泄泻每天治疗1～2次。

2. 推拿治疗

（1）患者通常取仰卧位，术者用掌心揉法在患者腹部以肚脐为圆心顺时针轻手法摩腹3～5分钟。

（2）用指揉法在患者神阙、气海、关元穴反复操作3～5分钟。

（3）紧接上法，术者按揉患者足三里、三阴交、涌泉穴3～5分钟。

（4）患者取俯卧位，术者用多指揉法在患者肝俞、脾俞、胃俞、肾俞治疗3～5分钟。

（5）术者在患者腰骶部采用掌根揉，反复操作3～5分钟。

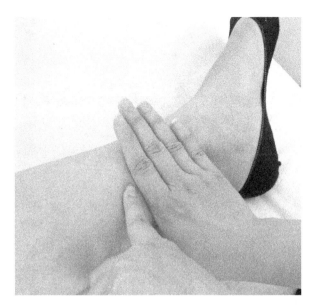
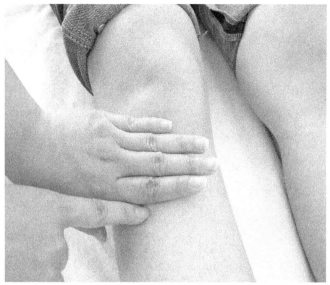

三阴交　　　　　　　　　　　　　　　　　　　足三里

【医嘱和护理】

（1）脾肾阳虚型泄泻，可在自我推拿的同时，配合艾灸或拔火罐，以温补肾阳、脾阳。患者治疗要有信心。长时间坚持保健，疗效较为显著。

（2）可配合食用一些温补的食物以增强和巩固疗效，如牛羊肉、山药等。忌食生冷、辛辣、刺激食物。

【病例】

患者陈某，男，33岁，以"腹泻3天"为主诉于2023年4月初诊。患者3天前饮食不洁后出现腹泻，大便不成形，一日3~4次，腹部胀痛，食纳一般，睡眠正常，舌质红，苔厚腻，脉沉。

检查：腹部无压痛、反跳痛，粪常规未见明显异常。

诊断：腹泻（泄泻，脾虚湿阻）。治宜健脾化湿，通经止痛。

处方：针灸治疗。针灸取中脘、天枢、关元、上巨虚、下巨虚、三阴交，留针30分钟。同时艾灸神阙穴。1次治疗腹痛即明显减轻，治疗3次后症状基本消失。

第十四节　腹　痛

【概述】腹痛是指胃脘以下、耻骨毛际以上部位发生疼痛为主要症状的一类病证。

【病因病机】其发生多与感受外邪、情志、饮食、劳倦体虚等因素有关。主要病机是腹部脏腑气机不利、脉络痹阻或经脉失养。

【临床表现】腹部疼痛为主要临床表现，可表现为全腹痛、脐腹痛、小腹痛、少腹痛等。常伴有饮食、大便异常。

【检查】血、尿、粪常规，血、尿淀粉酶检测，电子肠镜、下消化道造影、腹部B超等有利于明确诊断。

【鉴别诊断】

胃痛：主要是心下上腹胃脘部疼痛，可伴恶心、嗳气等胃病症状；而腹痛部位在胃脘以下、耻骨毛际以上，可伴有腹泻、便秘或尿急等症状。

【治疗】

1. 针灸治疗

主穴：中脘、天枢、关元、足三里。

配穴：寒邪内阻配神阙、公孙；气滞血瘀配太冲、血海；饮食停滞配内庭；湿热壅滞配阴陵泉；脾阳不振配脾俞。

操作：常规针刺，虚补实泻。腹痛发作时，可足三里持续强刺激1～3分钟。

2. 推拿治疗

（1）患者取仰卧位，术者位于其右侧。术者先用右手掌心在患者腹部采用掌揉法，轻柔地以肚脐为圆心顺时针方向反复操作5～10分钟。

（2）用右手四指指腹为着力点，轻轻按揉神阙、天枢、大横、气海、关元、中极穴，反复施术3～5分钟。

（3）患者取仰卧位，术者两拇指稍用力按揉血海、足三里、三阴交穴，反复操作3分钟。

（4）接上法，术者用掌根揉法配合双手掌重叠轻轻按压脊柱，在患者脊柱上自上而下揉推脊柱3～5分钟，并用手掌压脊法沿脊柱上下压脊3～5遍。

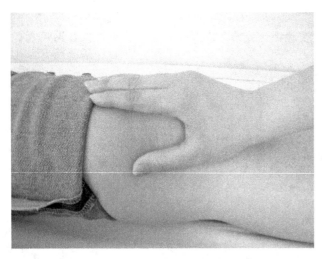

血海

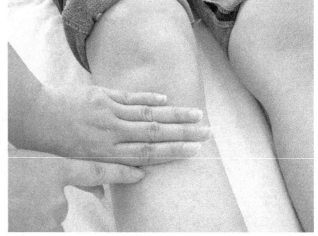

足三里

【医嘱和护理】

（1）寒性腹痛，可在以上治疗的同时配合热敷法在腹部治疗3分钟，以温而治之。可用柔软毛巾包裹热水袋进行操作，不可烫破皮肤。

（2）平时可稍稍多加食用生姜、大蒜之类温中止痛的食物。

（3）经自行治疗以后症状得不到改善者，应立即去医院进一步诊治。

（4）此病患者病程一般比较长久，应注意病情变化与发展，并应注意与他病进行区分，不可漏诊、误诊。

【病例】

患者张某，女，36岁，2023年3月初诊。下腹部疼痛2天。2天前无明显诱因下出现小腹部隐隐作痛，不思饮食，无腹胀腹泻，大便后稍有缓解，夜寐尚可，舌质淡，苔白腻，脉沉缓。

检查：小腹部轻度按压痛，粪常规未见明显异常。

诊断：腹痛（饮食停滞）。治宜消食和胃，理气止痛。

处方：针刺治疗加推拿治疗。针刺取中脘、天枢、关元、足三里、内庭，留针30分钟。取针后，推拿治疗 15 分钟，顺时针掌揉腹部，再按揉神阙、气海、中极等腹部穴位。治疗 3 次后症状基本消失，偶进食过多会嗳气不适，继续巩固治疗 3 次后结束。

第十五节　腹　胀

【概述】腹胀是指以患者自觉腹部胀满为主症的一类病证，可伴有嗳气、纳少矢气等症状，又称"气胀""痞满"。相当于现代医学的胃肠气胀症。

【病因病机】可因湿热蕴结肝胆，寒湿困脾，食积气滞或情志郁结，脾虚不运等所致。主要病机是胃肠升降失常。西医认为是胃肠道不通畅或梗阻，肠中气体不能随胃肠蠕动排出体外，积于胃肠而引起。

【临床表现】主要症状为腹胀，餐后更加明显，部分或全腹疼痛。嗳气、矢气后，腹胀及腹痛减轻。

【鉴别诊断】

（1）鼓胀：腹胀剧烈而腹部明显膨大，重者腹壁青筋暴露。

（2）胃痛：胃痛以疼痛为主，病势多急，压之可痛。

【治疗】

1. 针灸治疗

主穴：中脘、梁门、外陵、足三里。

配穴：湿热蕴结配行间、章门；寒湿困脾配阳陵泉、三阴交；肝郁气滞配太冲、期门；脾虚不运配脾俞、天枢；腹胀日久配阴陵泉、三阴交；矢气恶臭配支沟、天枢。

操作：章门、期门、背俞穴不可深刺、直刺；其余穴位常规针刺。寒者可神阙、关元用灸法；急性腹胀每天治疗 1～2 次。

2. 推拿治疗

（1）患者取仰卧位，术者取坐位于右侧。先用右手掌心或四指揉推胸、腹部，自胸至腹部，腹部可稍用力用掌揉法顺时针揉腹，交替反复操作 3～5 分钟。

（2）紧接上法，再用右手中指按揉两侧大横、天枢穴 3～5 分钟。

（3）患者取俯卧位，术者体位不变。以右手掌根为着力点，稍用力揉推脊柱，自上而下，反复 3～5 分钟。

（4）患者再取仰卧位，术者两拇指同时按揉患者两足三里穴 1～3 分钟。

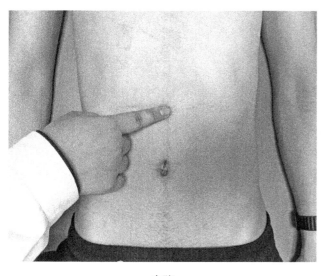

中脘　　　　　　　　　　　　　　　　　　梁门

【医嘱和护理】

(1) 注意饮食，不食生冷、油腻、辛辣、刺激的食物。尽量控制限制摄入难消化和易产生气体的食物，如玉米、土豆、花菜、花生之类食品。

(2) 进餐后可进行一些简单的、轻微的活动，如散步等，保持良好的心情。

(3) 注意胃部保暖，不宜受凉。

(4) 每晚临睡前可用热水浴足10分钟。

【病例】

患者赵某，女，60岁，2023年7月就诊。腹部胀满1月余。患者1个月前无明显诱因下出现腹部胀满不适，进食后更加明显，矢气后稍有缓解，口苦稍有甜腻感，无腹痛腹泻、反酸烧心，食纳一般，小便偏黄，大便正常，夜寐尚可，舌质红，苔黄腻，脉滑数。

检查：腹部无压痛、反跳痛，粪常规未见明显异常。

诊断：腹胀（湿热蕴脾）。治宜理气健脾，清热化湿。

处方：针刺治疗加推拿治疗。针刺取中脘、外陵、梁门、足三里、行间、章门，留针30分钟。取针后，进行15分钟推拿治疗，腹部可用掌揉法稍用力顺时针揉腹。紧接上法，再按揉两侧大横、天枢穴，同时按揉患者两足三里穴。取俯卧位，以右手掌根为着力点，稍用力揉推脊柱，自上而下。治疗2次后症状基本消失，巩固治疗6次结束。

第十六节　嗳　气

【概述】 嗳气是胃中气体上出咽喉发出的声响，其声长而缓，常伴酸腐气味，食后多发，俗称"打饱嗝"。是各种消化道疾病常见症状，与精神压力和不良生活、饮食习惯有关。

【病因病机】 多由感受外邪、饮食不节、情志不和、脾胃虚弱等原因引起胃气上逆所致。主要病机是脾胃不和，胃气上逆。

【临床表现】 本病女性为多见，患者多有焦虑、情绪不稳等情况，常有反复嗳气的习惯。部分患者可出现胸骨后闷胀、胃胀、腹痛、心悸、流泪、流涎等。个别症状较为严重者发作时出现昏厥。

【检查】 胃镜检查等。

【鉴别诊断】

干呕：胃气上逆，发出呕吐之声，属于有声无物的呕吐。

【治疗】

1. 针灸治疗

主穴：中脘、内关、足三里。

配穴：食滞胃肠加内庭、陷谷；肝气犯胃加太冲、期门；脾胃虚弱加脾俞、胃俞。

操作：毫针刺，平补平泻法。内关直刺0.3寸左右，中脘、足三里直刺1寸左右，脾俞、胃俞可用温针法，其余配穴用泻法。

2. 推拿治疗

(1) 患者通常取仰卧位，术者用双手拇指点揉中府、云门、中脘穴3～5分钟。

(2) 紧接上法，再用右手中指指揉天突穴1～3分钟。

（3）体位不变，术者用点揉法在神门、内关、气海、血海穴反复操作3～5分钟。

（4）患者取俯卧位，术者在其脊柱和脊柱两侧用多指揉或掌根揉法，反复操作3～5分钟。

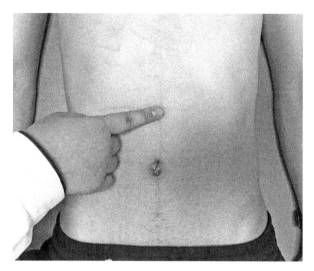
中脘

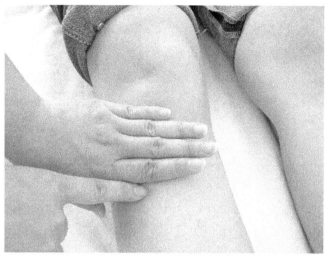
足三里

【医嘱和护理】

（1）食管性嗳气采用自我推拿治疗法，一般1～3次可以缓解和改善症状。

（2）自我治疗3次后不见效者，应进一步进行检查，以确诊其病因。

（3）食管性嗳气一般多与情绪有关，患者应在自我治疗的同时，进行心理调节。

【病例】

患者魏某，女，64岁，以"间断性打嗝数年"为主诉于2020年7月就诊。患者8年前无明显诱因下开始出现间断性打嗝，未予重视，5年前因胆囊切除术后打嗝频率提高，夜间明显，晚上11点睡前1小时打嗝频率加快，声响，气息长，严重影响睡眠，起夜时仍会打嗝，持续数十分钟，时有腹部不适，食纳尚可，大便不畅，小便正常，舌质淡，苔薄白，脉细弱。

检查：上消化道造影未见明显异常，幽门螺杆菌试验阴性，腹部皮温较低，按压略有痞硬感，脐周可触及条索样硬结。

诊断：嗳气（脾胃虚弱）。治宜健脾益气，理气和胃。

处方：针灸加推拿治疗。针刺取中脘、内关、足三里、脾俞、肾俞，留针30分钟，同时配合腹部艾灸。取针后，给予推拿治疗15分钟左右，稍用力顺时针掌揉腹部，再按揉两侧中脘、天枢、内关穴，同时按揉患者两足三里穴，取俯卧位，以右手掌根为着力点，稍用力揉推脊柱，自上而下。治疗2次后，打嗝频率较前略改善，睡眠明显好转，腹部稍有不适，大便通畅；连续治疗1个疗程，患者白天已无打嗝，夜间偶有，睡眠好，二便正常；又巩固治疗1个疗程，临床症状基本消失，饭后偶有打嗝，无其他不适，结束治疗。

第十七节　呃　逆

【概述】呃逆是以喉间呃呃连声、声短而频，不能自制为主症的病证，俗称打嗝。临床偶发者较多见，一般可自愈，比较短暂；重者连声不断，短促频发，可持续数分钟或数小时，甚则昼夜不停，影响进食、睡眠、休息，长达数日或数月、数年，苦不堪言。

【病因病机】其发生主要与外感寒湿之邪、过食生冷、情志不和、正气亏虚有关，基本病机是胃失和降，膈间气机不利，气逆动膈所致。

【临床表现】主要症状：喉间呃呃连声，声音短促，频频发出，不能自制。

【检查】胃镜检查等。

【鉴别诊断】

嗳气：是气从胃中上逆出咽喉发出声响，声音沉长。而呃逆声音短促而急，常发自喉间。

【治疗】

1. 针灸治疗

主穴：内关、膈俞、天突、中脘、膻中。

配穴：胃寒积滞配胃俞、建里；气机郁滞配期门、太冲；脾胃虚寒加灸或温针；胃火上逆配行间、内庭；胃阴不足配胃俞、三阴交。

操作：毫针刺，虚补实泻。严重发作者每天针2次或数次，缓解期隔天治疗1次。

2. 推拿治疗

（1）患者取坐位或俯卧位均可，术者先用拇指按揉内关穴以止呃，用力可稍重。

（2）用拇指按揉两合谷穴1～3分钟。

（3）患者取俯卧位，术者用右手拇指按揉患者膈俞穴1～3分钟。

（4）用多指揉法或掌根揉法在患者肝俞、脾俞、胆俞、胃俞操作，并可以用掌擦法操作3～5分钟。

【医嘱和护理】

（1）呃逆患者在上法治疗后，症状会逐渐改善或消失。如症状得不到改善者，请去医院做钡餐等进一步检查，确诊是否患有其他疾病。

（2）注意胃脘部保暖，避免寒冷刺激造成反复发作。少食辛辣、刺激等食物。

（3）经常患呃逆的人，情绪要稳定，保持良好的心态。饮食宜清淡、易消化而富有营养。

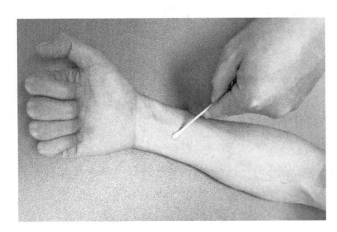

内关

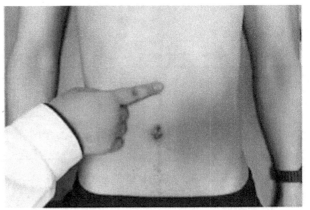

中脘

【病例】

患者张某某，男，47岁，因"间发呃逆4月，加重1周"于2022年3月就诊。4个月前因情志不和，外加酗酒暴饮暴食后出现呃声连连伴反酸嗳气。于外院行胃肠镜检查示慢性糜烂性胃炎Hp（－），中西药口服治疗症状稍有缓解，但效果不理想。近1周呃逆发作，症状加重，口服中药未见明显缓解，连续呃逆 3 天，呃逆声短而促，呃不能止，声音洪亮，20 次/分钟，少神，情绪激动时，呃逆症状加重，呃不能食，夜寐差，舌淡苔薄白，脉弦细。

查体：腹部肌肉紧僵硬滑感，中脘、天枢穴附近按压有压痛。

诊断：顽固性呃逆（呃逆，气机郁滞）。治宜疏肝理气，和胃降逆。

处方：针刺治疗加推拿治疗。针刺取内关、膈俞、中脘、期门、太冲，留针 1 小时，针毕加上述推拿治疗 20 分钟左右。1 次治疗后，患者呃逆次数减少为 14 次/分钟；连续治疗 1 个疗程，患者呃逆较前明显减轻，频率减少为 1 次/5 分钟，腹部无明显压痛；又巩固治疗 1 个疗程，已临床基本痊愈，结束治疗。后电话随访 1 个月未复发。

第十八节　便　秘

【概述】便秘是指以大便秘结不通，便质干燥、坚硬，排便周期或时间延长，或虽有便意但排便困难为主症的一类病证。

【病因病机】中医认为其发生常与外感邪气、情志失调、饮食不节、年老体虚等因素有关。基本病机是大肠传导失常。

【临床表现】主要症状：大便秘结不通，排便艰涩难解。常伴有腹胀、腹痛、头晕、便血等症状。

【检查】大便常规、潜血试验、肛门指诊、电子肠镜、钡灌肠造影等。

【鉴别诊断】

肠结：多急性发病，表现为腹部疼痛拒按，大便完全不通，且无矢气和肠鸣音，严重者甚可吐出粪便。而便秘多是慢性久病，表现是大便干结不通畅，偶有腹胀，恶心呕吐，有矢气和肠鸣音。

【治疗】

1. 针灸治疗

主穴：天枢、支沟、上巨虚、大肠俞、足三里。

配穴：热秘配合谷、腹结、内庭；气秘配太冲、中脘；虚秘配脾俞、气海、关元；冷秘配神阙、关元；便质干结配关元、下巨虚；伴腹胀配气海、中脘。

操作：毫针常规刺。热秘、气秘只针不灸，主用泻法；虚秘、寒秘针灸并用，虚补实泻。

2. 推拿治疗

（1）患者通常先取仰卧位，术者用右手掌根在患者腹部以肚脐为圆心顺时针稍用力推揉其腹部 3～5 分钟。

（2）术者用拇指推揉患者大横、天枢穴，先推揉其右侧穴，后推揉其左侧穴，反复操作 3～5 分钟。

（3）患者取俯卧位，术者用右手掌根在患者脊柱及脊柱两侧自上而下推揉 3～5 分钟。

（4）紧接上法，术者用右手拇指按揉患者支沟、足三里、委中、承山穴 1～3 分钟。

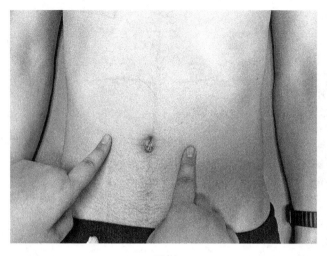

天枢

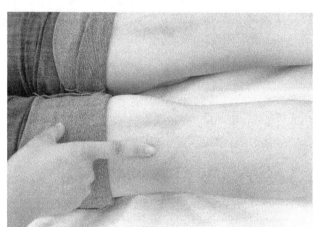

足三里

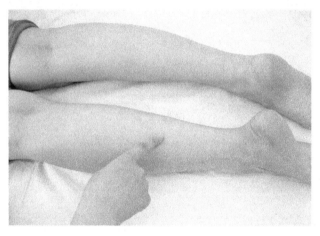

承山

委中

【医嘱和护理】

（1）便秘患者经自行治疗 3～5 次后，症状仍得不到改善者，到医院做进一步检查和治疗。

（2）饮食宜温热、宜消化，少吃辛辣刺激食物，多吃新鲜果蔬，适当多吃山芋、韭菜等粗纤维食物。多饮温、热水。

（3）养成良好排便习惯，生活有规律。

（4）适当加强运动和锻炼，增强体质。

【病例】

患者李某某，女，27 岁，2022 年 9 月就诊。习惯性便秘半年余，加重 6 天。患者半年前无明显诱因下出现便秘，大便干结难以排出，一般 2～3 天大便 1 次，有时 4～5 天 1 次，呈羊屎状，痛苦难耐，近 6 天一直未大便，腹部胀满不适，遂来就诊，症见腹胀腹痛，口干苦，面红，小便短赤，舌红，苔黄干燥，脉滑数。

检查：腹部压痛、无反跳痛。

诊断：习惯性便秘（便秘，胃热肠燥）。治宜泻热导滞，滋阴润肠。

处方：针刺治疗加推拿治疗。针刺取支沟、合谷、复溜、足三里、天枢、上巨虚、内庭，留针 30 分钟。取针后，进行 15 分钟上述推拿治疗。1 次治疗后，患者即有便意，排出少量大便；继续治疗 7 次，大便已通畅；又巩固治疗 5 次后结束。

第十九节　胃肠神经症

【概述】胃肠神经症又称胃肠功能紊乱，主要表现为胃及肠道功能紊乱和分泌功能障碍，多见于青壮年，以女性居多。

【病因病机】中医学认为其发生多与外感邪气、情志失调、饮食不节等因素有关。西医学认为本病以精神因素为主要诱因，以神经失调为病理，以胃的功能紊乱为主要表现。

【临床表现】主要表现为胃肠道症状。如进食后呕吐，吐后又可进食，或上腹部疼痛，早饱、反酸、嗳气、食欲减退、恶心、呕吐、便秘、腹泻等症状。一般多伴有头痛、失眠、精神萎靡、记忆力减退等全身症状。发病大多缓慢，病程可积年累月，呈持续性或反复发作。

【检查】胃肠道 X 线检查、结肠镜检查等。

【治疗】

1. 针灸治疗

主穴：内关、神门、中脘、天枢、胃俞、足三里、太冲。

配穴：脾胃虚弱加脾俞、章门；肝郁气滞配肝俞、期门、章门、行间；肝郁化火配三阴交、太溪；痰气瘀阻配气海、丰隆、公孙、膻中。

操作：背俞穴、章门、期门不可深刺、直刺；其余穴位常规针刺。脾胃虚寒者可神阙用灸法。

2. 推拿治疗

（1）患者取仰卧位，术者坐于右侧，用右手掌心轻轻顺时针摩推腹部 3～5 分钟。

（2）自胸部梳推至胁肋部至腹部，反复施术 3～5 分钟。

（3）用中指点揉膻中、期门、中脘、神阙、气海、关元穴，并用拇指按揉内关、神门、足三里、太冲穴 3～5 分钟。

（4）患者取俯卧位，术者用指揉或掌揉法，在膈俞、脾俞、胃俞、肝俞、胆俞、肾俞等穴反复操作 3～5 分钟。

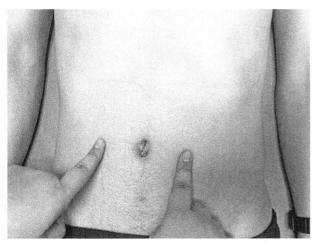

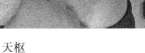

天枢

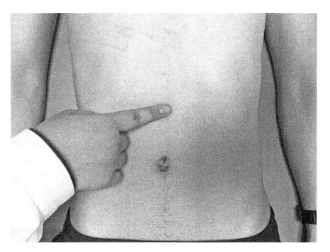

中脘

【医嘱和护理】

（1）此病与情志关系密切，应特别注意保持心情舒畅。

（2）注意饮食宜清淡、易消化而富有营养，禁食辛辣刺激食物。

（3）适当增强户外运动和锻炼，强其身而健其心。

【病例】

患者张某，女，30岁，2022年11月就诊。大便不规律5月余。大便干结，5~7天1次，食欲下降，精神焦虑，舌质淡，苔薄白，脉沉缓。

检查：肠镜检查未见明显异常。

诊断：胃肠神经症（肝郁脾虚）。治宜疏肝解郁，理气和胃。

处方：针刺治疗加推拿治疗。针刺取内关、神门、中脘、天枢、足三里、太冲，留针1小时。取针后，进行15分钟推拿治疗，顺时针摩推腹部，再自胁肋部梳推至腹部，用中指点揉期门、中脘、神阙、气海、关元穴，并用拇指按揉内关、神门、足三里、太冲穴。治疗10次为1个疗程，治疗3个疗程后症状基本消失。

第二十节　溃疡性结肠炎

【概述】本病也称为非特异性溃疡性结肠炎，主要累及直肠、结肠黏膜和黏膜下层，临床以腹痛、腹泻、黏液脓血便、里急后重为主要表现。中医归属于"痢疾""肠澼"范畴。

【病因病机】中医学认为其发病多与脾胃虚弱、感受外邪、饮食不当、情志不和、劳累过度等因素有关。主要病机是脾虚失运，湿热蕴肠。西医学认为病因与自身免疫、遗传、感染、环境、精神等因素有关。

【临床表现】主要症状：反复发作的腹泻、腹痛和黏液脓血便。

轻者每日大便2~4次，重者可达10次以上。腹痛多在左下腹，腹痛后即有便意，排便后腹痛减轻。常伴有里急后重及肛门下坠感，可能还伴有腹胀、食欲减退、恶心呕吐、发热、贫血、关节炎等症状。

【检查】血常规、C反应蛋白、肝肾功能、血沉、电解质、粪常规、钡灌肠检查、电子结肠镜检查等。

【鉴别诊断】

肠结核：多有肠外结核病史或临床表现，部分患者有低热、盗汗、消瘦、乏力、食欲降低等结核中毒症状，以右下腹痛多见，常腹泻与便秘交替出现，腹部CT、内镜检查或结核菌素阳性可诊断鉴别。

【治疗】

1. 针灸治疗

主穴：中脘、天枢、胃俞、足三里、上巨虚。

配穴：脾胃虚寒配脾俞、神阙、关元；气滞湿阻配阴陵泉、行间、期门；湿热郁结配合谷、内庭；血瘀肠络配太冲、阳陵泉、委中。

操作：毫针刺，虚补实泻。

2. 推拿治疗

（1）患者取仰卧位，术者坐于右侧，先用手指掌心紧贴于腹部，以肚脐为圆心顺时针轻柔摩腹，反复操作3~5分钟。

（2）用右手拇指、食指、中指指腹为着力点，轻柔按揉大横、天枢、中脘、下脘、神阙、气海、关元穴3~5分钟。

（3）术者双手拇指稍稍用力按揉患者血海、足三里、上巨虚、三阴交等穴 3～5 分钟。

（4）患者取俯卧位，术者体位不变。术者先用十指指尖端为着力点，在脊柱或脊柱两侧操作，后用掌根揉法施术，3～5 分钟。

（5）用抹脊法、捏脊法操作 3～5 分钟。

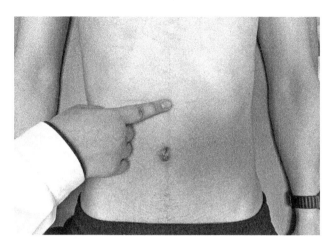
中脘

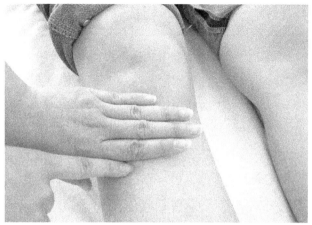
足三里

【医嘱和护理】

（1）溃疡性结肠炎需要按疗程进行自我推拿治疗，一般 5～10 次为 1 个疗程。坚持就会有疗效。

（2）饮食应遵循量少质好、少食多餐，少吃油炸、甜腻、生冷之物，少吃刺激性食物。

（3）以清淡易消化且富有营养食物为主，少食粗纤维、多渣滓食物。

（4）要保持良好的心态，保证有规律的饮食和生活习惯。

【病例】

患者张某，女，30 岁，2022 年 11 月就诊。右下腹痛，伴大便不规律 5 月余。患者 5 个月来时常腹痛，寒冷天气明显，大便多稀溏时有脓血，有时又干结排出不畅，5～7 天 1 次，食欲下降，精神焦虑，舌质淡红边有齿痕，苔薄白稍腻，脉沉缓。

检查：肠镜检查提示溃疡性结肠炎。患者体型偏瘦，面色黄，触诊腹部平软，右下腹有压痛。

诊断：溃疡性结肠炎（肠澼，脾胃虚寒）。治宜健脾益胃，散寒止痛。

处方：针灸治疗加推拿治疗。针灸取中脘、天枢、胃俞、足三里、大横、关元，留针 30 分钟，同时配合腹部艾灸 15 分钟。取针后，进行 15 分钟上述推拿治疗。治疗 2 次后，患者腹痛明显减轻，自觉腹部轻松；7 次为 1 个疗程，治疗 1 个疗程后，大便规律，1～2 天 1 次，食欲明显好转；治疗 3 个疗程后临床症状基本消失。

第二十一节　痹　证

【概述】 痹证是由于风、寒、湿、热等外邪侵袭人体，闭阻经络，气血运行不畅所导致，以肌肉、筋骨、关节发生酸痛、麻木、重着、屈伸不利，甚或关节肿胀灼热等为主要临床表现。

【病因病机】 本病常与外感风、寒、湿、热等邪气及人体正气不足等因素有关，本病病位在肉、筋、骨。外邪侵入机体，痹阻关节肌肉经络，气血运行不畅，则导致痹证。根据病邪偏胜和症状特点，可分为行痹（风痹）、痛痹（寒痹）、着痹（湿痹）等，痹证以实证多见。

【临床表现】

以肌肉、筋骨、关节发生酸痛、麻木、重着、屈伸不利，甚或关节肿胀灼热等为主要临床表现。常与过度劳累、气候寒凉、居处潮湿等有关。

关节、肌肉疼痛，屈伸不利，疼痛呈游走性，多见于上肢关节，初起可见恶风、发热等表证，苔薄白，脉浮或浮滑，为行痹；关节、肌肉疼痛，遇寒则剧，得热痛减，关节拘紧屈伸不利，痛处固定且怕冷，舌质淡，苔薄白，脉弦紧，为痛痹；关节、肌肉疼痛酸楚，重着麻木，肿胀明显，关节活动受限，逢阴雨天发作或加重，多见于下肢关节，舌质淡，苔白腻，脉濡缓，为着痹；关节、肌肉疼痛呈游走性，局部灼热红肿，痛不可触，得冷则舒，关节活动不利，可见皮下结节或红斑，伴有发热、恶风、口渴烦躁，舌质红，苔黄或黄腻，脉滑数或浮数，为风湿热痹证；痹证日久，关节、肌肉疼痛如刺，固定不移，或关节紫暗、肿胀，肌肤顽麻或重着，或关节僵硬，有硬结、瘀斑，面色暗黑，眼睑水肿，或胸闷多痰，舌质紫黯或有瘀斑、瘀点，苔白腻，脉弦涩或弦滑，为痰瘀痹阻证；痹证日久不愈，关节、肌肉疼痛，屈伸不利，或变形，形体消瘦，腰膝酸软，或畏寒肢冷，阳痿遗精，或骨蒸劳热，心烦口渴，舌质淡红，苔薄白或少津，脉沉细弱或细数为肝肾两虚证。

【检查】

抗溶血性链球菌"O"、红细胞沉降率、C反应蛋白、血清免疫球蛋白、血 HLA－B27、类风湿因子、血清抗核抗体、血清蛋白电泳、血尿酸盐等实验室检查，有助于西医相关疾病的诊断与鉴别诊断。病变相关部位的骨关节 X 线和 CT 等影像学检查，有助本病的诊断及对骨关节损伤情况的判断。

【治疗】

针灸推拿治疗。

1. 毫针法

（1）**常用穴位**：局部经穴、阿是穴。

（2）**配穴**：行痹者，加膈俞、血海；痛痹者，加肾俞、关元；着痹者，加阴陵泉、足三里；热痹者，加大椎、曲池；痰瘀痹阻者，加公孙；肝肾两虚者，加肝俞、肾俞；痛风性关节炎者，加大横、三焦俞；类风湿性关节炎者，加膈俞、胆俞；膝骨性关节炎者，加心俞、胆俞。肩部疼痛者，加肩髃、肩贞、臑俞；肘部疼痛者，加尺泽、少海；腕部疼痛者，加阳池、外关、阳溪、腕骨；脊背疼痛者，加大杼、身柱、腰阳关、夹脊；髀部疼痛者，加环跳、居髎、秩边、髀关；膝部疼痛者，加血海、梁丘、膝眼；踝部疼痛者，加申脉、照海、昆仑。

（3）**操作**：毫针泻法或平补平泻，痛痹、着痹者加灸法。大椎、曲池可点刺放血，局部腧穴可加拔罐法。

2. 梅花针法

（1）**常用穴位**：阿是穴。

（2）**操作**：中、重度叩刺，使局部潮红或少量出血。

3. 拔罐法

（1）**常用穴位**：阿是穴。

（2）**操作**：行闪罐法拔至皮肤潮红；或用留罐法，每次留罐 10 分钟，隔日治疗 1 次。

4. 穴位注射法

（1）**常用穴位**：局部经穴、阿是穴。

（2）**操作方法**：用 1‰ 的利多卡因、维生素 B_{12} 注射液或当归注射液等，每穴注射 0.5～1.0 毫升，每日或隔日 1 次。适用于顽固性疼痛。

5．推拿法

（1）**常用穴位**：病变关节周围腧穴、肩井、肺俞、膏肓、肾俞、大肠俞、合谷、环跳、气海、关元、风市、曲池、阴陵泉、阳陵泉、鹤顶、昆仑、小肠俞。

（2）**配穴**：阿是穴。

（3）**操作**：在病变关节周围用拿法治疗 10 分钟左右，配合该关节的被动活动。

病变关节较大者，用搓法治疗；病变关节较小者则用一指禅推法、指按揉法或捻法治疗，时间为 10 分钟左右。

指按病变关节周围穴位，用力以酸胀为度，重按阿是穴，以患者能够忍受为度，时间约 5 分钟。

病变关节活动受限者，用摇法施于该关节。在病变关节周围用擦法治疗，透热为度。最后用抖法结束治疗。

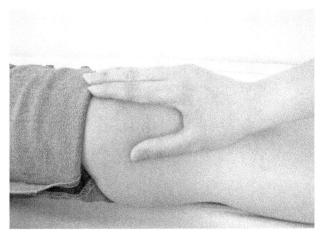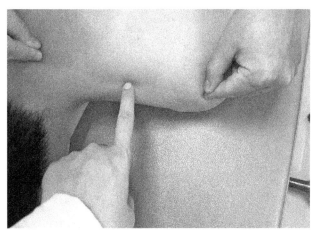

血海　　　　　　　　　　　　　　　　　　　　　肩井

【**医嘱和护理**】

（1）平时多饮水，节制烟酒，少喝浓茶、咖啡等饮料；日常饮食不吃动物内脏和浓汤，少吃肉类、虾蟹、豆类、坚果类、菌类等食物；避免饥饱失常，劳逸结合；适当锻炼、减肥；注意少用影响尿酸排泄药物如青霉素、四环素、利尿药、阿司匹林、维生素 B_1、维生素 B_2 等。

（2）应注意关节功能活动锻炼，防止肌肉萎缩和关节强直；加强营养，饮食富含蛋白及维生素；多晒太阳，避免潮湿；适当应用中药外洗、推拿、功能锻炼等。避免关节过度负重、受凉、过劳、久站、久坐，适当休息；主动加强股四头肌锻炼，改善肌力；适当减轻体重，以减轻膝关节负担。

【**病例**】

患者魏某，女，73 岁，2023 年 10 月就诊。两膝关节痛 2 月余。患者 2 个月前涉凉水后出现两膝关节疼痛，屈伸不利，行动不便，走路时疼痛，遇寒加剧，得热痛减，舌质淡，苔薄白，脉弦紧。

检查：双膝关节 CT 显示膝关节退行性变、膝关节骨性关节炎。

诊断：膝骨性关节炎（痹证，痛痹）。治宜祛风散寒，通络止痛。

处方：针灸治疗加推拿治疗。针灸取血海、梁丘、膝眼、足三里、阴陵泉、阳陵泉，留针 1 小时。取针后，进行推拿治疗 15 分钟，先用搓法，再重按阿是穴，以患者能够忍受为度，再用擦法治疗膝关节周围，透热为度，最后抖膝关节。1 次治疗后患者膝关节疼痛即减轻，治疗 9 次后症状基本消失，又巩固治疗6次结束。

第二十二节　癃　闭

【概述】癃闭是指以排尿困难、小便量少、点滴而出，甚至闭塞不通为主症的一种病证。

【病因病机】其发生多与外邪侵袭、情志不畅、久病体虚、瘀浊内停、饮食不节有关。基本病机是肾、膀胱气化不利，尿液的生成或排泄障碍。

【临床表现】主要症状：排尿困难，小便点滴而出或闭塞不通，常伴有腹部胀满；病情严重时可见头晕、心悸、气喘、恶心呕吐、水肿甚至昏迷等危证。

【检查】尿常规、腹部B超或X线等检查。

【鉴别诊断】

淋证：小便频数短涩，滴沥刺痛，欲出未尽，而每日排尿量正常。

【治疗】

1. 针灸治疗

主穴：关元、中极、三阴交、阴陵泉、膀胱俞、秩边。

配穴：膀胱湿热配行间、委中；肝郁气滞配蠡沟、太冲；瘀血阻滞配膈俞、血海；脾气虚弱配脾俞、足三里；肾阳亏虚配肾俞、命门。

操作：针刺关元、中极前，嘱患者排空膀胱，向下斜刺或透刺使针感能到达会阴部并引起小腹收缩、抽动为佳；其余穴位常规针刺。

2. 推拿治疗

此法可进行自我治疗操作。

（1）患者通常取仰卧位，术者先用掌揉法自神阙（肚脐）向气海、关元、中极反复操作3～5分钟。

（2）紧接上法，术者用拇指按揉法，按揉阴陵泉、三阴交、涌泉穴3～5分钟。

（3）患者取俯卧位，术者用右手拇指按揉患者肾俞、肝俞、脾俞、八髎、三焦俞等3～5分钟。

（4）用掌心快速擦揉患者两侧腰骶部和尾骶部，至局部皮肤温热为度。

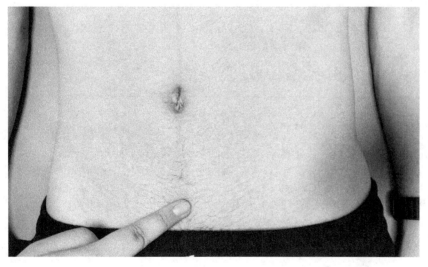

关元　　　　　　　　　　　　　　　　　三阴交

【医嘱和护理】

（1）癃闭主要的症状为排尿困难，临床中通常分为梗阻类和非梗阻类。应首先确诊有无器质性病变。

（2）如果经过以上治疗后症状明显改善，可继续进行。若经过治疗后没有得到明显改善，应去医院就诊。

（3）在自我治疗的同时，应配合医生做进一步对症治疗。

（4）避免久坐。养成良好的、有规律的生活习惯，尤其是排尿习惯。

【病例】

患者程某，男，55岁，2022年12月就诊。小便困难1周。小便难解，点滴而出，量少，伴有小腹部发胀，食纳一般，疲惫乏力，舌质淡边有齿痕，苔白，脉沉缓。

检查：尿常规未见明显异常，腹部B超可见前列腺增生。

诊断：癃闭（脾气虚弱）。治宜健脾益气，温阳利水。

处方：针刺治疗。针刺取关元、中极、曲骨、横骨、三阴交、足三里、阴陵泉，针刺关元、中极、曲骨、横骨前，嘱患者排空膀胱，向下斜刺或透刺使针感能到达会阴部并引起小腹收缩、抽动为佳，留针30分钟。针后患者即有便意，排出中等尿液，共治疗6次，小便恢复正常，顺畅无不适。

第二十三节　郁　证

【概述】郁证是以心情低落、思绪不宁、胸闷胁胀，或易怒易哭，或咽部如有异物哽塞感为主症的一类病证。

【病因病机】病因多与情志不畅、饮食不节、思虑过度等有关。病机早期以肝郁气滞为主；气郁日久可化火，使血瘀痰阻，最终损及诸脏。

【临床表现】主要症状：情绪低沉、精神不振、心神不宁、易哭易怒。

肝气郁结：兼见胸闷胁胀，善太息，或脘痞，嗳气频作，舌淡，苔薄，脉弦。

气郁化火：伴急躁易怒，口干而苦，头痛目赤，或嘈杂吞酸、便秘尿黄，舌红苔黄，脉弦数。

痰气郁结（梅核气）：咽中如有物哽，吞之不下，咳之不出，苔白腻，脉弦滑。

心神失养：心神不宁，多疑易惊，悲忧善哭，喜怒无常，失眠，舌淡，苔薄，脉弦细。

心脾两虚：苦思多虑，心悸胆怯，头晕神疲，失眠健忘，面色萎黄，纳差易汗，舌淡，脉细。

阴虚火旺：病久伴虚烦少寐，烦躁易怒，头晕心悸，盗汗颧红，手足心热，舌红，苔薄，脉弦细。

【检查】抑郁等量表检测、食管X线、头颅CT或内镜检查有助于诊断及鉴别诊断。

【鉴别诊断】

（1）噎膈：以吞咽困难为主，其程度日渐加重，且哽塞感主要在胸骨后部，食管检查可发现异常。郁证咽部有异物感但进食无阻塞，不影响吞咽。

（2）虚火喉痹：自觉咽部异物感，伴咽干咽痒、灼热感等。咽部症状与情绪变化无关，但感冒、劳累、嗜食辛辣、嗜好烟酒会加剧。

【治疗】

1. 针灸治疗

主穴：神门、内关、期门、心俞、太冲、膻中。

配穴：肝气郁结加章门、肝俞；气郁化火加行间、侠溪、支沟；痰气郁结加列缺、照海、丰隆；心神失养加少海；心脾两虚加脾俞、通里；阴虚火旺加太溪、肾俞。

操作：毫针刺，按虚补实泻操作。穴位常规消毒后，以1寸毫针，神门直刺0.3～0.5寸，内关、太冲直刺0.5～0.8寸，期门顺肋间隙斜刺或平刺0.5～0.8寸，心俞斜刺0.5～0.8寸，膻中平刺或斜刺0.3～0.5寸。配穴列缺、肝俞、脾俞、肾俞斜刺，其余均可直刺。阴虚火旺型只针不灸；心脾两虚型针灸并用。

2. 推拿治疗

（1）患者通常取仰卧位，术者先用中指轻轻按揉其膻中穴1～3分钟。

（2）紧接上法，术者用按揉法按揉患者章门、期门穴3～5分钟。

（3）接上法，采用循经取穴按揉法在阳陵泉、足临泣、太冲等穴反复操作3～5分钟。

（4）患者取俯卧位，术者按揉其膈俞、肝俞、胆俞3～5分钟，用力由轻渐重。

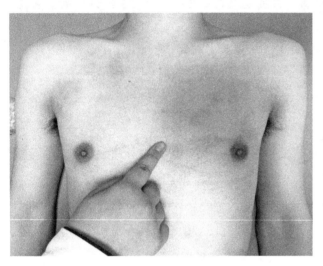

膻中

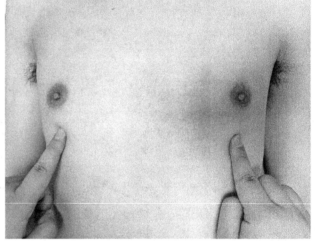

期门

【医嘱和护理】

（1）郁证多因心情不舒所致，在自我保健治疗的同时可配合心理疗法，进行自我和外界疏导。

（2）保持良好的心态，正确处事，合理对待和面对生活。

【病例】

患者吴某，女，33岁，2022年2月初诊。情绪低落1月余。患者1个月前家中变故后情绪低落，易怒易哭，不能自已，食欲不佳，伴有轻微胸闷，经常叹息，夜寐欠佳，舌质淡，苔薄，脉弦。

检查：各项检查未见明显异常。

诊断：郁证（肝气郁结）。治宜疏肝解郁，理气止痛。

处方：针刺治疗加心理疏导。针刺取神门、内关、期门、太冲、章门，留针1小时。针刺同时给予患者心理疏导，治疗10次为1个疗程，治疗3个疗程后临床症状基本消失。

第二十四节 消 渴

【概述】消渴是以口渴多饮、易饥多食、小便频多及形体消瘦或尿有甜味为主要特征的病症。西医学的糖尿病等属本病范畴。后期常兼有痈疽、雀目、肢体麻木等并发症。根据患者症状、病变轻重程度不同，分为上、中、下三消，上消属肺燥，中消属胃热，下消属肾虚，亦可肺燥、胃热、肾虚同时存在。

【病因病机】中医学认为其发生常与禀赋不足、饮食不调、情志不畅、劳欲过度等因素有关。病机主要是阴虚燥热，津液不足。

【临床表现】主要症状：多饮、多食、多尿，形体消瘦，或尿浊、尿有甜味。

【检查】血糖、糖化血红蛋白、尿常规，必要时查空腹胰岛素/C肽、肾功能等。

【鉴别诊断】

（1）瘿病：以情绪激动、多食易饥、形体日渐消瘦、心悸、眼突、颈部一侧或两侧肿大为特征。无消渴病之多饮、多尿、尿甜症状。

（2）尿崩症：主要临床特征是多尿，相继引起多饮和烦渴，每日尿量和饮水量多在5升以上。

【治疗】

1. 针灸治疗

主穴：胃脘下俞、肺俞、胃俞、肾俞、三阴交。

配穴：肺热津伤之上消，配太渊、少府、列缺；胃热炽盛之中消，配曲池、内庭；肾阴亏虚之下消，配太溪、关元、复溜；阴阳两虚配关元、命门；上肢麻木疼痛者配肩髃、曲池、合谷；下肢麻木疼痛者配风市、阳陵泉、解溪；视物模糊者配攒竹、太冲、光明。

操作：毫针刺，平补平泻或补法；背俞穴注意针刺的方向、角度和深度，其余常规针刺。阴阳两虚者，可配合灸法。

2. 推拿治疗

（1）患者取仰卧位，术者先用右手掌心在患者腹部轻柔地顺时针进行摩腹。

（2）接上法，用右手拇指点揉上脘、中脘、下脘、天枢穴3～5分钟。

（3）紧接上法，点揉足三里、三阴交、涌泉穴3～5分钟。

（4）患者取俯卧位，术者用右手拇指螺纹面点揉肺俞、胰俞、脾俞、胃俞、三焦俞3～5分钟。

（5）术者用双手多指揉法或掌根揉法在脊柱或脊柱两侧反复操作3～5分钟。

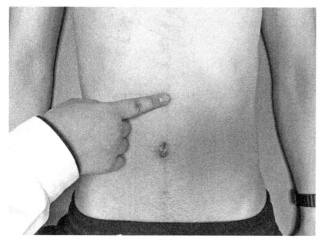

中脘

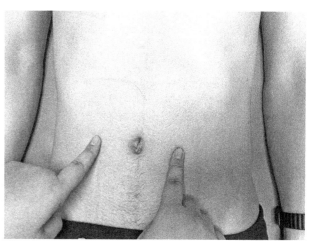

天枢

【医嘱和护理】

（1）糖尿病属中医的消渴病，不论为何型，都应注意控制饮食，特别晚餐进食要定量，并且注意少食稀饭。

（2）糖尿病的自我推拿疗法要树立信心，坚持治疗。注意治疗时不能弄破皮肤。

（3）病情较重者，应在服药为主的同时进行自我治疗的辅助配合，同时密切注意血糖、尿糖和临床症状的变化。

【病例】

患者李某，男，56岁，2022年6月初诊。形体消瘦，多饮、多食、多尿1月余。患者1个月前无明显诱因下出现体重减轻，口干口渴，多饮多食，小便多，有泡沫，大便正常，睡眠一般，时有疲惫感，舌质红有裂纹，苔薄，脉细数。

检查：空腹血糖10.1 mmol/L，糖化血红蛋白6.6％。

诊断：糖尿病（消渴，气阴两虚）。

处方：针刺治疗加推拿治疗。针刺取胃脘下俞、肺俞、胃俞、肾俞、气海、关元、足三里、三阴交，留针半小时。针后，给予上述推拿治疗15分钟左右。2次治疗后患者血糖有所下降，继续治疗，10次为1个疗程，治疗3个疗程后临床症状减轻，血糖稳定。

第二十五节　消　瘦

【概述】消瘦是指体重明显下降，较标准体重减少10％以上，且非继发于其他疾病的体重下降，可伴有乏力、头晕耳鸣等。

【病因病机】中医学认为形体消瘦多因脾失去正常的运化功能，肝气郁结、肾气亏虚所造成。现代医学认为消瘦与消化不良、营养不良及遗传因素有关。

【检查】血常规＋C反应蛋白、肝肾功能、甲状腺功能、腹部超声等明确病因并排除其他疾病。

【治疗】治疗时应以健脾益胃、滋补肝肾等为原则进行。

1. 针灸治疗

主穴：中脘、天枢、气海、脾俞、肾俞、足三里。

配穴：口干渴多饮加胃脘下俞，食欲亢进加照海，小便频数加命门。

操作：毫针刺，均用补法，中等刺激，留针30分钟。留针同时可配合艾灸。

2. 推拿治疗

形体过于消瘦不但影响健康，而且影响形象。无器质性疾病的消瘦，可采取自我保健推拿疗法。具体如下：

（1）患者取仰卧位，术者用右手掌以肚脐为圆心顺时针摩推腹部。先从上腹部向中腹部，再向下腹部，反复操作3～5分钟。

（2）用手指点揉气海、关元穴，反复操作1～3分钟。

（3）用拇指稍用力按揉足三里、三阴交穴1～3分钟。

（4）患者取俯卧位，术者用双手多指揉或掌根揉法，在脊柱或脊柱两侧自上而下或自下而上，反复操作3～5分钟。

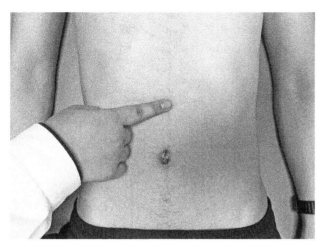

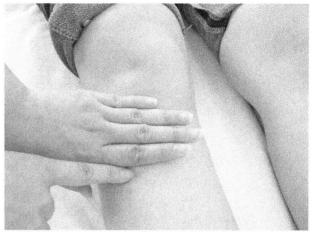

中脘 足三里

【医嘱和护理】

（1）消瘦是临床许多器质性疾病的表现，应首先明确诊断。

（2）在确定为无器质性疾病的消瘦后，可采用自我保健推拿疗法，要坚持治疗和树立信心。

（3）消瘦患者除采用以上疗法外，还要注意饮食保健。饮食要科学、合理而多样化，多吃些富有营养的食物和易消化、易吸收的食物。

【病例】

患者刘某某，女，24 岁，1997 年 3 月 16 日初诊。患者身高 169 cm，体重 45.8 kg，形体消瘦。自述整日无精打采，四肢发凉，不思饮食。针刺取中脘、天枢、关元、足三里、上巨虚、下巨虚、三阴交，用 30 号 2 寸毫针直刺，行提插捻转补法，力求针感上行入腹为佳，留针 30 分钟，同时配合腹部艾灸，以局部皮肤红润为度。经 1 个疗程增重 1 kg，第 2 疗程增重 2 kg，第 3 疗程增重 1.5 kg。患者经过 3 个疗程的治疗，随访半年体重皆在 51～55 kg。（摘自《中国针灸》）

第二十六节 阳 痿

【概述】阳痿是指男子未到性功能衰退年龄而性交时阴茎痿弱不起，临房不举、举而不坚或坚而不久的影响性生活的一种病证。

【病因病机】其发生常与手淫太过、房劳过度、情志失调、饮食不节、惊吓紧张、久病体虚等因素有关。基本病机是脏腑受损、精血不足或邪气郁滞、宗筋失养。

【临床表现】主要表现：性交时阴茎痿弱不起，临房不举，或举而不坚，时间短暂，不能进行正常性生活。

常伴有性欲下降、神疲乏力、形寒肢冷、腰酸肢软、夜寐不安、头晕耳鸣、小便不畅等。

【检查】尿常规、血脂、血糖、前列腺液检查、睾酮、促性腺激素、夜间阴茎勃起试验、阴茎动脉测压、多普勒超声等。

【鉴别诊断】

早泄：是同房时阴茎能勃起，但过早射精，射精后阴茎痿软的病证。而阳痿是指欲性交时阴茎痿弱不起，举而不坚，或坚而不久，不能进行正常性生活的病证。阳痿病情重于早泄，早泄日久会导致阳痿。

【治疗】

1. 针灸治疗

主穴：关元、肾俞、太溪、三阴交。

配穴：肝郁气滞者配太冲、内关、膻中、丘墟；湿热下注者配曲骨、阴陵泉；肾阳不足配命门；心脾两虚配心俞、脾俞、足三里；惊恐伤肾配志室、胆俞；腰膝酸软配命门、阳陵泉；失眠多梦配内关、神门、心俞。

操作：毫针平补平泻，虚证可加用灸法；针刺关元针尖斜向下刺，使针感向前阴放射为佳。

2. 推拿治疗

（1）患者通常取仰卧位，术者先用掌根揉法在其腹部，自神阙向下推揉至气海、关元、中极穴 3～5 分钟。

（2）用中指端按揉法在患者中极穴反复操作 3～5 分钟，用力要轻柔。

（3）术者用双手拇指按揉患者血海、阳陵泉、足三里、三阴交、涌泉穴，反复操作 3～5 分钟。

（4）患者取俯卧位，术者用掌根揉法，在其两侧腰骶部和八髎穴反复掌揉 3～5 分钟。

若为自我治疗，可取坐位，双手掌心搓热后，再稍用力擦揉两侧腰骶部至局部皮肤微烫为度。

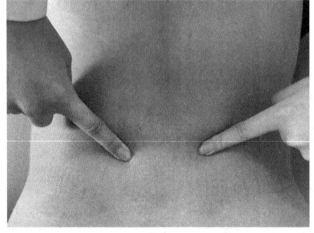
肾俞

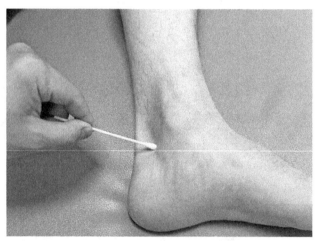
太溪

【医嘱和护理】

（1）在做自我治疗的同时，可在小腹部和腰骶部配合热敷治疗。

（2）在自我治疗之前，建议去医院检查以明确病因及诊断。

（3）自我治疗此病应按疗程进行，不可操之过急。

（4）应适当加强营养，加强体育锻炼，增强体质，工作、生活规律。

（5）防治此病，还应排除心理障碍。得到家人的理解和支持，共同治疗，效果会事半功倍。

【病例】

患者张某，男，50 岁，因"阳痿伴尿频尿急半月余"于 2020 年 9 月初诊。半月前因劳累出现阳痿，伴尿频尿急，小腹部胀痛、怕冷，曾于外院西药治疗效果欠佳，遂来我科就诊。刻下：神志清楚，精神一般，阳痿，小便不能控制，时有涩痛，自觉腰背酸痛，四肢乏力，头晕。舌质淡红，苔薄白，脉细弱。

诊断：阳痿（气虚血瘀，脾肾阳虚）。治宜温阳散寒，益气活血。

处方：针灸加推拿治疗。针灸取关元、中极、肾俞、命门、八髎、足三里、三阴交、阴陵泉，取主要穴位 4 个加艾条灸，留针半小时，针后腰酸明显缓解，继予上述推拿治疗 15 分钟。1 次治疗后，患者小便稍能控制；1 个疗程后，阳痿较前好转；4 个疗程后，已临床痊愈，自觉精力充沛。

第二十七节　遗　精

【概述】不因性生活而精液频繁自遗的病证，称为遗精，又称失精。

【病因病机】其发生常与情志失调、劳伤过度、沉溺房事、饮食不节等因素有关。基本病机是肾失封藏，精关不固。

【临床表现】主要症状：频繁遗精，每周 2 次以上，或一日数次，在梦中发生遗泄或清醒时精自滑出。伴见少寐多梦、心中烦热、头目眩晕、神倦乏力、精神不振、心悸怔忡、腰膝酸软等。

【检查】体检有无包茎、包皮过长，直肠指诊、前列腺液常规检查、前列腺和精囊 B 超等检查有助于诊断。

【鉴别诊断】

（1）早泄：是性交时精液过早泄出而影响正常性生活，而遗精是在无性生活时精液频繁遗泄。

（2）精浊：指大便或排尿终末时，尿道口有米泔样或糊状分泌物溢出，并伴茎中痒痛，甚如刀刻、火灼。

【治疗】

1. 针灸治疗

主穴：关元、三阴交、志室、肾俞。

配穴：心肾不交配心俞、太溪、神门；湿热下注配中极、阴陵泉；心脾两虚配心俞、脾俞；肾虚不固配气海、命门、太溪。

操作：毫针刺，虚补实泻。

2. 推拿治疗

此法可进行自我治疗操作。

（1）患者取仰卧位，术者先用手掌心在患者下腹部进行掌揉，并按揉神阙、气海、关元、中极穴 3～5 分钟。

（2）术者用按揉法，按揉患者血海、阳陵泉、三阴交穴 3～5 分钟。

（3）紧接上法，术者用按揉法，按揉患者涌泉穴 3～5 分钟。

（4）患者取俯卧位，术者用掌根揉法在患者脊柱及脊柱两侧，反复掌揉，并按揉患者心俞、膈俞、肝俞、胆俞、三焦俞等穴 3～5 分钟。

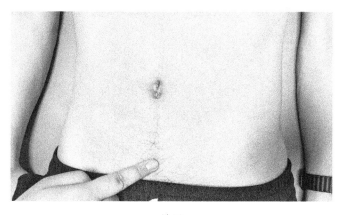

关元

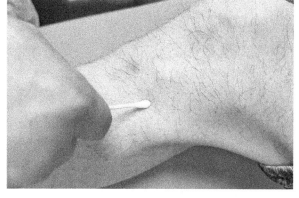

阳陵泉

【医嘱和护理】

(1) 注意精神调节，排除杂念，多看些有益健康的书籍。

(2) 注意劳逸结合、起居规律，加强体育锻炼。

(3) 自我治疗一般 3～5 次即可有效，但需要坚持。

(4) 正常成年男性偶尔出现，属正常生理现象。若长时间或较为严重者，应积极进行对症治疗。

【病例】

患者易某某，男，31 岁，工人，因"反复遗精 6 个月"为主诉就诊。6 个月前患者因不良刺激出现遗精频繁，伴见腰部酸胀不适，舌苔白腻，脉沉。予灸三阴交，刺横骨，嘱减少该类刺激，月余痊愈。（摘自倪海厦《人纪系列——针灸篇》）

第二十八节　休　克

【概述】休克是机体由各种严重病理因素引起的有效循环血量减少、组织灌注不足，细胞代谢紊乱和循环功能受损的一种病理综合征。

【病因病机】中医学认为休克系机体感疫毒邪气或内伤七情、饮食劳倦、大吐、大泻、大失血、中毒、过敏，或创伤剧痛等致病因素，致邪毒内陷或内伤脏气或亡津失血所致的气机逆乱，正气耗脱，阴阳之气骤然不相顺接的危重症。西医学认为其主要病因有大出血、严重脱水、严重外伤、剧烈疼痛、药物中毒以及过敏反应等，主要发病机制是组织器官灌注不足。

【临床表现】主要症状：病人面色苍白，汗出肢冷，神志淡漠或烦躁，血压下降甚至消失。

若伴有呼吸微弱、唇发紫绀、舌质胖、脉细无力者为"气脱"。若伴有神志不清、昏迷、呼吸微弱、心音低钝、脉搏摸不到者为"气血俱脱"。

【检查】体格检查：呼吸、脉搏、血压、体温、尿量；实验室检查：动脉血气分析、血乳酸及血乳酸清除率、血氧饱和度、过敏原检查，血培养等。

【治疗】

1. 针灸治疗

主穴： 水沟、合谷、内关、素髎。

配穴： 神志昏迷加中冲、涌泉、十宣，肢冷脉微加关元、神阙、百会。

操作： 毫针刺。针灸前，对穴位进行常规消毒，快速进针刺入皮下，水沟、素髎向上斜刺 0.3～0.5 寸，合谷、内关、涌泉直刺 0.5～1.0 寸。水沟、内关、素髎、涌泉可用强刺激泻法，中冲、十宣可点刺放血，关元、神阙、百会用灸法。

2. 推拿治疗

(1) 术者首先用右手拇指稍用力掐水沟（人中）、合谷、内关 1～3 分钟，状态缓解后即止。

(2) 紧接上法，还可以用力掐十宣（即十指指尖），或点掐素髎（即鼻尖）1～3 分钟。

(3) 可用拇指稍用力按揉膻中穴 1 分钟左右。

(4) 指压涌泉 1～3 分钟，用力由轻渐重。

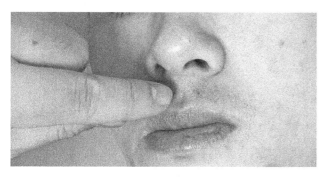

水沟

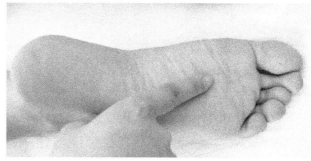

涌泉

【医嘱和护理】

（1）休克的病人，在有条件的情况下，立即就医。

（2）此法为应急处理或辅助措施，可边做治疗边送医院。

（3）一旦病人出现休克，应将其平卧，注意保证呼吸道的通畅，明确休克原因，再及时、对症处理。

【病例】

患者冯某，中年妇女，45岁，因前一天和家中儿子生气，清晨突然叫不醒，患者面色苍白，口唇发紫，手脚冰冷，躺在床上不会动。恰逢大年初一，乡医院无人值班，家人喊我过去看看，先针刺人中、内关，快速行针，只见患者稍动一下，后又针刺膻中、天突、百会、合谷、中脘、气海、足三里，行强刺激手法，留针数小时后，患者清醒无任何不适。（摘自《张渊崧医案医话集》）

第二十九节　中　暑

【概述】中暑又叫热射病，是指在烈日或高温长时间作用下机体体温调节障碍，水、电解质代谢紊乱及神经系统功能损害等症状的总称。俗称"发痧"，但见头晕、头痛、懊憹、呕恶者称"伤暑"，有阴暑、阳暑之分。

【病因病机】高温环境下，大量出汗可使体内失盐，血液黏稠度增加，皮肤与肌肉内血管扩张，血压下降，脑部缺水而突发中暑。轻者数小时恢复，重者可能死亡。中医认为暑热之邪，易伤元气、津液，常致气阴两伤，暑邪逆传心包时会出现神昏卒倒等症。

【临床表现】根据中暑的程度不同，可分为轻度和重度两种。轻度者头痛、头晕、胸闷、恶心、口渴、多汗、高热、烦躁、全身乏力酸痛。重度者除上述症状外，可出现肢冷、面色苍白、心慌气短，甚至神志不清、昏迷、四肢抽搐、腓肠肌痉挛以及周围循环衰竭等症状。

【检查】体格检查：体温、呼吸、脉搏、血压、神志等；实验室检查：电解质、肝肾功能、动脉血气、血尿常规、心电图、心肌损伤标志物、心脏彩超等。

【鉴别诊断】

（1）大汗昏迷：应排除有机磷药物中毒。

（2）脑血管意外及脑外伤：多先有外伤史，或一过性昏迷等主诉，查体可有神经功能异常，且头颅CT提示颅内出血等改变。在症状加重时复查头颅CT排除继发颅内出血或脑栓塞的可能。

【治疗】

1. 针灸治疗

轻证 主穴：大椎、曲池、合谷、内关。

重证 主穴：水沟、十宣、曲泽、委中。

配穴： 四肢抽搐加后溪、阳陵泉；汗出脉绝者加复溜、太渊、气海（灸）。

操作： 毫针刺，泻法。针灸前，对穴位进行常规消毒，快速进针刺入皮下，大椎向上斜刺 0.5～1.0 寸，曲池直刺 0.5～1.2 寸或点刺放血，合谷、内关直刺 0.5～1.0 寸；水沟向上斜刺 0.3～0.5 寸，十宣、曲泽、委中可点刺放血。后溪、复溜直刺 0.5～0.8 寸，阳陵泉直刺 1.0～1.5 寸，太渊避开桡动脉直刺 0.2～0.5 寸。

2. 推拿治疗

（1）首先迅速将患者搬到阴凉通风处，头部枕高，解开衣扣。

（2）术者用右手拇指掐患者的人中（水沟穴），稍强刺激。

（3）紧接上法，术者指压内关、合谷 1～3 分钟。

（4）按揉大椎穴 1～3 分钟，用力由轻渐重。

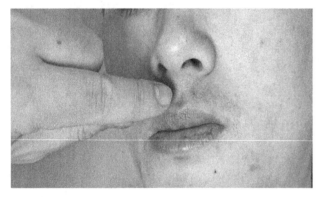

水沟　　　　　　　　　　　　　　　　　　委中

【医嘱和护理】

（1）遇到中暑的病人，首先应考虑立即送往医院治疗。

（2）中暑的病人在做自我治疗的同时，可配合物理降温，用凉湿毛巾敷头部、腋下、大腿腹股沟等处。还可以配合凉湿毛巾擦浴脊柱。

【病例】

患者李某，男，24 岁，于 7 月中旬户外学车，天气闷热，连续高温下走动，自觉全身燥热，头晕不适，困倦乏力，胸闷气短，恶心，渴而不欲饮水，面色偏黄，舌体胖大舌质淡红，苔稍黄腻，脉紧滞。

诊断：中暑（暑热湿阻）。治宜清暑化湿，解表和中。

处方：针刺治疗。针刺取印堂、内关、大椎、合谷、曲池，少商点刺放血，十几分钟后，患者临床症状基本消失，自觉已恢复，可正常起身行走，无不适。

第三十节　晕　厥

【概述】 晕厥是以突然昏倒、不省人事、四肢厥冷，移时苏醒为主症的一种病证，属中医"厥证"

范畴。一般昏厥时间较短，醒后无后遗症，但也有一厥不复而导致死亡者。

【病因病机】其发生主要与气血虚弱、跌仆损伤、恼怒惊恐等因素有关，基本病机是由于阴阳失调、气机逆乱、脑窍受扰或失养。

【临床表现】主要症状：突然昏倒，不省人事，四肢厥冷。轻者昏厥数秒至数分钟后恢复清醒，重者昏厥时间较长，一般醒后无失语、口眼㖞斜、半身不遂等明显后遗症。兼见面唇苍白，呼吸微弱，汗出肢冷，舌淡，脉无力；或兼见呼吸急促，牙关紧闭，口噤拳握，舌淡，脉沉弦。

【检查】卧/立位血压、心率、血常规、生化检查及心电图、心肌损伤标志物、心脏彩超、头颅CT 等。

【鉴别诊断】

（1）神昏：较持久，且不易苏醒恢复神智，而晕厥是一过性昏迷。

（2）眩晕：头晕目眩，视物旋转，常不能睁眼或站立，神志清晰，无一过性意识障碍。

【治疗】

1. 针灸治疗

主穴：水沟、内关、涌泉、中冲。

配穴：虚证配气海、关元、百会，针灸并用或单用灸法；实证配合谷、太冲。

操作：毫针刺，虚证补，并可灸；实证泻。

2. 推拿治疗

（1）掐水沟穴（人中）：将患者置于仰卧位，宽衣解带，头部略高，术者首选掐人中 3～5 分钟。

（2）掐合谷：紧接上法，取患者合谷穴，掐揉 3～5 分钟。

（3）症状缓解后让患者取右侧卧位，术者可用拇指在患者脊柱两侧的心俞、膈俞、肝俞、肾俞反复按揉 5～10 分钟。

（4）用右手掌心在患者背部，自上而下推揉脊柱 1～3 分钟。

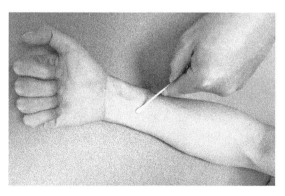

内关

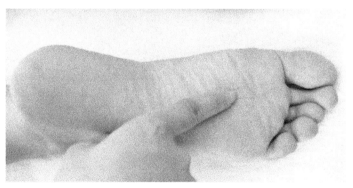

涌泉

【医嘱和护理】

（1）首先应明确诊断，了解病因。不可漏诊、误诊。

（2）如果是低血糖引起的，可在治疗的同时喂服糖水或葡萄糖溶液。若主要是由于生气而致的，应在治疗的同时做好心理疏导。

（3）厥证的原因较多，应对症进行处理，以免发生意外。

【病例】

邻家大姐，女，32岁，因与家人争吵突然昏倒，不省人事，家人呼之不应，问之不答，邻居知我是医学生，边打120联系医院，边喊我前去查看，病人口及双目紧闭，呼喊不应，四肢僵硬、冰凉有冷汗，查体见双眼瞳孔大小正常，有对光反射，当即针刺水沟、涌泉，行强刺激手法，病人很快能睁开双眼，口中哼响喊痛，又予十宣穴点刺放血，喂服糖盐水，病人渐恢复意识，问话可回应，随后救护车赶到送院观察治疗，后听闻恢复良好。

第三十一节　胆绞痛

【概述】胆绞痛指胆囊结石或炎症引起的暴发性右上腹疼痛及压痛，可阵发性加剧或痛无休止。

【病因病机】其发生常与情志不畅、饮食不节、结石或蛔虫阻滞等因素有关。基本病机是胆腑气机壅阻。

【临床表现】主要症状：突发性右上腹疼痛，呈持续性并阵发性加剧，可向右肩胛骨下角处放射。

【检查】胆囊B超、腹部CT或核磁共振。

【治疗】

1. 针灸治疗

主穴：阳陵泉、胆囊穴、日月、期门。

配穴：肝胆湿热配行间、阴陵泉；肝胆气滞配丘墟、太冲；蛔虫扰动配迎香、四白；发热寒战配大椎、曲池；恶心呕吐配内关、足三里；黄疸配至阳、阴陵泉。

操作：毫针刺，虚补实泻。

2. 推拿治疗

（1）患者取仰卧位，术者位于其右侧，用右手拇指指腹为着力点，沿患者右侧胁肋部进行拇指梳推3～5分钟。

（2）用右手拇指按揉患者阳陵泉、阴陵泉、足三里、涌泉、胆囊、太冲穴，用力要根据患者接受程度适当加重。

（3）患者症状略有改善后，再持续按揉胆囊、足三里、太冲穴3～5分钟。

（4）患者取俯卧位，用掌根在患者脊柱上自上而下掌根揉治疗，并按揉肝俞、胆俞、膈俞等腧穴3～5分钟。

（5）用右手拇指稍加力按揉患者涌泉穴，持续按揉1～3分钟。

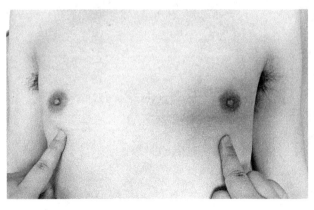

期门

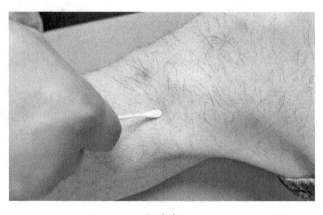

阳陵泉

【医嘱和护理】

（1）急性胆绞痛经上述治疗症状改善后，即使症状消失，也还需要继续观察病情变化与发展，如有不适或症状出现反复、加重，应立即去医院就诊。

（2）注意饮食调节，平时应少食油炸、甜腻、肥甘、厚味及不易消化的食物。

（3）特别要注意调节情绪，情绪不和时可直接导致或加剧胆绞痛的发生。

（4）还应注意加强对消化系统及其他系统疾病的积极防治和保健。

【病例】

患者罗某某，男，39岁，因"腹部疼痛1天"于2018年6月24日就诊。既往有胆结石史2年，1天前因进食辛辣油腻食物出现右上腹部疼痛剧烈，呈阵发性绞痛，朋友带其前来就诊。刻下：患者痛苦面容，腹部疼痛剧烈，时有胁部窜痛，恶心、嗳气，口干苦黏腻，食纳减少，二便正常，夜寐一般。

查体：胆区叩击痛，墨菲征阳性，右上腹部叩诊呈鼓音，舌质淡红，苔白腻根微黄，脉滑数。

诊断：胆绞痛（肝胆湿热）。治宜疏肝利胆，清热化湿。

处方：针刺加推拿治疗。针刺取双侧阳陵泉、期门、太冲、行间、内庭，针毕，腹痛即减轻大半，又予上述推拿治疗15分钟左右，患者觉轻松大半，仅剩轻微腹胀隐痛；针刺2次，症状全消，达到临床痊愈。

第三十二节　肾　绞　痛

【概述】 肾绞痛是以阵发性剧烈腰部或侧腹部绞痛并沿输尿管、尿道向会阴、阴囊及大腿内侧放射，伴不同程度尿血、尿痛为主要表现的一种病证。多见于泌尿系结石病。基本病因病机是湿热下注，结石内阻，膀胱气机不利。

【临床表现】 突然发生刀割样剧烈疼痛，自肾区沿输尿管向阴部及股内侧放射。疼痛发作可持续几分钟或几十分钟以至几小时，兼见面色苍白、出冷汗、恶心呕吐，甚则昏倒或休克。有肾区叩击痛、肋脊角压痛。

【检查】 肾脏B超、下腹部CT或核磁共振。

【治疗】

1. 针灸治疗

主穴：肾俞、膀胱俞、京门、中极、三阴交。

配穴：湿热配阴陵泉、委阳；肾气虚配关元、水分；恶心呕吐配内关、足三里；尿血配血海、地机、太冲。

操作：毫针刺，虚补实泻。

2. 推拿治疗

（1）患者取仰卧位，术者两拇指用力按揉患者两侧阳陵泉、三阴交、太冲穴3~5分钟。

（2）接上法，术者用掐法，在患者血海、足三里穴掐揉3~5分钟。

（3）紧接上法，术者用力按揉患者涌泉穴1~3分钟。

（4）上法做完后，症状得不到改善者，可加强刺激阳陵泉、足三里、三阴交穴，若出现面色苍白、出冷汗症状，可加合谷、内关穴。

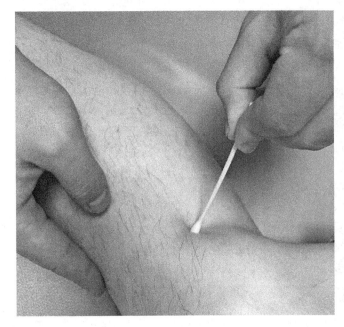
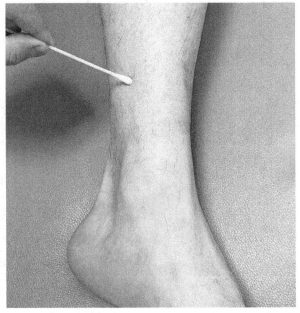

阴陵泉　　　　　　　　　　　三阴交

【医嘱和护理】

（1）肾绞痛通常经过强刺激的急救治疗能够在一定程度上缓解症状。

（2）若出现昏倒或休克现象，应及时就医，以免出现意外。

（3）本病在治疗的同时，可以多喝水，适当、适度做跳跃运动，多多散步、运动。

（4）明确诊断为泌尿系结石者，可在选择物理治疗的同时，配合服用一些排石冲剂等药物对症治疗。

【病例】

患者马某某，男性，34岁，因"右侧腰腹部剧烈疼痛2小时"于2020年1月就诊。2小时前患者无明显诱因情况下出现右侧腰腹部剧痛，伴大腿部放射痛，冷汗，120救护车送至外科就诊，查腹部B超提示肾输尿管结石，经肌注、口服西药治疗效果不佳，请我科会诊。刻下：患者痛苦貌，右侧腰腹部疼痛剧烈，弯腰捂肚半蜷卧位，面色苍白，时有冷汗，口苦口干，口渴但不欲饮水，舌绛红，苔黄腻，脉弦滑。

诊断：肾绞痛（湿热瘀阻）。治宜清热利湿，通络止痛。

处方：针刺加推拿治疗，取曲池、尺泽、肾俞、中极、三阴交、阳陵泉，行强刺激手法，进针后疼痛减轻大半，留针过程中出现一过性胀痛，行针即消失。针后辅以推拿捏脊、点穴治疗，患者自觉疼痛消失，全身轻快，遂停止治疗。

第三十三节　帕金森病

【概述】帕金森病又称震颤性麻痹，是一种较常见的神经系统疾病，临床以静止性震颤、运动迟缓、肌强直和姿势步态障碍为主要特征。属中医"颤证"范畴，多发于中老年人。一般男性多于女性。

【病因病机】中医认为本病多与情志失调、饮食失宜、劳逸失当、年老体虚等因素有关。基本病机是脏腑功能失调，气阴两虚，筋脉失于濡养所致。

【临床表现】主要症状：肢体进行性运动徐缓，肌肉强直、静止性震颤，姿势平衡障碍。同时可伴有表情淡漠、语言不利、嗅觉减退、便秘、抑郁焦虑等。

【检查】肝功能、甲状腺功能、颅脑 CT 或核磁共振等。

【治疗】

1. 针灸治疗

主穴：少海、四神聪、肝俞、肾俞、足三里、三阴交。

配穴：风阳内动配肝俞、三阴交；痰热风动配丰隆、阴陵泉；气血亏虚配气海、血海；髓海不足配悬钟、肾俞；阳气虚衰配大椎、关元。咳嗽痰多或伴咽喉不利加丰隆、阴陵泉、上脘；语言功能障碍加头皮针语言区、廉泉、神门；震颤严重加太冲、风门、大杼、列缺，头皮针用舞蹈震颤区和运动区。

操作：毫针刺，虚补实泻。

2. 推拿治疗

（1）患者先取仰卧位，术者用右手拇指按揉患者印堂、百会、四神聪穴 1～3 分钟。

（2）术者在患者双侧上肢按揉风池、少海、手三里、内关、合谷穴，反复操作 3～5 分钟，用力由轻渐重。

（3）在患者双侧下肢按揉血海、阳陵泉、足三里、三阴交、太冲、委中、承山、涌泉穴 5～10 分钟，用力由轻渐重。

（4）患者取俯卧位，术者用多指揉和掌根揉法沿患者脊柱和脊柱两侧操作 3～5 分钟，用力由轻渐重。

（5）术者右手五指稍分开，指尖轻叩患者后脑部，力量宜轻柔缓和。

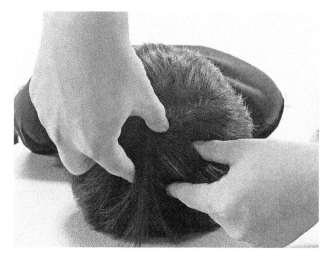

四神聪

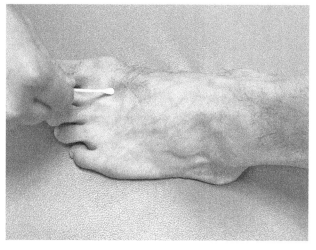

太冲

【医嘱和护理】

（1）此疾患为脑部退行性病变，患者不必过于背负思想负担。

（2）注意加强营养，调整饮食结构。

（3）本病病程较长，患者应树立战胜疾病的信心，保持乐观情绪。

【病例】

患者魏某，男，80 岁，2022 年 5 月就诊。双侧上肢阵发性震颤 1 年余。患者既往有帕金森病史 3 年，平素口服美多芭（多巴丝肼片）控制疾病，1 年前无明显诱因出现双上肢不自主抖动，伴随穿衣、吃饭时动作迟缓，经过多次西药调整，症状无明显改善，口干口苦，时有咳嗽，少量黄黏痰，食纳尚可，夜寐一般，二便尚调。

检查：精神一般，双上肢肌力正常，动作迟缓，舌质红，有瘀斑，苔薄黄，脉细弦。

诊断：帕金森（颤证，阴虚血瘀、痰热内阻）。治宜滋阴活血，清热化痰。

处方：针刺加推拿治疗。针刺取四神聪、曲池、少海、手三里、肝俞、丰隆、阴陵泉、太溪、太冲及头皮针舞蹈震颤区、运动区。针毕，患者双上肢抖动幅度明显减轻，又予上述推拿治疗15分钟，仅余双手抖动。治疗3次，患者手抖症状减轻85%，治疗1个疗程，患者已无动作迟缓，继续治疗2个疗程，手抖症状完全消失。

诊断：帕金森（颤证，阴虚血瘀、痰热内阻）。治宜滋阴活血，清热化痰。

处方：针刺加推拿治疗。针刺取四神聪、曲池、少海、手三里、肝俞、丰隆、阴陵泉、太溪、太冲及头皮针舞蹈震颤区、运动区。针毕，患者双上肢抖动幅度明显减轻

第六章

五官科疾病

第一节　牙　痛

【概述】牙痛是以牙齿疼痛为主症的病证，为口腔疾患中常见的症状，遇冷、热、酸、甜等刺激时加剧。轻证无需治疗，可自行恢复；剧烈牙痛可能引起头痛、耳痛或颈部痛，影响咀嚼和日常工作。

【病因病机】其发生常与外感风火邪气、嗜食甘酸、口齿不洁、体虚过劳等因素有关。基本病机是实火或虚火上炎。

【临床表现】以牙痛、牙齿松动、牙龈出血、齿间溢脓、影响咬嚼为主要症状。牙痛甚烈，兼有口臭、口渴、便秘、舌苔黄等症，为阳明火邪之患。痛甚而龈肿，兼形寒身热等症，为风火牙痛。如隐隐作痛，时作时息，口不臭，属肾虚牙痛。

【检查】口腔 X 线或 CT 检查。

【鉴别诊断】

三叉神经痛：以三叉神经分布区出现突发的短暂性、阵发性、放射性、烧灼样抽掣疼痛为主症的病证。

【治疗】

1. 针灸治疗

主穴：合谷、下关、颊车。

配穴：风火牙痛配大椎、风池、外关；胃火牙痛配内庭、行间；虚火牙痛配太溪、行间。

操作：毫针刺，主穴用泻法，合谷可持续行针强刺激 1～3 分钟；配穴太溪用补法，余穴均用泻法。疼痛剧烈时可延长留针时间至 1 小时。

2. 推拿治疗

（1）患者取坐位，术者用右手中指指端在患者疼痛部轻轻按揉 3～5 分钟，以患侧下关、颊车穴为重点。

（2）紧接上法，术者在患者牙痛的一侧口腔外，在阿是穴及疼痛区域用右手大鱼际部轻轻按揉 3～5 分钟。

（3）接上法，用拇指稍稍用力按揉患侧合谷、外关 1～3 分钟。

（4）如果是肾阴不足的虚火牙痛可加三阴交、涌泉穴；如果是脾胃积热引起的牙痛，可加指压足三里、丰隆穴。

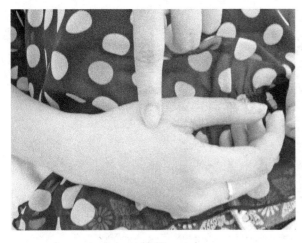
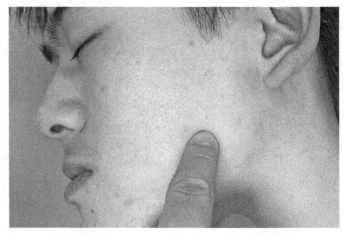

合谷　　　　　　　　　　　　　　　　　颊车

【医嘱和护理】

（1）牙痛患者平时多为胃火较盛、大便不通，应在以上治疗的同时保持大便通畅。

（2）注意口腔卫生，定期请口腔科医生检查、治疗原发病变。

（3）饮食宜清淡、易消化，可以适当多吃一些润肠通便的食物。

【病例】

患者周某，女，45 岁，2020 年 10 月初诊。右下牙痛伴出血 10 天。因进食辛辣食物出现右下牙痛，牙龈微红肿，时有牙龈出血，影响咀嚼，晨起口干渴，有口气，便秘。

查体：右侧面颊部稍肿，右下齿牙龈红肿。舌红苔黄，脉滑数。

诊断：牙痛（胃火牙痛）。治宜清热降火、消肿止痛。

处方：针刺加推拿治疗。针刺取右侧（颊车、下关）和双侧（合谷、内庭），留针 30 分钟。起针后，予上述推拿治疗 10 分钟。二诊诉可进食，继续治疗 2 次疼痛已控制，未见复发。

第二节　耳鸣、耳聋

【概述】耳鸣、耳聋都是听觉异常的病证。耳鸣以患者自觉耳内鸣响，如蝉如潮，妨碍听觉或听力功能紊乱的一种症状。耳聋是指不同程度的听力减退，甚至听觉丧失。耳鸣、耳聋二者表现不同，临床上可单独出现亦可先后发生或同时存在，故合并论述。

【病因病机】其发生常与禀赋不足、暴怒惊恐、外感风邪、年老体虚等因素有关。基本病机是邪扰耳窍或耳窍失养。

【临床表现】主要症状：耳内鸣响，听力减退甚至丧失。可伴头晕、头痛、失眠、烦躁、腰酸、大便秘结等症状。

【检查】耳部视诊、音叉试验、听阈检测或耳部 X 线、CT 检查等。

【治疗】

1. 针灸治疗

主穴：听会、翳风、中渚、侠溪、率谷、外关。

配穴：外感风邪配风池、风府；肝胆火旺配太冲、丘墟、行间；痰热郁结配丰隆、劳宫；脾胃虚弱配脾俞、肾俞；肾精亏损配肾俞、太溪、关元。

操作：毫针刺主用泻法，听会、翳风穴针刺轻微酸胀感即有效，强刺激针感向耳底或耳周传导疗效更佳，余穴常规刺法；脾胃虚弱、肾精亏损者配穴针刺用补法。每天1次，每次20～30分钟，10天为1个疗程。

2. 推拿治疗

（1）患者取坐位，术者先用右手食、中、无名指稍分开，多指反复轻轻按揉患耳耳周，反复操作5～10分钟，以耳门、听宫、听会穴为重点。

（2）接上法，用右手拇指按揉患侧率谷、翳风、风池、风府穴3～5分钟，并按揉患者合谷、阳陵泉、三阴交、丰隆穴3～5分钟。

（3）患者取俯卧位，术者右手掌根在患者脊柱上自上而下反复进行掌根揉法操作，再以多指揉法在膈俞、肾俞、肝俞、胆俞、三焦俞反复操作3～5分钟。

（4）用两拇指稍用力按揉患者涌泉穴3～5分钟。

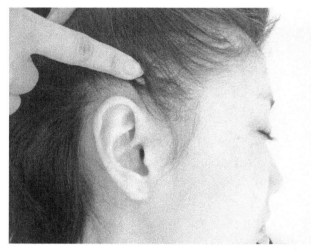 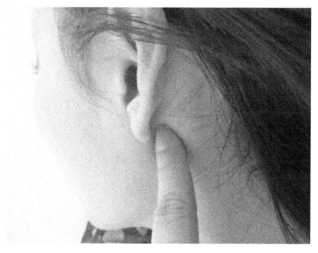

率谷　　　　　　　　　　　　　　　　翳风

【医嘱和护理】

（1）在治疗前，应确诊病因是功能性还是器质性病变。如为功能性退变而致则经过一些调养可以得到缓解。若为器质性病变，则需进一步系统治疗。

（2）中医学认为耳鸣、耳聋多由肾虚所致。因此，注意保养肾精，有益耳聋的恢复和痊愈。

（3）在以上治疗的同时，可配合吃些滋补肝肾的食物，如少量动物肝、肾脏及黑米、黑豆等。

（4）此病多与生活规律密切相关，应注意有规律的生活，并适当加强户外运动，增强体质。

【病例】

患者孙某，女，56岁，2021年7月20日就诊。双耳阵发性鸣响1月余。1个月前无明显诱因下双耳出现阵发性嗡鸣声伴蝉鸣音，时轻时重，夜间为主，甚伴头晕，精神一般，晨起口苦，忧虑烦躁，纳食可，夜寐欠佳，二便正常。

检查：五官科听力检查无异常。颈项部肌肉僵硬，按压酸困感明显。舌边红，苔薄黄，脉弦。

诊断：耳鸣（肝胆火旺）。治宜清泻肝胆、活血通络。

处方：针刺加推拿治疗。针刺取双侧听会、翳风、风池、中渚、阳陵泉、太冲、足临泣，毫针刺用泻法，留针30分钟。针毕，予上述推拿治疗15分钟左右。经1个疗程治疗，耳鸣较前减轻，频次减少；继续治疗 2 个疗程后，嗡鸣声伴蝉鸣音消失，夜间耳鸣症状基本消失，达到临床痊愈。

第三节　视 疲 劳

【概述】视疲劳又称眼疲劳，是以视物模糊、眼部干涩酸胀、不耐久视为主要临床表现的一类病证。相当于中医学上"肝劳""目倦""干涩昏花"范畴。

【病因病机】中医学认为其发生多与久视劳累、气血或肝肾亏虚等因素有关，基本病机是目失濡养。西医学认为，视疲劳的发生与眼部、环境、体质、精神等因素有关，非独立眼病，属心身医学范畴。屈光不正、两眼屈光状态差异过大、视力正常而用眼过度、照明不良、眼部非屈光性疾病、精神因素等，皆可对眼球、眼肌、脑造成不良刺激，而引起视疲劳。

【临床表现】主要表现：视物模糊、眼部干涩酸胀疼痛，可伴畏光流泪、头痛眩晕、嗜睡乏力、失眠健忘、胃胀恶心等全身症状。

起先表现为眼球和眼眶周围不适，酸胀、疼痛，闭眼休息后症状可减轻或消失。再度用眼后，症状又可重现。患眼畏光，视物泪出，眉心、前额及颞部酸胀痛；若继续用眼视物，可觉物体模糊不清、头痛脑涨、头昏难受。

【检查】屈光检查。

【鉴别诊断】

近视：近视力良好，视远则模糊不清，常伴有头晕、目花、失眠、健忘、腰酸等症状。

【治疗】

1. 针灸治疗

主穴：睛明、攒竹、太阳、四白、养老。

配穴：气血亏虚配足三里、三阴交、血海；肝肾不足配肝俞、肾俞、太溪；阴虚火旺配三阴交、太溪。

操作：毫针刺，平补平泻手法，睛明穴可垂直缓慢刺入 0.3 寸左右，不做提插捻转，以防刺破血管引起血肿；养老穴嘱患者掌心向胸姿势，直刺或斜刺 0.5 寸左右；太阳穴针尖向眼球方向垂直进针 0.5 寸左右；余穴常规操作。

2. 推拿治疗

(1) 患者取仰卧位，轻松闭上双目，术者取坐位于头侧。先用双手拇指指腹轻轻由内向外抹两侧眼部，反复操作 3～5 分钟。

(2) 接上法，术者用双手拇指轻轻按揉患者睛明、印堂、攒竹、鱼腰、丝竹空、四白、承泣穴，反复操作 5～10 分钟。

(3) 用双手拇指大鱼际轻轻贴于患者眼部，熨眼部 1～3 分钟。

(4) 术者两拇指稍稍用力按揉患者太阳、百会穴 1～3 分钟为结束。

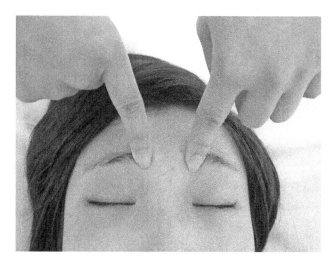

攒竹

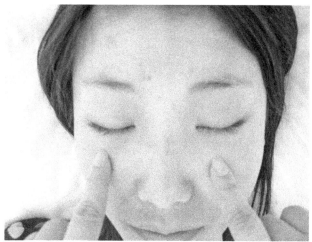

四白

【医嘱和护理】

（1）注意保护视力，不要用眼过度。

（2）保持良好的心态，心情要舒畅。

（3）可以稍吃一些有益于视力的食物，如少吃一些动物的肝脏和一些补血食物，如红豆、红枣等。

【病例】

患者于某，女，28岁，2020年12月就诊。双眼干涩不适2周。2周前因工作久用电脑后出现双眼干涩不适，时有发痒、酸胀感，滴珍视明滴眼液或休息后稍有缓解，但用眼后症状又发，甚则伴头晕头胀，眉棱骨酸胀，食纳可，夜寐一般，二便正常。

查体：双眼球无明显充血，眼压不高（指压评估），攒竹、丝竹空等穴按压酸痛明显。舌质淡红，苔薄白，脉细弱。

诊断：视疲劳（气血亏虚）。治宜通经活络、养血明目。

处方：针刺加推拿治疗。针刺取攒竹、太阳、上星、睛明、养老、血海、足三里，留针20分钟。针毕，双眼干涩酸胀等症状明显改善，再予上述推拿治疗15分钟左右。治疗4次，患者眼部干涩基本消失，又巩固治疗3次结束。

第四节 近 视

【概述】近视是以屈光不正，视近清楚、视远模糊为特征的眼病，外观眼部一般无明显异常，古称"能近怯远症"。

【病因病机】中医学认为其发生常与不良用眼习惯、劳心伤神、禀赋不足等因素有关。主要病机是目络瘀阻，目失濡养。

【临床表现】主要症状：近视力良好，视远则模糊不清；常伴有头晕、目花、失眠、健忘、腰酸等症状。

近视进展期表现为眼球前突，双眼球痛，看书视物模糊不清，不能远距离看视。高度近视者眼珠较为突出，远视力显著减退，为了视物清晰，不得不移近所视目标，且常眯目视物，以致严重损害视力。

【检查】屈光检查。

【鉴别诊断】

视疲劳：眼球和眼眶周围不适，酸胀、疼痛，闭眼休息后症状可减轻或消失。再度用眼后，症状又可重现。

【治疗】

1. 针灸治疗

主穴：睛明、太阳、攒竹、风池、光明。

配穴：心脾两虚配心俞、脾俞、三阴交、神门；肝肾不足配肝俞、肾俞、太溪、照海、太冲。

操作：毫针刺、平补平泻手法，睛明穴可垂直缓慢刺入 0.3 寸左右，不做提插捻转，以防刺破血管引起血肿；光明穴针尖向上斜刺，使针感向上传导。

2. 推拿治疗

(1) 患者取仰卧位，术者先用右手拇指按揉患者印堂穴，再由内向外抹揉印堂部，反复操作 3~5 分钟。

(2) 接上法，术者用两手拇指按揉患者睛明、四白、承泣穴，反复操作 3~5 分钟。

(3) 用双手拇指按揉太阳、百会穴 3~5 分钟。

(4) 患者取俯卧位，术者按揉患者翳风、风池、风府穴，反复操作 3~5 分钟。

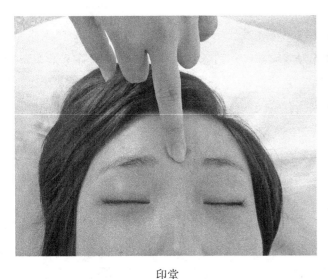

印堂

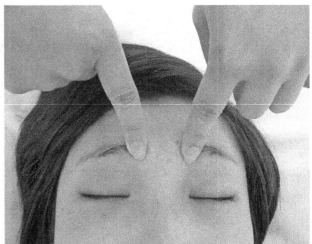

攒竹

【医嘱和护理】

(1) 近视患者，宜在确诊后，尽早治疗，年龄越小疗效越好。

(2) 以上自我治疗，要坚持数日、数月甚至数年。坚持治疗，定有益处和疗效。

(3) 在治疗的同时，应加强保健。注意用眼卫生，控制用眼时间。不要躺着看书，不要在乘车时看书。

(4) 平时工作和伏案时光线应合理，不宜在太阳光下阅读、写字或工作。

【病例】

患者王某，女，26 岁，2019 年 3 月就诊。视力减退 1 年。患者 1 年前发现不明原因视力下降，并逐渐加重，看书久则眼睛模糊而疼痛，于当地某医院诊断为"近视"。

查体：当前双目视力是 0.4，舌淡暗，苔薄白稍腻，脉细濡。

诊断：近视（肝血不足）。治宜疏肝健脾，养血明目。

处方：针刺加推拿治疗。针刺取攒竹、睛明、风池、四白、养老、血海、足三里、三阴交、光明，留针20分钟。针毕，予上述推拿治疗15分钟左右，并嘱注意用眼卫生，避免用眼过度。治疗1个疗程后，双眼视力增至0.7左右；3个疗程后，双眼视力恢复到1.2；后坚持治疗1个月，双眼视力恢复到1.5。随访半年，症状无复发。

第五节 鼻 渊

【概述】鼻渊是指以鼻流腥臭浊涕、鼻塞、嗅觉减退为主症的一类病证，重者又称"鼻漏、脑漏"。

【病因病机】中医学认为其发生常与外感邪气、肝胆郁热、脾胃湿热等因素有关。病机是邪壅鼻窍。

【临床表现】主要症状：鼻流浊涕，色黄腥臭，鼻塞，嗅觉减退。可伴头痛、头昏，眉额胀痛，心烦易怒，健忘失眠等。

【检查】鼻内窥镜、鼻窦CT、上颌窦穿刺冲洗。

【治疗】

1. 针灸治疗

主穴：迎香、印堂、上星、合谷、列缺。

配穴：肺经风热配风池、少商；胆腑郁热配阳陵泉、侠溪；湿热阻窍配阴陵泉、足三里、曲池。

操作：印堂提捏进针，针尖向下平刺0.5寸左右，使针感向鼻周围传导；迎香向鼻根方向平刺0.3寸左右；少商点刺出血，其余均用毫针泻法。

2. 推拿治疗

(1) 患者取仰卧位，术者先用右手拇指按揉印堂穴，再用两拇指分推抹揉印堂部至太阳穴3～5分钟。

(2) 术者双手拇指分别按揉迎香穴3～5分钟。

(3) 用两手拇指大鱼际轻轻按揉两鼻翼旁1～3分钟。

(4) 术者用双手拇、食指按揉患者风池、风府穴，掌揉大椎、肺俞穴3～5分钟。

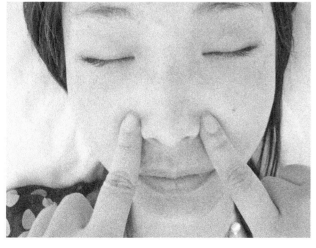

迎香

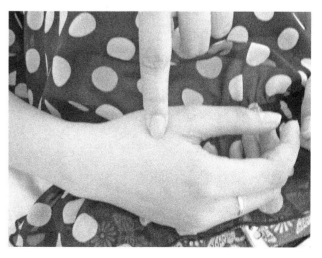

合谷

【医嘱和护理】

天气寒冷时，注意鼻部和面部防寒保暖，戴上口罩。

【病例】

患者李某，男，35岁，2020年11月就诊。鼻塞流黄涕4年余。患者经常鼻塞不适，伴流黄浊涕不止，曾在当地某医院诊断为鼻窦炎，西药治疗效果不佳，经朋友介绍前来尝试中医针灸治疗。时有咽喉不利，咳出黄痰，喜饮冷饮。

查体：舌质红，苔薄黄，脉浮缓。

诊断：鼻渊（肺经风热）。治宜祛风清热、宣肺开窍。

处方：针刺加推拿治疗。针刺取迎香、上星、印堂、合谷、列缺、风池，留针20分钟左右。针毕予上述推拿治疗，嘱患者注意防寒保暖、佩戴口罩。针刺1次，患者鼻塞症状明显改善；治疗2个疗程，已达临床痊愈，患者甚感惊喜。

附：单纯性慢性鼻炎

【概述】单纯性慢性鼻炎是由多种因素引起的以间歇性、交替性鼻塞为主要表现的鼻黏膜炎性疾病。

【病因病机】中医学认为本病多因外感风寒或内火上炎，肺气不宣而致。西医学认为，中枢神经系统功能紊乱，维生素缺乏，全身性的慢性病，嗜酒，慢性感染，鼻中隔畸形或鼻腔狭窄，鼻黏膜反复急性感染，吸烟过度，生产性粉尘，刺激性化学气体，气温过高，大气相对湿度低，空气湿冷等，皆可引起本病。

【临床表现】主要症状：鼻塞（特点：动轻静重、热轻冷重、昼轻夜重）。间歇性、交替性鼻塞患者于平卧位时鼻塞情况较重。若侧卧时，处于下侧的鼻孔鼻塞较明显。安静时鼻塞往往加重；而做体力活动时鼻塞情况减轻。

【检查】前鼻镜检查、鼻腔检查等。

【治疗】基本同"鼻渊"治疗。

【医嘱和护理】

（1）急性发作期，外出勤戴口罩，避免粉尘、物理或化学刺激。

（2）夏天不宜多吹空调，减少鼻炎发作机会。天气寒冷时，注意鼻部和面部防寒保暖，戴上口罩。

（3）生活规律，增强抵抗力和体质，适当补充维生素。

（4）饮食宜清淡，不吃或少吃辛辣刺激的食物，保持大便通畅。少饮酒、少吸烟。

（5）针灸推拿对本病有一定疗效，可减轻鼻塞流涕，缓解头痛、失眠等症状。但鼻中隔畸形、鼻腔狭窄、鼻息肉者应考虑手术治疗。

第六节 咽喉肿痛

【概述】咽喉肿痛又称"喉痹"，是以咽喉红肿疼痛、吞咽不适为主症的一类病证。

【病因病机】其发生常与外感风邪、饮食不节、体虚劳累等因素有关。病机是虚火或实火上炎咽喉。

【临床表现】主要症状：咽喉部红肿疼痛。可伴咳嗽咳痰，喉间异物感或吞咽疼痛、困难，心烦口干，尿黄便干等症状。

【检查】血常规、咽拭子培养、喉镜检查等。

【治疗】

1. 针灸治疗

主穴：廉泉、天突、尺泽、少商。

配穴：外感风热配风池、外关、商阳；肺胃实热配鱼际、商阳、内庭；虚热配太溪、照海；入夜发热配三阴交、复溜。

操作：毫针刺，主用泻法。廉泉向舌根方向针刺0.8寸左右；天突要浅刺，严格把握针刺方向及角度；太溪、照海行针时嘱患者配合做吞咽动作。

2. 推拿治疗

（1）患者取仰卧位，术者先用双手在两侧胸部、胁肋部进行推揉，反复操作3～5分钟。

（2）术者用右手中指按揉天突、中府、云门、膻中穴，反复操作3～5分钟，用右手拇指按揉患者翳风、风池、风府穴3～5分钟。

（3）患者取坐位，术者用右手以五指捏拿住患者喉结部，轻轻做上下抖动的合喉法在患者喉部施术1～3分钟。

（4）用右手掌根在患者脊柱部进行掌根揉，并以肺俞、膈俞、心俞、肝俞、胆俞为重点，3～5分钟。

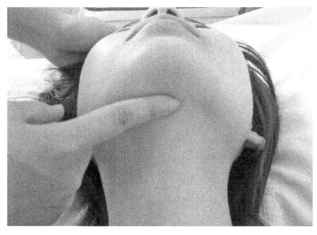 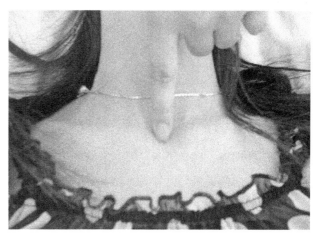

廉泉　　　　　　　　　　　　　　　　天突

【医嘱和护理】

（1）治疗前应确诊。如经治疗后症状无明显改善，甚至有加剧之势，应立即就医。

（2）本病在以上治疗的同时，可以配合其他必要的治疗，如雾化等。声音嘶哑者在治疗期间，要注意咽喉部的休息，不宜过多用嗓。

（3）注意口腔卫生、饮食健康。发病期间不吃辛辣刺激食物、不饮酒、不吸烟等。

【病例】

患者孔某，女，32岁，2019年9月就诊。咽喉肿痛1周余。患者感冒后期出现低热，右侧咽喉肿痛不适，吞咽时有刺痛感，咽东西困难，小便偏黄，大便正常，夜寐一般。

查体：面色红润，咽后壁红肿，右侧扁桃体稍肿大、红赤，表面散在少许白点，舌质红，舌苔厚腻偏黄，脉数有力。

诊断：喉痹（风热外袭，肺胃积热）。治宜疏风泻热，消肿止痛。

处方：针刺加推拿治疗。取少商、合谷、风池、大椎、天突穴等针刺，用泻法，留针 15 分钟左右，起针时使少商微少量出血。针后，患者即感疼痛有所减轻。又行上述推拿治疗 15 分钟，患者体温有所下降。连续治疗 4 次后，症状完全消失，原肿大扁桃体恢复正常，治愈停诊。

第七节　面　瘫

【概述】面瘫是指一侧面部肌肉瘫痪，表情肌活动消失，眼睑闭合不全、口角向一侧歪斜为主要表现的病证，又称"口眼㖞斜"，相当于西医学的周围性面神经麻痹。本病可发于各种年龄的人，但以青壮年为多见。本病发病急速，为单纯性的一侧面颊筋肉弛缓，无半身不遂、神志不清等症状。

【病因病机】中医学认为其发生常与外感邪气、劳累过度、正气不足等因素有关。基本病机是面部气血痹阻，经筋失于濡养。

【临床表现】以口眼㖞斜为主要症状。

起病突然，多在清晨起床后发现。患者面部有僵木感，额纹消失，眼睑不能正常闭合，露睛流泪，口眼㖞斜，口角被牵拉向健侧，鼻唇沟变浅，说话漏风，流涎，漱口时有漏水现象，部分患者伴耳后疼痛、舌前 2/3 味觉减退或消失、听觉过敏等症状。部分患者病程迁延日久，可因瘫痪肌肉出现挛缩，口角反牵向患侧，甚则出现面肌痉挛，形成"倒错"现象。

【检查】

专科查体：Bell 征阳性，提示特发性面神经麻痹，多为患者单侧表情肌瘫痪，额纹消失，不能皱额蹙眉；或眼裂变大，不能闭合或闭合不全，闭眼时眼球向上外方转动，显露白色巩膜。

肌电图检查：失神经电位如正相、纤颤电位出现，运动单元电位时限、波幅异常等。

【鉴别诊断】

中枢性面瘫：病变对侧睑裂以下的颜面表情肌瘫痪，睑裂以上能皱眉、提眉、闭眼，眉毛高度与睑裂大小均与对侧无异。额皱与对侧深度相等。常伴有面瘫同侧肢体瘫痪、腱反射异常，巴宾斯基征阳性等。无味觉、泪液、唾液分泌障碍，听力无明显改变。

【治疗】

1. 针灸治疗

（1）毫针法

主穴：阳白、四白、地仓、颊车、翳风、合谷、牵正。

配穴：风寒证配风池、风府、列缺；风热证配曲池、外关；气血不足配足三里、气海；抬眉困难配攒竹、鱼腰；闭目困难配攒竹、昆仑；人中沟歪斜配水沟，鼻唇沟变浅配迎香，颏唇沟歪斜配承浆；舌体麻木、味觉减退配廉泉，亦可点刺舌体前端麻木区。

操作：面部腧穴行平补平泻法。阳白向下平刺 0.2～0.5 寸透鱼腰；3 寸毫针平刺自地仓穴透向颊车、自太阳穴透向地仓；四白斜刺 0.8～1 寸；合谷取健侧。经筋排刺即按照足阳明经筋循行路线，每隔 1 厘米 1 针，排列成两排（8～10 针），针刺深度 0.1～0.3 寸，可取 2～3 个主穴艾条温和灸或隔姜灸。但须注意急性期面部手法宜轻，针刺轻浅、取穴宜少。

（2）梅花针法

常用穴位：阳白、颧髎、地仓、颊车。

操作方法：以局部潮红或少量出血为度，每日或隔日 1 次。适用于恢复期。

（3）电针法

常用穴位：太阳、阳白、地仓、颊车。

操作方法：断续波，刺激 10～20 分钟，强度以患者面部肌肉微见跳动而能耐受为度。适用于面瘫中、后期。

（4）刺络拔罐法

常用穴位：阳白、颧髎、颊车、地仓。

操作方法：用三棱针点刺阳白、颧髎、颊车、地仓，然后拔罐，每穴出血 2～3 毫升，每次取 2 穴为 1 组，每周 2～3 次。适用于恢复期。

2. 推拿治疗

（1）患者通常取仰卧位，术者先用双手掌心轻轻搓揉患者两侧面部，放松肌肉，反复操作 3～5 分钟。

（2）术者用双手拇指螺纹面为着力点，在患者印堂、睛明、四白、承泣、承浆、颊车反复操作 3～5 分钟。

（3）术者一手中指尖端勾住患者患侧面部的口角，向上牵拉，另一手的手掌心稍用力擦揉患者健侧的面部 3～5 分钟。

（4）本着"面口合谷收"的原则，用拇指按揉患者合谷、列缺穴 3～5 分钟。

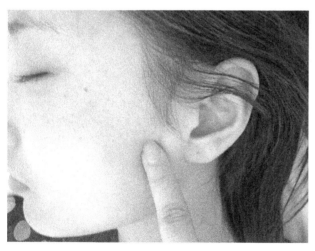

牵正

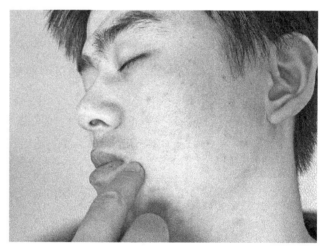

地仓

【医嘱和护理】

（1）面瘫发病病因较多、复杂。应明确诊断中枢性还是周围性面瘫。

（2）面瘫一般发病急骤、突然而起，应及时、及早治疗。治疗时间越早，效果越好。

（3）因受凉引起的面瘫患者，在夏季注意减少面部直接吹风，在寒冷季节应戴口罩，避免因重复招受风、寒而加重。

（4）若因病毒感染而致，在以上治疗时，配合抗病毒治疗，并注意适当加强营养、增强体质。

【病例】

患者曾女士，55 岁，因"口角左歪半天"于 2023 年 8 月 19 日就诊。半天前吹风扇后出现口角左歪，吃饭时左侧面颊部残留食物，舌体发僵不灵活，小便稍频，夜尿多，大便正常，纳一般，眠可。

查体：左侧额纹变浅，眼睑闭合不全，露睛约3毫米，口角向左偏歪，鼓嘴漏气，伸舌稍右偏。舌淡红有瘀斑，舌苔薄白，脉浮弱。

诊断：面瘫（风寒阻络）。治宜祛风散寒，活血通络。

处方：针刺加推拿治疗。取左侧（阳白、地仓、颊车、翳风、太阳）、双侧（风池、合谷、足三里）针刺轻浅，面部轻刺激。起针后，予上述面部推拿治疗15分钟。治疗1次，患者眼睑较前闭合，鼓腮无漏气；连续治疗7次，患者症状基本消失，舌体灵活。

附：面肌痉挛

【概述】面肌痉挛又称面肌抽搐，是指以面神经支配的一侧面部肌肉不自主阵发性抽搐为主症的病证，多见于中老年患者。

【病因病机】中医学认为其发生多与外感邪气、精神紧张、劳倦过度、年高体虚等因素有关。病机是外邪阻滞、壅遏筋脉或虚风内动。

【临床表现】主要症状：一侧面部肌肉不自主阵发性抽搐。

本病开始时往往局限于眼睑，特别是下眼睑，以后常牵涉整个眼轮匝肌，然后逐渐向下半部面肌扩展，尤以口角抽搐较多见。痉挛范围不超过面神经支配区。少数患者阵发性痉挛发作时，伴有面部轻微疼痛。严重者整个面肌可发生痉挛，并可轻度肌无力和肌萎缩。

【检查】肌电图检查：失神经电位如正相、纤颤电位出现，运动单元电位时限、波幅异常等。

【治疗】

1. 针灸治疗

主穴：翳风、攒竹、风池、合谷、太冲、率谷（对侧）。

配穴：风寒外袭配外关、风府；风热侵袭配曲池；阴虚风动配太溪、三阴交；气血不足配足三里、血海、气海。

操作：先刺太冲、合谷，重刺行泻法；余穴常规针刺。用泻法针对侧率谷为经验用法，可向下斜刺，亦可向前或向后平刺，治疗面瘫、面肌痉挛有奇效。

2. 推拿治疗

(1) 患者取仰卧位，术者可先用双手掌心轻轻揉搓患者两侧面部，从前额向下抹揉至下颌部。

(2) 术者用两拇指螺纹面为着力点，自太阳穴开始按揉，至承泣、四白、颊车、地仓、人中、承浆穴3～5分钟。

(3) 术者用左手或右手的大鱼际轻轻擦揉患侧面部1～3分钟。

(4) 紧接上法，以拇指按揉患者合谷穴1～3分钟。

【医嘱和护理】

(1) 指压合谷穴时，应适当用力较重。合谷疼痛的敏感度也应较强。

(2) 保持心情舒畅，情绪不宜过分急躁。

(3) 注意休息，适当加强锻炼，劳逸结合。

(4) 注意观察病情变化与发展，切勿与其他疾病混淆或误诊。

【病例】

患者石某，女，56岁，因"右侧眼口肌肉不自主抽搐3月"于2019年3月就诊。患者3个月前无明显诱因出现右侧眼周、口角处肌肉间断、阵发性抽搐，右下眼睑及右下唇处痉挛不受意识控制，数秒或数分钟后缓解，但发作频繁，可达每日数十次，甚至影响吃饭、社交，很是苦恼、焦虑，于外院诊断为"面肌痉挛"，药物口服治疗效果不理想，经朋友介绍前来中医针灸治疗。纳可，眠可，二便尚调。

查体：双侧颞肌、咀嚼肌无萎缩，舌淡红，苔薄白，脉细弱。

诊断：面肌痉挛（气血不足）。治宜益气养血，祛风通络。

处方：针刺加推拿治疗。取右侧（瞳子髎、太阳、地仓、承浆）、双侧（翳风、合谷、太冲、足三里、三阴交），留针 30 分钟，可于右侧翳风、地仓处接电针，以微弱电流刺激 10 分钟左右。针毕，痉挛频次即有所减少。继续予上述推拿治疗约 15 分钟。治疗 1 个疗程后，面肌痉挛频次已减半，痉挛程度亦减轻；连续治疗 3 个疗程后，面肌痉挛症状基本消失，仅情绪激动或特殊面部动作时偶尔诱发出现 1~2 次，患者较满意。

第八节　三叉神经痛

【概述】三叉神经痛是以三叉神经分布区出现突发的短暂性、阵发性、放射性、烧灼样抽掣疼痛为主症的病证。多发于 40 岁以上女性，有原发性和继发性之分，属中医学"面痛"范畴。

【病因病机】中医学认为其发生多与外感邪气、情志不调、外伤等因素有关。病机是面部经络气血痹阻，不通则痛。

【临床表现】主要症状：面部疼痛突然发作，呈闪电样、刀割样、针刺样、烧灼样剧烈疼痛。痛时可见面部肌肉抽搐，伴面部潮红、流泪、流涎、流涕，常因说话、吞咽、刷牙、洗脸、冷刺激、表情或情绪变化等诱发。

【检查】三叉神经反射电生理学检测、头部 CT 和 MRI 等检查。

【鉴别诊断】

牙痛：以牙痛、牙齿松动、牙龈出血、齿间溢脓、影响咬嚼为主要症状。牙痛甚烈，兼有口臭、口渴、便秘、舌苔黄等症。

【治疗】

1. 针灸治疗

主穴：四白、下关、地仓、合谷、内庭、太冲。

配穴：眼部疼痛配攒竹、丝竹空、阳白；上颌部疼痛配颧髎；下颌部疼痛配翳风、承浆、颊车；风寒配列缺；风热配曲池；气血瘀滞配三阴交。

操作：毫针，泻法。急性发作期局部穴位宜轻刺；针刺时宜先取远端穴位，可透刺但刺激强度不宜过大。

2. 推拿治疗

(1) 患者取仰卧位，术者先在健侧的一面，用右手掌心擦揉健侧面部，以放松面神经。

(2) 术者用拇指按揉患者患侧面部、眼眶上下及口唇上部，并以痛点为主，如印堂、颊车、迎香、颧髎、人中穴 3~5 分钟。

(3) 术者采用循经点穴止痛法，按揉患者曲池、内关、合谷、列缺穴 3~5 分钟。

(4) 患者取坐位，术者用拇指按揉患者百会、风池、风府、太阳穴 3~5 分钟。

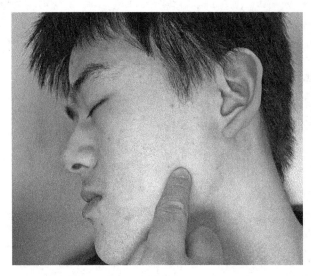
颊车

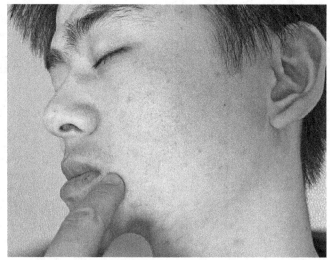
地仓

【医嘱和护理】

（1）首先要明确发病的原因，继发病灶急性期可在药物治疗的前提下，配合以上疗法，以缓解疼痛。

（2）饮食宜温热、柔软，半流质为主，清淡而富有营养为佳。忌食刺激性食物，如葱、蒜、辣椒等。

（3）加强保暖，尤其是面部，寒冷季节外出要戴口罩。适当进行户外运动，增强体质，增强免疫力。

（4）治疗此疾患，患者要树立信心，心情愉悦，才能够战胜疾病。

【病例】

患者尚某，女，60 岁，因"左侧颜面部疼痛半月余"于 2020 年 7 月 15 日初诊。半月前无明显诱因下出现左侧颜面疼痛，痛时耳后连及左侧额头、眼周、下颌及颊部抽掣样烧灼疼痛，左侧腮部稍红肿，于当地乡镇医院输液、口服西药治疗效果不理想，故来我处门诊针灸治疗。刻下：神清，精神可，愁苦面容，左侧颜面部疼痛，影响进食，时有头痛、牙痛，进食软烂半流食，不敢咀嚼较硬食物，夜寐一般，小便偏黄，大便正常。

查体：左侧颌下淋巴结稍肿大，张口触及颊车穴附近疼痛呈刀割样，舌质红，苔少有裂纹，脉弦细。

诊断：三叉神经痛（面痛，阴虚火旺）。治则滋阴降火、活血止痛。

处方：针刺加推拿治疗。取左侧（头维、攒竹、四白、下关、翳风、颊车、承浆）、双侧（合谷、太溪、三阴交），留针 20～30 分钟。针毕，予上述推拿治疗 15 分钟左右。1 次治疗后，疼痛便缓解 60%，连续治疗 1 个疗程后，患者面痛明显减轻，仅偶有发作，又巩固治疗 3 次，疼痛未再发作，结束治疗，嘱患者保持心情舒畅，劳逸适度。

第七章

外科、伤科疾病

第一节　跟痛症

【概述】跟痛症是指因急、慢性损伤引起的跟骨及周围软组织的无菌性炎症，以足跟底部局限性疼痛和行走困难为主要临床表现的一类病证。本病包括跟骨滑囊炎、跟下脂肪垫损伤、跖筋膜炎、跟骨骨刺等基础性病证。跟骨骨刺往往和跟痛症同时存在，但跟骨骨刺并不一定是跟痛症的原因。以中老年人多见，体型肥胖妇女易患此病。本病属中医学"骨痹"范畴。

【病因病机】

中医学认为，跟底为足太阳经筋所结，因足底着力不当，或用力过度，牵掣经筋损伤，气血瘀滞，筋拘黏结，故肿痛。或年老体弱，肝肾亏虚，肝主筋，肾主骨，久虚及骨，以致骨赘形成而为骨痹。

西医学认为，跟痛症多因急、慢性损伤引起跟骨结节附着处、跖筋膜、跟骨滑囊、跟骨下脂肪垫等软组织发生充血、炎性水肿等而致跟部疼痛。

（1）跟骨骨刺：多发生于跟骨结节前缘附着处。由于劳动、行走等慢性牵拉，结节止点处的纤维反复微小断裂、修复，使断裂处微小出血、钙盐沉着、骨化而形成骨刺，增生的骨质对足跟软组织长期的压迫刺激，造成不同程度的损伤和炎症反应，引起局部出血、水肿、渗出、组织纤维化、炎性细胞浸润、代谢产物积聚等，从而形成本病。

（2）慢性劳损：因长期的职业关系或因扁平足，腰椎生理曲度消失、反弓，躯体承重力线后移，加重跟骨负荷，跖筋膜处于长期反复的超负荷状态，从而诱发炎症，形成退变、纤维化，最终导致跖筋膜炎，加速跟骨骨刺形成。

（3）急性损伤：走路或运动时，足跟踩到不平整路面，或足跟着地过猛，足跟局部受冲击而发病。

（4）退行性病变：老年体弱，或久病卧床，足跟部发生退行性改变，皮肤变薄，跟下脂肪垫萎缩，骨骼发生脱钙变化而致本病。

【临床表现】

1. 病史

有急、慢性损伤史。

2. 症状

（1）进行性足跟痛，晨起站立或久站后疼痛加重。

（2）站立、行走、跑、跳时，足跟不敢着地，呈跖足尖跛行。

（3）伴有足底麻胀感或紧张感，劳累后症状加重，得热则舒，遇冷痛增。

【辅助检查】X线检查可见跟骨结节部有粗糙的骨质增生或骨刺形成；骨膜增厚；跟骨骨密度降低。

【鉴别诊断】

（1）跟骨骨折：多有典型外伤史，跟骨周围肿胀、疼痛，X线检查可明确诊断。

（2）跖管综合征：灼痛可放射至足趾跖面，伴有感觉过敏，运动及感觉障碍。Tinel 征阳性。肌电图检查可有助于诊断。

（3）跟骨结核：多发生于青少年，局部微热，肿痛范围大。伴有低热、盗汗、乏力等全身症状。X 线检查显示骨质破坏、空洞及死骨形成等骨结核表现。

（4）跟骨骨髓炎：本病虽有跟痛症状，但局部可有明显的红肿热痛等急性感染的表现，严重者可伴有高热等全身症状。实验室检查和 X 线检查可明确诊断。

【治疗】

1. 针灸治疗

治法：疏经通络，化瘀止痛。

主穴：太溪、照海、昆仑、申脉、悬钟、阿是穴。

配穴：痛及小腿加承山、阳陵泉；气虚加脾俞、足三里；血瘀加膈俞、太冲；肝肾不足加肝俞、肾俞、复溜。

操作：太溪、昆仑常常采取透刺法；申脉、照海则刺向跟底部；其他穴位常规针刺。针灸并用可加强疗效。泻法或平补平泻。

2. 推拿治疗

治法：疏经通络，化瘀止痛。

手法：滚法、按法、揉法、擦法、敲击法、摩法。

取穴与部位：涌泉、然谷、太溪、昆仑、阿是穴、足跟部。

操作：

（1）患者俯卧，术者用滚法、按揉法自足跟部至足心跖筋膜往返施术，手法宜深沉缓和，时间约 3 分钟，以舒筋通络、活血止痛。

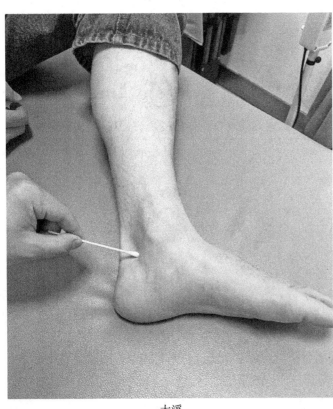

太溪

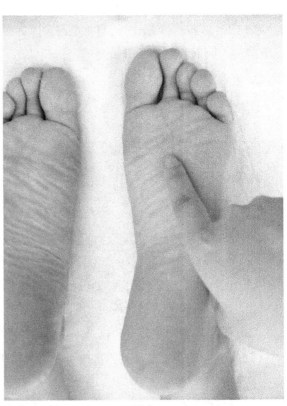

涌泉

（2）术者用拇指重点按揉足底跟骨结节部，以深层有温热感为度；然后按揉涌泉、然谷、太溪、昆仑穴，以酸胀为度，时间约 3 分钟，以活血止痛。

（3）术者用右手大鱼际按揉患足踝部和足背、底部，3～5 分钟。以足的内、外踝部为重点，时间约 3 分钟。

（4）术者用掌揉法或摩法在足跟部施术，时间约 3 分钟，以舒筋活络。

【医嘱和护理】

（1）避免长期站立、行走；肥胖者建议减体重，腰椎生理曲度消失者建议穿高跟鞋，以减少足跟负荷。

（2）急性期宜休息，可在鞋内跟部垫一块海绵或在骨刺相应部位加垫以缓冲对骨刺的过度刺激。

（3）不可自行对骨刺部位进行敲击，配合温热敷，每日 1～2 次，以改善局部血液循环。

【病例】

李某，男，54 岁。双足跟痛 3 年加重 1 周，压痛明显，X 线检查见跟骨结节部有粗糙的骨质增生，诊为跟骨痛。针灸取阿是穴，针刺得气后加灸，并加针刺太溪、照海、昆仑、申脉、悬钟，留针 20 分钟。取针后推拿 15 分钟，㨰法、按揉法施术于阿是穴，按揉涌泉、然谷、太溪、昆仑，大鱼际按揉患足踝部和足背、底部。治疗 1 次后疼痛明显减轻，治疗 5 次后疼痛完全消失。

第二节　踝关节扭伤

【概述】踝关节扭伤是指外力致踝部扭转的急性软组织损伤，以踝部疼痛、肿胀及活动功能障碍为主要临床表现的病证。本病可发生于任何年龄，以年轻人多见，尤其是在运动损伤中发生率最高。本病属中医"筋伤"范畴。

【病因病机】中医学认为，踝为足之枢纽，足之三阴、三阳经筋所结。因足踯用力不当，经筋牵抻过度，致使经筋所结之处撕裂，阳筋弛长，阴筋拘挛，气血离经，为瘀为肿，活动牵掣，屈伸不利，伤处作痛。

西医学认为本病多因在不平的路面上行走、跳跃、跑步或下楼梯时，抬脚后足趾屈曲落地，足部受力不均，踝关节突然向内或向外翻转，超过了踝关节正常活动范围及内、外侧副韧带的维系能力时，造成韧带的撕裂或韧带附着部位的撕脱性骨折。

【临床表现】

1. 病史

有足踝急性内翻位或外翻位损伤史。

2. 症状

（1）扭伤后立即出现踝关节外侧或内侧疼痛，伤后数分钟或数小时内出现不同程度的肿胀、皮下瘀血。

（2）踝关节活动受限，行走呈跛行或不敢用力着地行走。

【辅助检查】X 线检查可明确是否有骨折、脱位及骨折和脱位的程度。足部强力内翻或外翻位下拍摄 X 线片，若见踝关节间隙明显不等宽或距骨脱位的征象，提示韧带完全断裂。

【鉴别诊断】

（1）踝部骨折：有严重踝部扭伤史，局部肿胀明显，疼痛剧烈，踝关节活动功能丧失。骨折处有严重压痛，叩击足底则断端疼痛剧烈，有时可闻及骨擦音或触及异常活动。X线检查可确诊。

（2）踝关节脱位：后踝部有明显畸形，有时虽无畸形，仍需防止有潜在的已自行复位的踝关节脱位。

【治疗】

1. 针灸治疗

治法：舒筋活络，消肿止痛。

主穴：阿是穴、解溪、昆仑、申脉、丘墟、照海。

配穴：病在足少阳筋络加悬钟；病在足少阴筋络加然谷；病在足太阴筋络加商丘。还可用手足同名经配穴法，即在对侧腕关节找压痛点针刺。

操作：毫针常规针刺。一般宜先取远端穴位，针刺时配合踝关节活动。针灸并用可加强疗效。泻法或平补平泻。

2. 推拿治疗

治法：活血化瘀，消肿止痛。

手法：滚法、按法、揉法、摩法、拔伸法、摇法、抹法、擦法。

取穴与部位：足三里、阳陵泉、解溪、悬钟、昆仑、阿是穴、照海、踝关节周围。

操作：

（1）患者仰卧，术者沿其患侧小腿外侧至踝外侧用掌心揉法、按揉法上下往返交替施术，以外踝前下方为施术重点，手法宜轻柔缓和，时间约3分钟，以舒筋活血。

（2）术者按揉患侧足三里、阳陵泉、解溪、悬钟、昆仑等穴，以患者能耐受为度，时间约3分钟，以通络止痛。

（3）术者从患侧踝关节往上用指腹推揉3～5分钟，可达消肿止痛之效。

（4）患者仰卧，术者一手托其患侧足跟部，另一手握其足趾部做牵引拔伸，在拔伸的同时轻轻摇动踝关节，并配合足部内翻、外翻被动活动，重复3～5次，以舒筋通络。

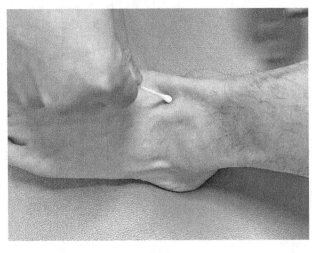

解溪

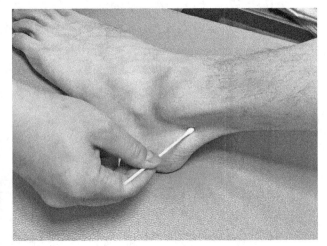

昆仑

【医嘱和护理】

（1）24～72小时禁止热敷，可以冷敷以减少出血。

（2）制动学习，抬高患肢以利于消肿。

（3）运动前应充分做好热身活动，选择合适的运动鞋，穿高跟鞋不要做剧烈活动。

（4）避免在不平整地面上行走或跑步；加强踝部肌肉力量锻炼，如提跟练习、单脚站立等。

（5）注意踝部保暖，恢复期加强功能锻炼，有利于损伤恢复。

（6）避免再次扭伤，有踝关节扭伤史者在锻炼时宜佩戴踝关节保护装置。

【病例】

刘某，男，18岁。因蹦跳不慎而致左踝关节扭伤1天。患处红肿、青紫疼痛，按之痛甚，以外踝前下方为主，行走不利，诊为左踝关节扭伤。针灸取阿是穴、解溪、昆仑、申脉、丘墟、照海、悬钟，留针20分钟。取针后推拿15分钟，按揉法施术于左外踝前下方，按揉患侧足三里、阳陵泉、解溪、悬钟、昆仑，一手托其患侧足跟部，另一手握其足趾部做牵引拔伸，在拔伸的同时轻轻摇动踝关节，并配合足部内翻、外翻被动活动。次日疼痛明显减轻，步履较前便利，2次而愈。

第三节　膝关节劳损

【概述】膝关节劳损即膝关节的退行性病变，多是剧烈运动或者长期负重等原因导致的膝关节的肌肉或者韧带等软组织出现慢性损伤，为中老年人的常见病、多发病之一。膝关节的骨质增生和髌下脂肪垫劳损是膝关节劳损性病变的最常见的表现。劳损可导致局部出现肿胀、疼痛等症状，也可产生膝关节的骨质增生。

【病因病机】本病病因为剧烈运动、长期重复性活动、过度使用或受伤引起的膝关节肌肉、韧带、关节和神经的损伤。中医学认为，过度使用或剧烈运动后，膝关节筋肉受损，脉络受伤，气血互阻，瘀血形成，引起疼痛和功能障碍。

【临床表现】

1. 病史

多有急性或慢性损伤史。

2. 症状

（1）膝部疼痛不适，完全伸直时疼痛加重，可向后放射至腘窝，阴雨天或劳累后疼痛加剧。

（2）病程长、病变重者，或可出现膝关节肿胀。

【辅助检查】X线检查一般无改变或有骨质增生。

【鉴别诊断】

（1）膝关节半月板损伤：以膝关节活动痛，行走和上下坡时明显，伸屈关节时症状明显，回旋挤压试验阳性。MRI可明确诊断。

（2）膝关节侧副韧带损伤：多有明显外伤史，膝关节肿胀疼痛，膝关节分离试验阳性。MRI可明确诊断。

【治疗】

1. 针灸治疗

治法：舒筋通络，活血止痛。

主穴：膝眼、血海、阳陵泉、阿是穴。

配穴：寒湿证配腰阳关；瘀血证配膈俞；肝肾亏虚配肝俞、肾俞。

操作：毫针常规针刺。平补平泻，针灸并用。

2．推拿治疗

治法：舒筋通络，活血止痛。

手法：按揉法、四指推法、㨰法。

取穴与部位：膝眼、血海、阳陵泉、足三里、梁丘。

操作：

（1）患者取仰卧位，术者先用㨰法放松患侧膝关节上方肌肉 3～5 分钟。

（2）术者用四指推法在患侧膝关节稍用力推揉膝眼穴 3～5 分钟。

（3）用拇指按揉患者患侧阴陵泉、阳陵泉、足三里、三阴交、委中等穴，反复操作 3～5 分钟。

（4）术者左手扶住患侧膝盖，右手握住患侧小腿，轻柔地帮助患者患肢做屈伸运动 1～3 分钟。

【医嘱和护理】

（1）注意膝部休息和保暖。加强下肢股四头肌、股二头肌的锻炼。

（2）避免久坐久站，避免剧烈跑跳等运动。

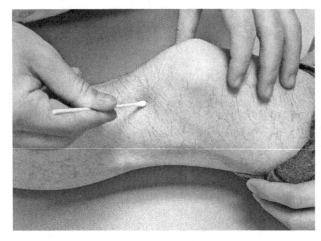

膝眼

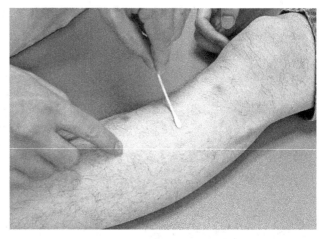

足三里

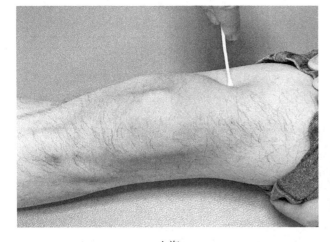

血海

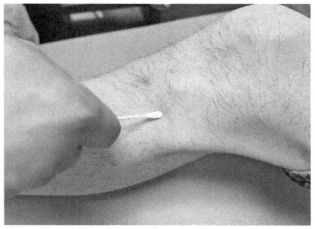

阳陵泉

【病例】

王某，女，58 岁。左膝关节痛 3 年，受凉后加重 5 天。膝部疼痛不适，完全伸直时疼痛加重，向后放射至腘窝，X 线片未见明显异常，诊为左膝关节劳损。针灸取左侧膝眼、血海、阳陵泉、阿是穴配腰阳关。加灸，留针 20 分钟。取针后推拿 15 分钟，用㨰法放松患侧膝关节上方肌肉，用四指推法在患侧膝关节稍用力推揉膝眼穴，拇指按揉患者患侧阴陵泉、阳陵泉、足三里、三阴交、委中等穴，左手扶住患侧膝盖，右手握住患侧小腿，轻柔地帮助患者患肢做屈伸运动。治疗 1 次以后疼痛减轻，治疗 4 次后疼痛消失，关节活动基本无障碍。

第四节　膝关节扭伤

【概述】膝关节扭伤包括膝关节周围肌肉、肌腱、关节囊、相关韧带的挫伤、拉伤，以及半月板损伤等。在膝关节的软组织扭伤中，又以膝关节侧副韧带的损伤最为常见。

【病因病机】膝关节是人体中关节面最大、结构最复杂的滑囊关节，主要活动是屈伸。在膝关节的关节间隙中有半月形的软骨板，叫半月板，有增强膝关节的稳固性及缓冲的功能。膝关节位于股骨和胫骨的末端，承受着很大的重量，周围又没有肌肉、脂肪的保护，因此，是人体中最易受外伤的关节之一。

中医学认为，膝为诸筋之会，膝关节的急、慢性损伤，伤及筋脉，筋脉痹阻，气血失运，致筋脉拘挛，关节肿胀疼痛，屈伸不利，不通则痛；筋络受损，气血凝滞，经筋失荣，不荣则痛。

【临床表现】

1. 病史

一般有明确的外伤史。

2. 症状

（1）膝部疼痛不适，甚者可见关节肿胀、瘀青。

（2）膝关节活动明显受限。

（3）病程长者可见肌肉出现失用性萎缩，以股四头肌、胫骨前肌、腓骨长肌较为明显。

【辅助检查】膝关节 MRI 可明确诊断。

【鉴别诊断】

（1）髌骨软骨软化症：一般有长期运动史，膝关节酸软、无力症状更为明显。

（2）膝关节骨性关节炎：发病缓慢，初起时疼痛为间歇性，后为持续性，上下楼梯时疼痛明显。

【治疗】

1. 针灸治疗

治法：舒筋活血，消肿止痛。

主穴：膝眼、血海、曲泉、阴陵泉、足三里、阳陵泉。

配穴：肝肾亏虚加绝骨；气滞血瘀加膈俞；痰凝筋脉加丰隆

操作：毫针常规针刺。泻法，针灸并用。

2. 推拿治疗

治法：舒筋活血，消肿止痛。

手法：㨰法、按揉法、摩法、擦法。

取穴与部位：膝眼、血海、曲泉、阴陵泉、足三里、阳陵泉、局部压痛点。

操作：

（1）擦揉患处：患者仰卧，患肢膝下垫枕呈半屈曲位，术者一手固定患肢，另一手在损伤侧用擦法施术，先从患处周围开始，后于损伤局部重点施术，手法宜轻柔缓和，时间约8分钟，以舒筋活血。

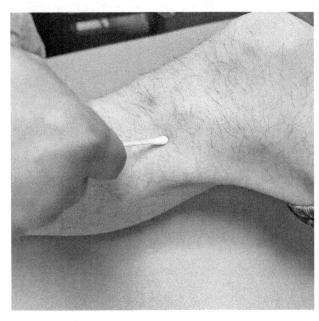

阳陵泉

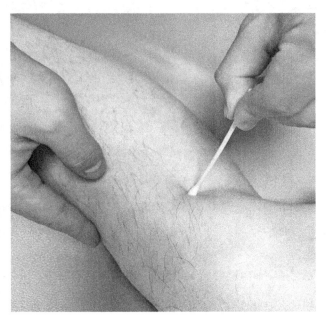

阴陵泉

（2）按揉穴位：按揉膝眼、血海、曲泉、阴陵泉、足三里、阳陵泉，手法力度由轻渐重，以酸胀为度，时间约3分钟，以活血止痛。

（3）摩法：术者配合介质用掌摩法于患侧膝部施术2分钟，重点在损伤处。

【医嘱和护理】

（1）急性损伤24小时内不要热敷。

（2）恢复期不宜做强度较大运动。

【病例】

陈某，男，15岁。因蹦跳不慎而致右膝关节扭伤1天。患处刺痛，痛定不移，按之痛甚，关节活动时加重，行走不利，诊为右膝关节扭伤。针灸取膝眼、血海、曲泉、阴陵泉、足三里、阳陵泉配膈俞，留针20分钟。取针后推拿15分钟，用擦法施术于患处周围及损伤局部，按揉膝眼、血海、曲泉、阴陵泉、足三里、阳陵泉，配合介质用掌摩法于患侧膝部施术。2次治疗后疼痛消失，关节活动正常。

第五节　膝关节骨性关节炎

【概述】膝关节骨性关节炎又称退行性膝关节炎、增生性膝关节炎、肥大性膝关节炎、变形性膝关节炎、老寒腿等，是中老年人常见的疾病。多由膝关节的退行性改变和慢性积累性关节磨损而造成，以膝部关节软骨变性、关节软骨面反应性增生、骨刺形成为主要病理表现。

【病因病机】

中医学认为，本病是由于慢性劳损、受寒或年老体弱、肝肾亏虚、气血不足致使筋骨失养，日久则使关节发生退变及骨质增生。

一般认为与患者年龄、性别、职业、体重及损伤相关。关节软骨累积性损伤会导致关节软骨的原纤维变性，使软骨变薄，引起关节活动时疼痛以及功能受限，后期造成骨质增生，同时膝关节周围的肌肉也会出现萎缩。

【临床表现】

1. 病史

一般有慢性膝关节疼痛史。

2. 症状

(1) 初期膝关节间歇性疼痛，后期为持续性，活动时伴弹响，上下楼梯时加重。

(2) 后期膝关节出现活动受限，跑、跳、跪、蹲时尤为明显。

(3) 病程长者肌肉出现萎缩，并会出现膝关节变形。

【辅助检查】

(1) X线检查：可见关节间隙变窄，不同程度骨赘形成，髌骨边缘骨质增生及髌韧带钙化。

(2) 实验室检查：抗链球菌"O"，血沉及类风湿因子检查均无异常。

【鉴别诊断】

风湿性及类风湿性关节炎：通过实验室检查可鉴别。

【治疗】

1. 针灸治疗

治法：舒筋通络，活血止痛。

主穴：膝眼、阳陵泉、阴陵泉、血海、委中。

配穴：寒湿证配腰阳关；血瘀证配膈俞；肝肾亏虚配肝俞、肾俞。

操作：毫针常规针刺。平补平泻，针灸并用。

2. 推拿治疗

治法：舒筋通络，活血止痛。

取穴：膝眼、阳陵泉、阴陵泉、血海、委中、髌骨周围、腘窝部。

手法与部位：滚法、揉法、压法。

操作：

(1) 患者取仰卧位，将患侧下肢伸直，膝盖下垫一柔软枕或垫。术者用滚法在患肢大腿部操作，配合掌心揉法反复操作3～5分钟，放松下肢肌肉。

(2) 术者用左手掌心固定患侧膝关节，右手握住患侧踝关节，做膝关节的屈伸、旋转等被动运动，1～3分钟。

(3) 术者用右手拇、食指按揉患者患膝两膝眼穴，并按揉患者阳陵泉、阴陵泉、血海、足三里、三阴交等穴3～5分钟。

(4) 患者取俯卧位，术者用滚法、揉法在患者腘窝部施术，并点按委中穴。

【医嘱和护理】

(1) 以上治疗应在膝关节无骨折或无器质性病变前提下进行。

(2) 患者应尽量避免膝关节受寒凉、劳损。不建议做长时间行走、快走、爬山运动。

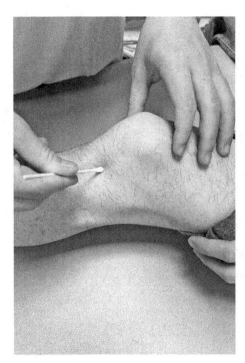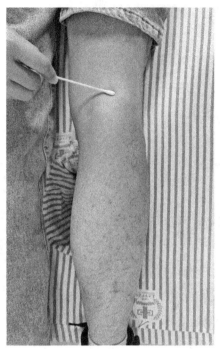

膝眼　　　　　　　　　　　　　　委中

（3）治疗的同时，可配合每晚温热水泡浴下肢 10～20 分钟，并适当做膝关节屈伸运动。

（4）此外，还可以吃一些强筋健骨的食物巩固疗效，如牛羊肉、排骨汤等。

【病例】

刘某，女，63 岁。右膝关节痛 5 年，加重 1 周。腰膝酸软，上下楼梯疼痛加重，跑跳时尤为明显。X 线片见关节间隙变窄，骨赘形成，诊为右膝关节骨性关节炎。针灸取右膝眼、阳陵泉、阴陵泉、血海、委中配肝俞、肾俞，留针 20 分钟，肝俞、肾俞加灸。取针后推拿 15 分钟，先用㨰法在患肢大腿部施术，后用左手掌心固定患侧膝关节，右手握住患侧踝关节，做膝关节的屈伸、旋转等被动运动，用右手拇、食指按揉患者患膝两膝眼穴，并按揉患者阳陵泉、阴陵泉、血海、足三里、三阴交等穴，最后患者取俯卧位，术者用㨰法、揉法在患者腘窝部施术，并点按委中穴。治疗 3 次以后疼痛缓解，治疗 7 次以后上下楼梯无明显疼痛。

第六节　肱骨外上髁炎

【概述】肱骨外上髁炎又称"网球肘"，是指因急、慢性损伤而引起的肱骨外上髁及周围软组织的无菌性炎症，导致以肘外侧疼痛、局部压痛及伸腕抗阻痛为主要临床表现的一种病证。本病好发于前臂运动强度较大的人群，如网球、羽毛球、乒乓球运动员及木工、钳工等。本病属中医学"筋伤"范畴，又称"肘劳"。

【病因病机】

1. 急性损伤

前臂在旋前位时，突然猛力做腕关节主动背屈时，前臂桡侧腕伸肌强烈收缩，引起伸肌总腱起点处的损伤而致本病。

2. 慢性劳损

前臂在旋前位时，腕关节经常反复做背屈、尺偏的联动动作，则肱骨外上髁的伸肌群，尤其是桡侧伸腕长短肌的附着处受到牵拉，如此经常反复，则可导致慢性劳损。

中医学认为，本病因手阳明经筋瘀结所致。若因直接暴力碰撞、牵拉、扭转，伸屈、旋臂，或风寒湿邪客犯筋络，致使气血瘀滞，积聚凝结，筋络黏涩，壅肿作痛，肌筋拘挛而活动受限。若节伤则节隙瘀滞，凝涩屈伸，旋转不利，发为本病。

【临床表现】

1. 病史

有肘部慢性损伤史，大部分患者无明显外伤史，与工作、职业有关。

2. 症状

（1）肘外侧疼痛，用前臂旋前伸肘时疼痛加重，可放射至前臂、腕部或整个上肢部。劳累、阴雨天时疼痛加重，休息则疼痛缓解。

（2）前臂旋转无力，握力减弱，甚至持物落地，手掌向下不能负重平举。

（3）Mills 试验阳性。

【辅助检查】X 线检查一般无异常，病程长者可见肱骨外上髁部粗糙或钙化影。

【鉴别诊断】

（1）肱桡滑囊炎：主要表现为肘部的活动痛，前臂旋前时明显。肱骨外上髁部一般无压痛。

（2）肱骨内上髁炎：肱骨内上髁处的疼痛、压痛，与前臂外旋、腕关节背伸相关，以及被动伸直肘关节时疼痛加剧；Mills 试验阴性。

【治疗】

1. 针灸治疗

治法：舒筋活血，通络止痛。

主穴：曲池、肘髎、合谷、阿是穴。

配穴：手阳明经证配手三里、三间；手太阳经证配小海、阳谷；手少阳经证配天井、外关。

操作：手阳明经穴常规针刺；阿是穴可作多向透刺，针灸并用，泻法。

2. 推拿治疗

治法：舒筋活血，通络止痛。

手法：滚法、按法、揉法、一指禅推法、弹拨法、拿法、拔伸法、推法、擦法、搓法、抖法。

取穴与部位：曲池、手三里、外关、阿是穴、前臂、肱骨外上髁处、上臂肌群。

操作：

（1）患者取坐位或仰卧位，将前臂旋前屈肘放于软枕上。术者用滚法、按揉法在患肢前臂外侧自肘部至腕部往返施术，时间约 5 分钟，以舒筋通络。

（2）术者用一指禅推法和弹拨法重点在肱骨外上髁处交替施术，时间约 2 分钟，以活血通络、松解粘连。

（3）术者左手托住患侧肘关节，右手拇指按揉患者曲池、手三里、外关、阿是穴，然后以拿法在前臂桡侧进行治疗，时间约 3 分钟，以舒筋活血、通络止痛。

（4）术者一手拇指按于肱骨外上髁处，其余四指握住肘关节内侧部，另一手握住其腕部做对抗牵伸肘关节；然后让患者屈肘，前臂旋前至最大限度时，快速伸直肘关节形成顿拉，连续操作3次，可使假性滑囊撕破。

（5）术者用掌擦法施术于患肢外侧肱骨外上髁及前臂伸肌群，以透热为度，可以舒筋理筋、温经通络。

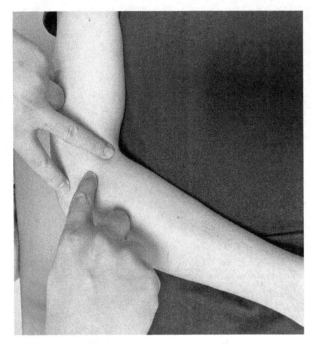
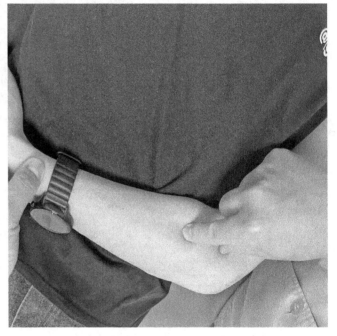

曲池　　　　　　　　　　　　　　　　　　　手三里

【医嘱和护理】

（1）进行网球运动前，做好热身，选择设计优良并适合自己的运动器材，掌握正确的技巧和动作。

（2）锻炼手臂、肩部和上背部的肌肉力量，避免过度使用手臂进行重复的抓握和扭转动作，以防肘关节的过度劳损。

（3）局部注意保暖，避免寒冷刺激。

（4）急性期应制动，避免做腕部用力背伸动作；缓解期可进行功能锻炼，如甩鞭法，即前臂内旋的同时屈肘，然后伸肘。

【病例】

李某，男，46岁。右肘关节痛半年，受凉后加重1周。现疼痛明显，活动受限。查：右肱骨外上髁压痛明显，前臂内外旋受限，握力减弱。诊为右肱骨外上髁炎。针灸取曲池、肘髎、合谷、阿是穴配手三里、三间，针刺得气后用泻法，加灸，留针20分钟。取针后推拿15分钟，用擦法、按揉法在患肢前臂外侧自肘部至腕部往返施术，用一指禅推法和弹拨法重点在肱骨外上髁处交替施术，按揉患者曲池、手三里、外关、阿是穴，用掌擦法施术于患肢外侧肱骨外上髁及前臂伸肌群。每日1次，7次痊愈。

第七节　肱骨内上髁炎

【概述】肱骨内上髁炎是指由于急、慢性损伤而引起的肱骨内上髁及周围软组织的无菌性炎症，导致以局部疼痛、前臂旋前、主动屈腕受限为主要临床表现的病证，又称"高尔夫球肘"，属中医"肘劳"范畴。

【病因病机】本病多因外伤、劳损或外感风寒湿邪，导致肱骨内上髁处的腕屈肌总腱纤维出现部分撕裂或肱骨内上髁骨膜出现炎性水肿、出血、血肿机化、纤维增生、瘢痕组织形成等病理变化，以致局部粘连、钙化，从而引起肘、腕关节活动功能障碍。

中医学认为劳累汗出、营卫不固、寒湿侵袭肘部经络，使气血阻滞不畅；长期反复从事旋前、屈腕等活动，使筋脉损伤、瘀血内停导致肘部经气不通，不通则痛。

【临床表现】

1. 病史

有肘部外伤或慢性劳损史。

2. 症状

（1）屈伸腕关节时肱骨内上髁处疼痛，可放射至前臂掌侧。前臂无力，无名指、小指有间歇性麻木感。劳累或感寒可致疼痛加重，休息后症状减轻。

（2）肘关节活动受限，用力握拳、提物等腕关节有屈曲活动时疼痛明显；日久则出现肘部肌肉萎缩，屈腕无力，肘关节屈伸活动障碍。

【辅助检查】

X 线检查一般无异常改变，少数患者可见肱骨内上髁增生样改变。

【鉴别诊断】

肱骨外上髁炎：肘外侧疼痛，前臂旋转无力，握力减弱，Mills 试验阳性。

【治疗】

1. 针灸治疗

治法：疏经通络，活血化瘀。

主穴：少海、小海、神门、阿是穴。

配穴：前臂被动旋后痛加曲池、手三里；腕关节被动背伸痛加外关；肘尖痛加天井。

操作：常规针刺，阿是穴可作多向透刺，针灸并用，泻法。

2. 推拿治疗

治法：舒筋活血，通络止痛。

手法：擦法、按法、揉法、弹拨法、擦法。

取穴与部位：小海、少海、阿是穴、肘内侧、前臂尺侧。

操作：

（1）患者仰卧，患肢上举并放在治疗床上，术者用擦法、按揉法自肘内侧至前臂尺侧往返施术，手法宜轻柔，时间约 5 分钟，以舒筋活血。

（2）患者取坐位，术者用中指勾揉小海、少海、阿是穴，手法宜缓和，每穴 1 分钟，以舒筋活血、通络止痛。

（3）术者用弹拨法于肱骨内上髁及前臂尺侧部往返施术，手法宜轻柔缓和，以免损伤尺神经，时间约 3 分钟，以松解粘连。

（4）术者一手握住患侧腕关节，一手握住患侧肘关节内侧，轻柔内旋、伸屈患肘，3~5 分钟。

（5）术者用掌擦法在肱骨内上髁及前臂尺侧处施术，以透热为度，可以温经通络。

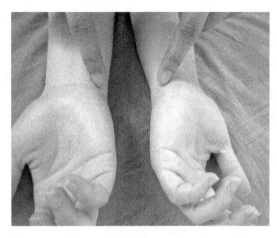

神门

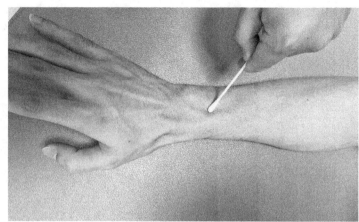

外关

【医嘱和护理】

（1）锻炼手臂、肩部及上背部的肌肉力量；避免反复做前臂屈曲、桡偏运动，以防肘关节劳损。

（2）局部注意保暖，避免寒冷刺激；治疗期间，避免用力屈腕。

（3）嘱患者自我推拿，配合功能锻炼，可做展旋、叉腰、伸屈肘关节、翻掌运臂等动作。

【病例】

黄某，女，50 岁。右肘关节痛 3 月，劳动后加重 2 天。现右肱骨内上髁压痛明显，屈伸腕关节时肱骨内上髁处疼痛，可放射到前臂掌侧，肘关节活动受限，劳累、感寒时疼痛加重，诊为右肱骨内上髁炎。针灸取少海、小海、神门、阿是穴配外关。阿是穴作多向透刺，针灸并用，留针 20 分钟。取针后推拿 15 分钟，用揉法、按揉法自肘内侧至前臂尺侧往返施术，后用中指勾揉小海、少海、阿是穴，再用弹拨法于肱骨内上髁及前臂尺侧部往返施术，最后用掌擦法在肱骨内上髁及前臂尺侧处施术。治疗 5 次而愈。

第八节　桡骨小头半脱位

【概述】桡骨小头半脱位又称牵拉肘，是婴幼儿常见的肘部损伤之一。发病年龄 1～4 岁，其中 2～3 岁发病率最高，占 62.5%。本病男孩比女孩多见，左侧比右侧多。当肘关节伸直，前臂旋前位忽然受到纵向牵拉时容易引起桡骨小头半脱位，有时幼儿翻身时上臂被压在躯干下导致受伤引起脱位。常见的是大人领小儿上台阶、牵拉胳膊时导致。

【病因病机】

桡骨头发育不全；环状韧带薄弱松弛；外力牵拉，有时极小力量即会导致脱位；缺钙：5 岁以下幼儿容易缺钙导致桡骨头发育缓慢，更易患此病。

【临床表现】

1. 病史

有前臂牵拉史。

2. 症状

（1）疼痛：肘部有疼痛感，主要表现为不用患手取物以及活动，并且拒绝别人的触碰。

（2）活动受限：小儿哭闹，患肢不敢活动而垂于体侧。

【辅助检查】X 线片检查一般无明显异常。

【鉴别诊断】

（1）尺骨鹰嘴骨折：局部有明显肿胀，X线片可明确诊断。

（2）肘关节后脱位：肘后方空虚，尺骨鹰嘴向后方突出，可触及凹陷，X线片可明确诊断。

【治疗】

推拿治疗。

治法： 理筋复位。

手法： 术者一手握住患儿的患侧肘部，以拇指压在桡骨头处，另一手握住患侧腕部，将前臂微微过伸和旋后，然后将患儿肘关节屈曲即可复位，可用三角巾固定。

【医嘱和护理】

（1）平时注意不要过于用力牵拉小儿上肢。

（2）适当增加户外活动，促进钙的吸收。

（3）饮食方面注意适当补钙。

【病例】

郝某，男，2岁。右肘部疼痛不能活动2小时。患儿2小时前与家长牵手走路时不慎跌倒，家长拉其右手后，患儿右肘部疼痛，不能活动。诊为右桡骨小头半脱位。复位治疗，一手握住患儿的患侧肘部，以拇指压在桡骨头处，另一手握住患侧腕部，将前臂微微过伸和旋后，然后将患儿肘关节屈曲。治疗1次即愈。

第九节　腕关节扭伤

【概述】 腕关节扭伤是指腕关节因用力不当或突受暴力使关节周围韧带、肌肉、肌腱、关节囊等软组织受到过度牵拉而发生损伤，导致以腕部肿胀、局部压痛、腕关节活动功能受限为主要临床表现的病证。本病可见于各年龄段、各种人群，属于中医学"腕部筋伤"范畴。

【病因病机】 一般多有外伤史，由直接或间接暴力冲击致腕关节过度背屈、掌屈或扭转，超过正常生理范围，造成腕关节周围韧带、肌腱等软组织的撕裂伤，当暴力过大时可合并发生撕脱骨折和关节脱位。亦有因腕关节超负荷量的过分劳累或腕关节长期反复劳作积累而引起肌腱、韧带长期处于紧张、牵拉状态，导致肌腱错位等损伤，局部渗出，日久可见粘连。

中医学认为，腕节乃多气少血之节，筋多而长，肉少而薄，为手六经起循之处，故活动灵巧而有力。若因跌仆冲撞，持物受力，牵拉扭转，或因积劳损伤，腕节错动，肌筋拘挛，气滞血瘀，则为肿为痛，功能障碍。

【临床表现】

1. 病史

有腕部外伤或慢性劳损史。

2. 症状

（1）腕关节周围疼痛、肿胀、活动受限，严重者腕不能伸屈。

（2）慢性劳损者疼痛和肿胀不明显，多以腕关节乏力和不灵活为主。

【辅助检查】 X线检查一般无异常，可排除骨折和脱位。

【鉴别诊断】

(1) 腕骨、尺桡骨骨折：相应骨折处疼痛，肿胀瘀青，关节畸形，压痛，可触及骨摩擦音或异常活动，挤压试验阳性，X线可明确诊断。

(2) 下桡尺关节损伤：有外伤史，下桡尺关节背侧肿胀、压痛明显，前臂旋前、旋后受限。

【治疗】

1. 针灸治疗

治法：理筋通络，活血祛瘀。

主穴：合谷、阿是穴。

配穴：手腕背侧痛加阳池、外关；掌侧痛加内关、大陵；桡侧痛加列缺；尺侧痛加阴郄。

操作：常规针刺，针灸并用，泻法。

2. 推拿治疗

治法：

(1) 急性损伤：活血祛瘀，消肿止痛。

(2) 慢性损伤：理筋通络，滑利关节。

手法：一指禅推法、按法、揉法、弹拨法、拔伸法、摇法、擦法。

取穴与部位：内关、外关、阳谷、阳溪、大陵、阳池、腕骨、太渊、腕部。

操作：

(1) 患者取坐位，将患侧上肢置于诊疗桌上，掌背向上，腕下垫枕。术者用右手拇指按揉患肢阳池、阳谷、外关、合谷等穴3～5分钟。力量由轻到重。

(2) 术者用一指禅推法、按揉法在损伤局部周围施术，逐渐移向伤痛处，时间约5分钟。

(3) 术者一手持腕，另一手在患处做轻柔的弹拨，弹拨方向与肌腱方向垂直，时间约2分钟，以消肿散瘀、理筋通络。

(4) 术者以左手握持患者患侧上肢前臂，用右手握持患者患侧的手掌，轻轻地转动患侧腕关节，顺时针方向及逆时针方向各进行1～3分钟，以理筋通络、滑利关节。

(5) 术者在腕关节损伤处用掌擦法治疗，以透热为度。

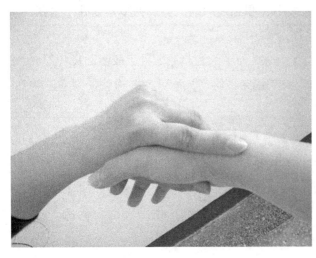

列缺

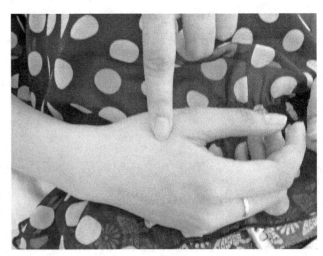

合谷

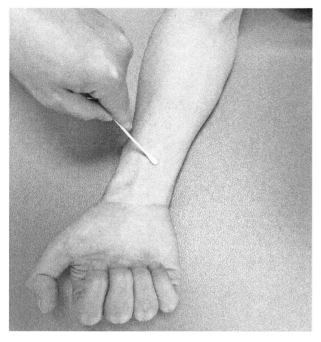
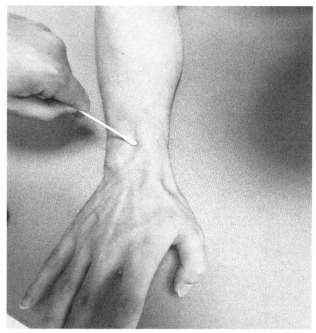

内关　　　　　　　　　　　　　　　　　　外关

【医嘱和护理】

（1）避免腕部受寒凉刺激或过度用力。

（2）治疗时注意局部保暖，可佩戴"护腕"保护腕关节；腕部要注意休息，尽量避免手持重物，不宜做手工工作。

（3）疼痛减轻后可进行功能锻炼。如五指屈伸运动，即先将五指伸展张开，然后用力屈曲握拳。

【病例】

李某，女，24 岁。因不慎跌仆，右手着地致右腕关节疼痛伴活动困难 1 天。现腕关节周围疼痛、肿胀、活动受限，手腕背侧明显，X 线检查未见异常。诊为右腕关节扭伤。针灸取合谷、阿是穴配阳池、外关。留针 20 分钟。取针后推拿 15 分钟。先按揉患肢阳池、阳谷、外关、合谷等穴，再用一指禅推法、按揉法在损伤局部周围施术，后用左手握持患者患侧上肢前臂，用右手握持患者患侧的手掌，轻轻地转动患侧腕关节，最后在腕关节损伤处用掌擦法治疗。治疗 2 次后痊愈。

第十节　腕管综合征

【概述】腕管综合征又称腕部正中神经卡压综合征，是指由于腕管内容积减少或压力增高，使正中神经在腕管内受压而引起以拇指、食指、中指疼痛麻木，有时伴有拇指活动失灵为主要临床表现的一种病证。与职业性损伤相关，好发于中年人，女性多于男性。本病属中医学"筋伤"范畴。

【病因病机】在正常情况下，因腕管有一定的容积，屈指肌腱在腕管内滑动，不会影响正中神经的功能，但当腕管内容物体积增大或腕管缩小时，就会挤压腕管内肌腱及正中神经而出现症状。引起腕管内容积变小的原因主要有：① 腕骨骨折、增生、脱位；② 腕横韧带增厚；③ 腕部肌腱肿胀。

中医学认为，由于寒湿淫筋，风邪袭肌，痹阻经络；或局部筋脉拘急，血瘀经络，气血运行受阻而导致本病。

【临床表现】

1. 病史

有急性损伤或慢性劳损史。

2. 症状

(1) 大多数发病缓慢，初期桡侧三个半手指（拇、食、中指及环指桡侧半指）感觉麻木、刺痛，日轻夜重，手部劳累或温度升高后症状加剧，偶可向上放射至臂、肩部；用力甩动手指症状可缓解；患手可发冷、发绀、活动不利。

(2) 疾病后期患手的大鱼际萎缩、麻痹、肌力减弱，肌萎缩程度与病程长短有密切关系，一般病程在4个月以后可逐渐出现上述症状；或桡侧三个半手指感觉消失，拇指不能与掌面垂直。

【辅助检查】

(1) 肌电图检查：大鱼际出现神经变性。

(2) X线检查：腕部陈旧性骨折、骨质增生及关节脱位等病理改变。

【鉴别诊断】

(1) 神经根型颈椎病：以上肢放射性麻木、疼痛为特征。臂丛神经牵拉试验阳性，叩顶试验阳性。影像学检查可明确诊断。

(2) 旋前圆肌综合征：以前臂或肘部掌侧不明原因的疼痛，拇长屈肌和拇短展肌无力为特征。肌电图检查可明确神经损伤的部位。

(3) 肘部正中神经损伤：以拇指和食指不能屈曲，握拳时拇指和食指仍处于伸直状态为特征，可伴有烧灼性神经痛。

【治疗】

1. 针灸治疗

治法：舒筋通络，活血化瘀。

主穴：大陵、太渊、鱼际、合谷、内关。

配穴：有肘部疼痛者加曲池、手三里；有肩部疼痛者加肩髃。

操作：常规针刺，针灸并用，泻法。

2. 推拿治疗

治法：舒筋通络、活血化瘀。

手法：一指禅推法、按揉法、弹拨法、拔伸法、擦法、搓法。

取穴和部位：大陵、太渊、鱼际、合谷、内关、病变局部。

操作：

(1) 一指禅推、搓腕管部：患者取坐位，术者用一指禅推法、搓法沿前臂手厥阴心包经往返施术，手法由轻渐重，时间约5分钟，以活血化瘀。

(2) 按揉穴位及腕管部：术者按揉腕管部，然后按揉内关、大陵、鱼际、合谷穴，时间约5分钟，以舒筋通络。

(3) 弹拨腕管部：术者用拇指在腕管部沿肌腱做垂直方向的轻柔弹拨，时间约3分钟，以松解粘连。

(4) 拔伸腕关节：术者一手握患侧掌部，另一手握住前臂拔伸腕关节5～8次，然后用拇指按压腕部的同时做背伸、掌屈及左右旋转5～8次。

（5）擦腕管部：局部擦法以透热为度。

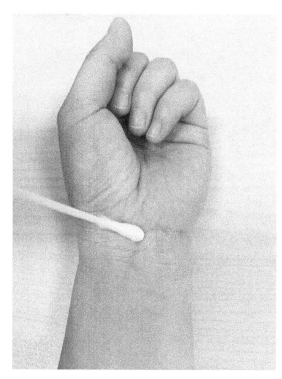
大陵

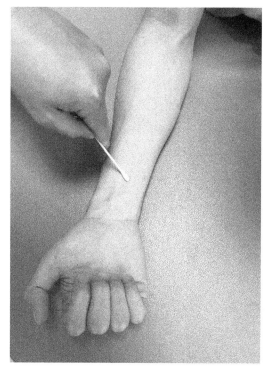
内关

【医嘱和护理】

（1）平时注意保护好腕关节，避免外伤，并减少腕关节的过度活动。

（2）注意腕关节的局部保暖。

（3）活动时可佩戴护腕。

【病例】

陈某，女，47岁。右手麻木3天，劳累后加重。患者有长期写作史，现右手桡侧三个半手指（拇、食、中指及环指桡侧半指）感觉麻木、刺痛，日轻夜重，手部劳累或温度升高后症状加剧，用力甩动手指症状可缓解。臂丛神经牵拉试验阴性，叩顶试验阴性。诊为右腕管综合征。针灸取大陵、太渊、鱼际、合谷、内关，留针20分钟，大陵加灸。取针后推拿15分钟，用一指禅推法、揉法沿前臂手厥阴心包经往返施术，按揉腕管部、内关、大陵、鱼际、合谷穴，再用拇指在腕管部沿肌腱做垂直方向的轻柔弹拨，术者再用一手握患侧掌部，另一手握住前臂拔伸腕关节5～8次，然后用拇指按压腕部的同时做背伸、掌屈及左右旋转5～8次，最后擦腕管部。治疗3次以后症状缓解，治疗7次以后痊愈。

第十一节 肘关节扭伤

【概述】本病是指由于间接暴力作用于肘关节致使肘关节周围软组织损伤而产生的一类病证，以运动伤为多，男性多于女性。

【病因病机】多因不慎跌倒，暴力冲击致肘关节活动过伸，造成关节囊、韧带撕裂引起的损伤，局部瘀血，或肘关节长期超负荷劳作、反复从事某一动作，使肌腱、韧带长期处于紧张状态，导致肌腱错位等损伤，局部渗出，日久可致粘连。

中医学认为，外来暴力猛烈撞击、不慎跌仆、剧烈运动等均可引起肘关节扭伤。受伤后，筋肉受损，脉络受伤，气血互阻，瘀血形成，引起疼痛和功能障碍。

【临床表现】

1. 病史

有急性损伤或慢性劳损史。

2. 症状

（1）局部疼痛，并出现不同程度的肿胀、瘀血、关节活动受限，伸屈时疼痛加重或完全不能伸屈。

（2）严重者可伴肘关节脱位或骨折。

【辅助检查】

X线片可排除是否有骨折或脱位。

【鉴别诊断】

（1）肱骨外上髁炎：以肱骨外上髁附近疼痛、压痛为主，局部无明显肿胀瘀血，关节无活动障碍。

（2）骨折：X线片可帮助确诊。

【治疗】

1. 针灸治疗

治法：舒筋活血，化瘀止痛。

主穴：曲池、肘髎、手三里、合谷、阿是穴。

配穴：伴前臂痛者加外关；伴上臂痛者加手五里。

操作：常规针刺，针灸并用，泻法。

2. 推拿治疗

治法：舒筋活血、化瘀止痛。

手法：按揉法、弹拨法、擦法、㨰法、四指推。

取穴和部位：曲池、手三里、肘髎、合谷、阿是穴、肘部。

操作：

（1）㨰法、四指推法：患者取坐位或仰卧位，用轻柔的㨰法或四指推，从肘部沿前臂背侧治疗，往返3～5次。

（2）按揉、弹拨法：按揉曲池、手三里、合谷，在肘部痛点做轻柔弹拨，以舒经活络。

（3）擦法：肘部擦法，以透热为主，并可加用热敷。

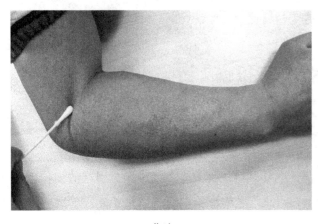

| 曲池 | 手三里 |

【医嘱和护理】

（1）局部制动，注意休息。

（2）瘀血肿胀者早期可冷敷以减少出血。

（3）恢复期适当加强功能锻炼。

【病例】

刘某，女，55 岁。跌仆后致左肘疼痛肿胀 1 天。现局部疼痛，左肘关节肿胀、瘀血、关节活动受限，伸屈时疼痛加重。X 线片未见明显异常，诊为左肘关节扭伤。针刺取曲池、肘髎、手三里、合谷、阿是穴配外关。得气后留针 20 分钟。取针后推拿 15 分钟，先用轻柔的㨰法、四指推，从肘部沿前臂背侧治疗，再按揉曲池、手三里、合谷，在肘部痛点做轻柔弹拨，最后做肘部擦法，以透热为主。经 3 次治疗后痊愈。

第十二节　棘上韧带扭伤

【概述】 自枕外隆凸至腰部，在棘突后方均有棘上韧带相连。其纤维长，在颈段为较粗厚的项韧带，对枕颈部的稳定起重要作用；在胸段，棘上韧带较薄弱；腰部的棘上韧带较强壮，但腰 5～骶 1 处常较为薄弱，以致易引起其深部的棘间韧带损伤。棘上韧带损伤是慢性腰痛的常见原因，多发生在中年以上人群，以下腰段损伤多见。弯腰、搬物、闪挫等因素很容易导致棘上韧带扭伤。棘上韧带扭伤后腰部会立即出现疼痛，疼痛为持续性，休息后减轻但不消除。咳嗽、喷嚏、用力大便时，疼痛加剧，腰不能挺直，行走不利。

【病因病机】 多由突然使脊柱向前屈曲的暴力所致。慢性劳损以及脊柱的病变也可导致该病的发生。

中医学认为外来暴力猛烈撞击、不慎跌仆、剧烈运动、长期弯腰等均可引起棘上韧带扭伤，受伤后，筋肉受损，脉络受伤，气血互阻，瘀血形成，引起疼痛和功能障碍。

【临床表现】

1. 病史

有急性损伤或慢性劳损史。

2. 症状

（1）局部疼痛，疼痛为持续性，休息后减轻但不消除。咳嗽、喷嚏、用力大便时，疼痛加剧，慢性损伤患者疼痛以酸痛为多，有时会有针刺样疼痛。

（2）患者不能挺直腰部，行走不利，前屈症状加重，后仰可减轻，故多采取"仰首挺腹"姿势。

【辅助检查】：MRI 可确诊损伤部位。

【鉴别诊断】

（1）腰椎间盘突出症：以腰痛，伴下肢放射痛为主要症状。MRI 或 CT 可帮助确诊。

（2）脊柱弯曲：X 线、MRI 等辅助检查可确诊。

【治疗】

1. 针灸治疗

治法：舒筋通络，活血止痛。

主穴：肾俞、大肠俞、腰阳关、命门、委中、阿是穴。

配穴：华佗夹脊穴。

操作：常规针刺，针灸并用，泻法。

2. 推拿治疗

治法：舒筋通络，活血止痛。

手法：按揉法、弹拨法、掌根揉法、擦法、擦法。

取穴与部位：肾俞、大肠俞、腰阳关、命门、委中、阿是穴。

操作：

(1) 擦法：患者俯卧，术者位于患者左侧，用擦法在痛点周围放松肌肉3～5分钟。

(2) 按揉法：术者用按揉法按揉患者痛点，反复操作3～5分钟，力量由轻到重。

(3) 掌根揉法：术者用掌根揉法轻轻揉推患者脊柱两侧肌肉，放松3～5分钟。

(4) 弹拨法：术者用弹拨法在腰部做轻柔的弹拨以舒经活络。

(5) 擦法：腰部横擦法，以局部透热为主。

【医嘱和护理】

(1) 日常生活和运动要避免太剧烈的动作，锻炼强度要适中。

(2) 保持正确的坐姿、站姿。

(3) 避免久坐、久站或长时间保持同一个姿势。

(4) 适当锻炼，增强腰背肌柔韧度和活动度。

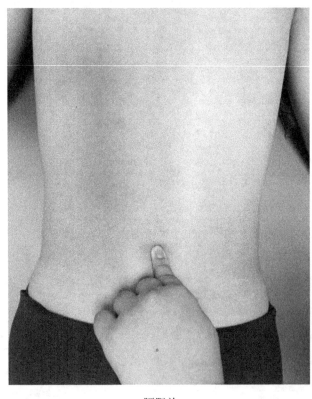

腰阳关

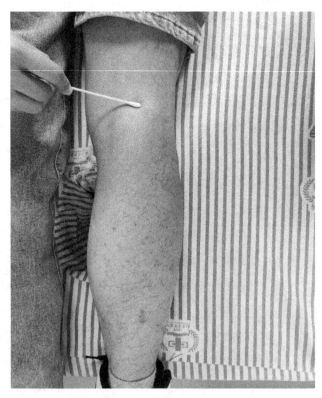

委中

【病例】

李某，男，56岁。弯腰拾物后腰痛2天。患者局部持续性疼痛，咳嗽、喷嚏、用力大便时，疼痛加剧，不能挺直腰部，行走不利，前屈症状加重，后仰可减轻。直腿抬高及加强试验阴性。诊为棘上韧带扭伤。针刺取穴肾俞、大肠俞、腰阳关、命门、委中、阿是穴。得气后留针20分钟，泻法。取针后推拿15分钟，先用擦法在痛点周围放松肌肉，再用按揉法按揉患者痛点，用掌根揉法轻轻揉推患者脊柱两侧肌肉，后用弹拨法在腰部做轻柔的弹拨，最后做腰部横擦法。治疗1次后症状缓解，治疗3次后痊愈。

第十三节　冈上肌损伤

【概述】冈上肌损伤是指由急、慢性损伤或退行性改变或感受风寒湿邪引起的以肩外侧疼痛和活动受限为主要临床表现的一种病证，多发于青壮年、体力劳动者和运动员等，归属于中医学"肩痛病"范畴。

【病因病机】冈上肌损伤是由肩部外展时突然用力或用力过度，或长时间反复做肩外展动作，或局部感受风寒湿邪侵袭而致。由于冈上肌在肩关节肌群中，是肩部力量集中交叉点，因此是比较容易劳损的肌肉，尤其在肩部外展时，冈上肌肌腱必须穿过肩峰下面和肱骨头上面的狭小间隙，冈上肌肌腱受到喙肩韧带和肩峰的挤压摩擦，容易受到损伤，从而引起冈上肌急、慢性损伤导致创伤性炎症，加速冈上肌退变，部分患者可发生冈上肌钙化，影响肩关节功能活动。

中医学认为，凡肩部用力不当损伤，或扭挫伤及筋络，血瘀经络，筋肌挛急而为筋拘；或积劳成伤，气血瘀滞，久之不散；或为风寒湿邪所侵，肌僵筋挛，筋肌失荣，引起气血凝滞，脉络痹阻，不通则痛。

【临床表现】

1. 病史

有急性损伤或慢性劳损史。

2. 症状

(1)肩部疼痛，可向颈部及上肢桡侧放射，肩关节外展活动时痛剧。

(2)病久者，可出现肩部肌肉萎缩。

【辅助检查】X线检查，一般无阳性发现；少数病例可显示冈上肌腱钙化或骨化影像。

【鉴别诊断】

(1)肩关节周围炎：肩关节疼痛不仅限于肩部活动度60°～120°，肩关节向各个方向活动均明显受限。

(2)肩峰下滑囊炎：肩外侧深部疼痛，外展外旋时痛剧，肩峰下压痛明显。

【治疗】

1. 针灸治疗

治法：舒筋通络，活血化瘀。

主穴：阿是穴、肩井、肩髃、肩贞、肩髎。

配穴：风寒证加大椎、风池；血瘀证加膈俞；寒湿证加腰阳关、丰隆。

操作：毫针常规针刺，针灸并用，泻法。

2. 推拿治疗

治法：舒筋通络，活血化瘀。

手法： 滚法、按揉法、摇法、抖法、擦法、拿法。

取穴与部位： 阿是穴、肩井、肩髃、肩贞、肩髎、天宗、曲池、合谷。

操作：

（1）患者取坐位或俯卧位，术者位于患者左侧，用滚法、揉法在肩外侧和肩胛冈周围操作 3～5 分钟，以放松局部的肌肉。

（2）拿肩井和三角肌 1 分钟。

（3）术者一手固定住患肩，一手托握住其肘部，自前向上，再向后摇动肩关节 3～5 分钟。

（4）术者双手抓握住患侧手腕，抖肩部和上肢 1 分钟。

（5）术者以掌心擦肩关节，以透热为度。

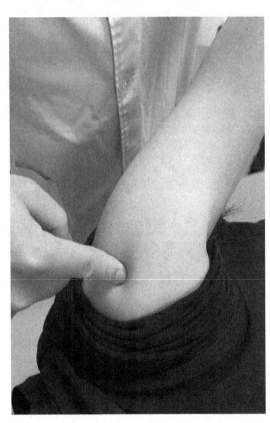

肩髃　　　　　　　　　　　　　　　　肩贞

【医嘱和护理】

（1）急性损伤者要适当限制患肩活动。

（2）治疗前应排除相关内脏疾患。

（3）慢性患者要配合肩部及上肢的功能锻炼。

（4）尽量避免和减少长时间低头伏案的工作，适当做扩胸运动，降低发病的可能性。

（5）怀孕患者肩井穴禁用。此法慎用。

【病例】

杨某，男，55 岁。肩部活动后出现肩痛 1 个月，外展时疼痛加剧，受寒加重。查体：局部压痛，有疼痛弧存在。诊为冈上肌损伤。针灸取阿是穴、肩井、肩髃、肩贞、肩髎配大椎、风池。针刺得气后留针 20 分钟，加灸。取针后推拿 15 分钟，先在肩外侧和肩胛冈周围用滚法、揉法，后拿肩井和三角肌，再用一手固定住患肩，一手托握住其肘部，自前向上，再向后摇动肩关节，后双手抓握住患侧手腕，抖肩部和上肢，最后擦肩关节。治疗5次后症状缓解，治疗12次后肩部疼痛消失。

第十四节 冈上肌肌腱炎

【概述】冈上肌肌腱炎又称冈上肌综合征、外展综合征，是指因劳损、轻微外伤或感受风寒湿邪而引起的肌腱无菌性炎症，从而导致以肩部外侧疼痛，并在肩外展60°～120°时产生疼痛弧为主要临床表现的一种病证。好发于中青年体力劳动者、家庭主妇和运动员。本病属中医伤科"痹证"范畴。

【病因病机】

冈上肌肌腱炎的发病与损伤、劳损及局部软组织的退行性病变有关。

(1)损伤与劳损：由于冈上肌在肩关节肌群中，是肩部力量集中交叉点，因此是比较容易劳损的肌肉，尤其在肩部外展时，冈上肌肌腱必须穿过肩峰下面和肱骨头上面的狭小间隙，冈上肌肌腱受到喙肩韧带和肩峰的挤压摩擦，而长期频繁的肩部运动会造成肌腱的损伤或劳损，使冈上肌产生组织的充血、水肿，产生冈上肌肌腱炎。

(2)退行性改变：随着年龄的增长，肌腱本身可发生退行性变，局部血液循环减慢，细胞活力下降，修复能力降低，pH升高，促使钙盐沉着，发生肌腱的钙化。

中医学认为，凡肩部用力不当损伤，或扭挫伤及筋络，血瘀经络，筋肌挛急而为筋拘；或积劳成伤，气血瘀滞，久之不散；或为风寒湿邪所侵，肌僵筋挛，筋肌失荣，引起气血凝滞，脉络痹阻，不通则痛，发为痹证。

【临床表现】

1. 病史

有肩部外伤或劳损史。

2. 症状

(1)肩部疼痛：疼痛多在肩峰、大结节及三角肌止点处。有时疼痛可向上放射到颈部，向下放射到肘部、前臂以及手指，外展活动时痛甚，劳累及阴雨天时症状加重。发生冈上肌肌腱钙化者，疼痛更为剧烈。

(2)活动受限：患者肩关节活动受限，肩关节主动外展到60°时开始疼痛，至120°以后疼痛消失，疼痛剧烈者可影响睡眠和食欲。

(3)病程久者可见三角肌萎缩。

【辅助检查】X线检查无明显改变，少数患者可有冈上肌肌腱钙化、骨质疏松。

【鉴别诊断】

(1)肩关节周围炎：肩关节疼痛活动度不仅限于60°～120°时，肩关节向各个方向活动均明显受限。

(2)肩峰下滑囊炎：肩外侧深部疼痛，外展外旋痛剧，肩峰下压痛明显。

【治疗】

1. 针灸治疗

治法：舒筋通络、活血化瘀。

主穴：肩井、曲池、合谷、天宗。

配穴：风寒证加大椎、风池；血瘀证加膈俞；寒湿证加腰阳关、丰隆。

操作：毫针常规针刺，针灸并用，泻法。

2．推拿治疗

治法：舒筋通络、活血化瘀。

手法：㨰法、按揉、拿法、摇法、抖法、擦法、弹拨法。

取穴与部位：肩井、曲池、合谷、天宗、外关、列缺。

操作：

（1）患者取坐位或俯卧位，术者位于患者左侧，右手拇指按揉患侧的曲池、外关、列缺、合谷、天宗穴，持续 3～5 分钟。

（2）在冈上肌及肩外侧用柔和的㨰法，可同时配合肩关节外展活动。

（3）拿肩井和三角肌。

（4）术者在肩峰下痛点及病变处、冈上肌锁骨与肩峰结合部，用按揉法配合弹拨法重点施术，手法宜深沉缓和，时间约 5 分钟。

（5）术者一手固定住患侧肩关节，一手抓握住患侧手腕，摇肩关节，抖上肢。

（6）沿冈上肌及肩外侧用擦法，以透热为度。

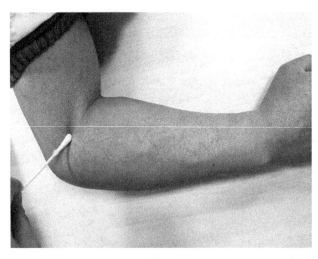
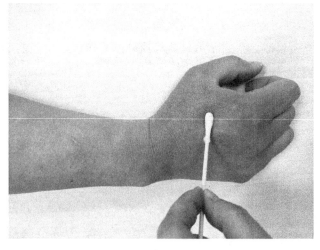

曲池　　　　　　　　　　　　　　　　　合谷

【医嘱和护理】

（1）治疗前应确定与其他运动系统疾病是否并发，并积极治疗原发疾患。

（2）患侧肩关节、肩背部尽量少进行负重运动，避免劳损，以减少发病的可能性。

（3）治疗的同时，患侧的上肢其他关节，如肘、腕、掌指及指间关节也应适当配合、辅助活动。

（4）避免长时间伏案、驾驶等劳损性运动，上肢及局部避免受凉。

（5）怀孕患者肩井穴禁用。此法慎用。

【病例】

郭某，男，23 岁。运动后出现肩部外侧疼痛 1 月，外展时疼痛加剧，夜间尤甚。查体：局部压痛，肩外展 60°～120° 时产生疼痛弧。诊为冈上肌肌腱炎。针灸取阿是穴、肩井、曲池、合谷、天宗。针刺得气后留针 20 分钟，阿是穴加灸。取针后推拿 15 分钟，按揉患肢，在冈上肌及肩外侧用柔和的㨰法，同时配合肩关节外展活动，后拿肩井和三角肌，并在肩峰下痛点及病变处、冈上肌锁骨与肩峰结合部，用按揉法配合弹拨法重点施术，手法深沉缓和，时间约 5 分钟。最后一手固定住患侧肩关节，一手抓握住患侧手腕，摇肩关节，抖上肢。治疗 2 次后症状缓解，治疗 10 次后肩部疼痛消失，活动度恢复正常。

第十五节　肩关节扭伤

【概述】肩关节扭伤是指进行某个动作或拿较重物品时产生的肩关节关节囊、韧带、肌肉的拉伤。在临床中较为常见。本病属中医伤科"痹证"范畴。

【病因病机】肩关节的骨性结构为肩胛骨的关节盂及肱骨头。肩关节的周围有喙肩韧带、盂肱韧带及喙肱韧带。当上臂活动或被动活动幅度过大，活动速度过快，或负重不当时，常可导致扭伤。

中医学认为，手阳明经筋循肩络节，凡肩部用力不当损伤，或扭挫伤及筋络，血瘀经络，筋肌挛急而为筋拘；或积劳成伤，气血瘀滞，久之不散；或为风寒湿邪所侵，肌僵筋挛，筋肌失荣，引起气血凝滞，脉络痹阻，不通则痛，发为痹证。

【临床表现】

1. 病史

有肩部外伤史。

2. 症状

（1）肩部疼痛：朝某一方向活动时疼痛明显。

（2）活动受限：上臂置于某一角度时，运动出现功能障碍。

【辅助检查】X 线检查一般无明显改变。

【鉴别诊断】

（1）肩关节周围炎：肩关节疼痛活动度不仅限于 $60°\sim120°$，肩关节向各个方向活动均明显受限。

（2）肩峰下滑囊炎：肩外侧深部疼痛，外展外旋痛剧，肩峰下压痛明显。

【治疗】

1. 针灸治疗

治法：舒筋通络、活血化瘀。

主穴：肩峰、肩髃、肩髎、臂臑、阿是穴。

配穴：风寒证加大椎、风池；血瘀证加膈俞；寒湿证加腰阳关、丰隆。

操作：毫针常规针刺，针灸并用，泻法。

2. 推拿治疗

治法：舒筋通络、活血化瘀。

手法：按揉法、推法、摇法、擦法、拿法。

取穴与部位：肩峰、肩髃、肩髎、臂臑、阿是穴。

操作：

（1）患者取坐位，术者立于患者身后，以右手掌心按揉患侧肩关节 3～5 分钟，以局部肌肉松弛为度。

（2）术者以按揉法用右手拇指按揉患侧肩峰、肩髃、肩髎、臂臑、天宗穴，3～5 分钟。

（3）患者仍取坐位，术者以拿法在肩井治疗 3～5 分钟。

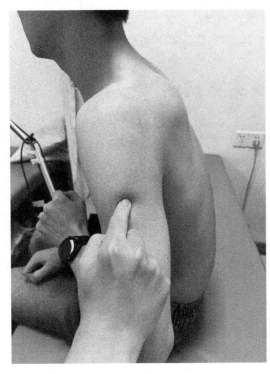

臂臑

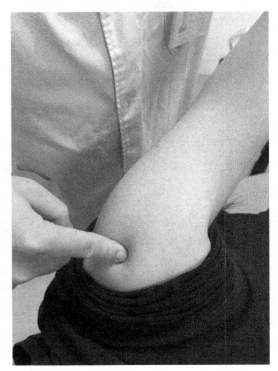

肩髃

（4）术者一手扶住患者肩峰处，一手握住患肢肘关节部，进行轻柔缓和的摇肩治疗1～3分钟。

（5）沿冈上肌及肩外侧用擦法，以透热为度。

【医嘱和护理】

（1）治疗前应确诊有无器质性病变，如内脏病变或肩关节脱位、骨折。

（2）睡卧时，可采用健侧侧卧位睡眠姿势减少患处受压。

（3）患肩及患侧上肢避免过分负重，加强保暖，适当运动。

（4）肩关节扭伤疼痛，经以上治疗3～5次可以逐次减轻，如不减轻，应立即去医院进一步检查。

（5）怀孕患者此法慎用。

【病例】

余某，女，58岁。晾晒被子时用力过猛致右肩关节疼痛3日，自行贴敷膏药后症状未见缓解，伴右肩关节活动受限，夜间尤甚。查体：右肩前轻度肿胀，压痛明显，右肩关节上举时疼痛加重。诊为肩关节扭伤。针灸肩前、肩峰、肩髃、肩髎、臂臑。针刺得气后留针20分钟，肩前加灸。取针后推拿15分钟，按揉患侧肩关节3～5分钟，以局部肌肉松弛为度，后按揉患侧肩峰、肩髃、肩髎、臂臑、天宗穴，3～5分钟。接着扶住患者肩峰处，握住患肢肘关节部，进行轻柔缓和的摇肩治疗1～3分钟，最后沿冈上肌及肩外侧用擦法，以透热为度。治疗1次后症状缓解，治疗3次后肩部疼痛消失，肩关节活动正常。

第十六节　肩关节周围炎

【概述】肩关节周围炎是指肩关节周围肌肉、韧带、肌腱、滑囊、关节囊等软组织发生广泛的损伤和退变而引起的关节囊和关节周围软组织的慢性非特异性炎症，以肩部广泛的疼痛及肩关节活动受限为主要临床表现。本病又有"五十肩""漏肩风""冻结肩"之称，好发年龄在50岁左右，女性多于男性。

一般发于单侧，左右侧无明显差异。本病属中医"肩痹"范畴。

【病因病机】肩关节周围炎的发病多与年龄、气候环境、劳损及关节周围软组织病变等有关。

（1）外感风寒湿邪：中年以后，形体气血渐衰，骨节松弛，复感风寒湿邪，致使肩部气血凝滞，筋失濡养，筋脉拘急，发为本病。

（2）外伤及劳损：肩关节周围病变常见的是肩关节周围的损伤和退变，如冈上肌肌腱炎、肱二头肌肌腱炎等慢性炎症和损伤均可累及关节囊和周围软组织，引起关节囊的炎症和粘连；肩关节的急性损伤引起局部的炎症、疼痛、肌肉痉挛，会导致肩关节囊和周围组织粘连；肩部活动减少，上肢固定过久均可导致肩周炎的发生。

中医学认为，跌仆闪挫，经脉受损，血溢脉外，气滞血瘀，或年老体虚，肝肾亏虚，或劳累过度，气血不足致经气闭阻，气血运行不畅，经筋挛缩，功能失常，不通则痛。

【临床表现】

1. 病史

有肩部劳损或感受风寒湿邪史，部分可由肩部急性损伤、脱位、骨折后引起。

2. 症状

（1）急性期：肩周炎的早期，肩部多为持续的自发性疼痛。活动时，如穿上衣时耸肩或肩内旋时疼痛加重，不能梳头洗脸，患侧手不能摸背。损伤严重或治疗不及时、不对症，肩痛可迅速加重，尤以夜间为甚，患者不敢患侧卧位。

（2）慢性期：肩痛逐渐减轻或消失，但肩关节挛缩僵硬逐渐加重呈"冻结状态"。肩关节各方向活动均有不同程度的受限，以外展、外旋、后伸最为明显。此期持续时间较长，通常为2～3个月。

（3）恢复期：肩痛基本消失，个别患者可有轻微的疼痛，肩部粘连也可能逐渐有所松解，活动度有所增加，外旋活动首先恢复，继则为外展和内旋活动。恢复期的长短与急性期和慢性期的时间有关。整个病程短者1～2个月，长者可达数年。

【辅助检查】X线检查可排除骨质病变。病程较久者可有骨质疏松，肌腱、韧带有不同程度的钙化。MRI检查可以确定肩关节周围结构信号是否正常，是否存在炎症，可以作为确定病变部位和鉴别诊断的有效方法。关节镜检查可以发现肩肱关节囊纤维化、增厚等异常。

【鉴别诊断】

（1）肩部骨病：如骨关节结核、肿瘤肩转移、骨折、脱位等，可通过询问病史、X线片和实验室检查等方法鉴别。

（2）神经根型颈椎病：一般无功能障碍，如果有也是主动活动障碍，被动活动不会有障碍，而肩周炎被动活动也有功能障碍。椎间孔挤压试验、臂丛神经牵拉试验阳性。

【治疗】

1. 针灸治疗

治法：疏经通络、活血止痛。

主穴：肩髎、肩髃、肩贞、肩前、阿是穴、条口透承山。

配穴：手阳明经证配三间；手少阳经证配中渚；手太阳经证配后溪；手太阴经证配列缺。

操作：毫针常规针刺，泻法或平补平泻法，可用灸法。

2. 推拿治疗

治法： 疏经通络、活血止痛。

手法： 滚法、按揉法、拿法、四指推法、一指禅推法、摇法、抖法。

取穴与部位： 肩井、肩髃、秉风、天宗、肩内俞、肩外俞、合谷、上臂部。

操作：

（1）患者取坐位，术者位于患侧。先用滚法和一指禅推法在患侧肩部治疗3～5分钟，并配合患肢被动运动。

（2）体位不变，术者以拇指按揉法在患肩处按揉肩峰、肩贞、肩内俞、肩外俞、天宗、秉风穴3～5分钟。

（3）术者用左手扶住患者肩峰处，右手握住患肢肘关节部，进行轻柔缓和的摇肩治疗1～3分钟。

（4）术者双手握住患者患侧手腕，轻轻抖动患肢1～3分钟，力度宜轻柔而缓和，并以患者适应为度。

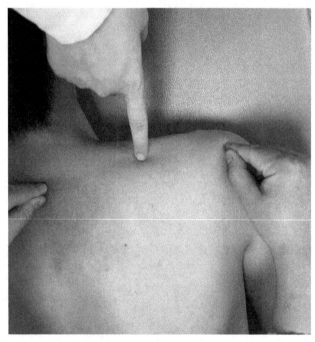

肩井

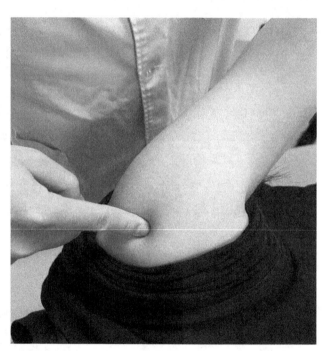

肩髃

【医嘱和护理】

（1）治疗前应确诊有无器质性病变，如内脏病变或肩关节脱位。

（2）睡卧时，可采用健侧侧卧位睡眠姿势以避免患处受压。

（3）患肩及患侧上肢避免过分负重，加强保暖，适当运动。

（4）肩关节扭伤疼痛，经以上治疗3～5次可逐次减轻，如不减轻，应立即去医院进一步检查。

（5）怀孕患者肩井穴禁用。此法慎用。

【病例】

张某，男，58岁。受凉后出现左肩关节疼痛3月，未予治疗，后出现左肩关节活动度受限，疼痛较前加重，得温痛减。查体：左肩关节未见明显肿胀，左肩前压痛明显，左肩关节活动度受限明显。诊为肩关节周围炎。针灸肩髎、肩髃、肩贞、肩前、列缺、阿是穴。针刺得气后留针20分钟，肩前加灸。取针后推拿15分钟，先用滚法和一指禅推法在患侧肩部治疗3～5分钟，并配合患肢被动运动后以拇指按揉法在患肩处按揉肩峰、肩贞、肩内俞、肩外俞、天宗、秉风穴3～5分钟；接着左手扶住患者肩峰处，右手握住患肢肘关节部，进行轻柔缓和的摇肩治疗1～3分钟；最后，双手握住患者患侧手腕，轻轻抖动患肢1～3分钟，力度宜轻柔而缓和，并以患者适应为度。治疗3次后症状缓解，治疗12次后肩部疼痛消失，肩关节活动较前明显改善。

第十七节　臂丛神经损伤

【概述】臂丛神经由C5～C8与T1神经根组成，分支主要分布于上肢，有些小分支分布到胸上肢肌、背部浅层肌和颈深肌，主要的分支有：胸背神经、胸长神经、腋神经、肌皮神经、正中神经、桡神经、尺神经。臂丛神经主要支配上肢、肩背和胸部的感觉运动。臂丛神经损伤是由工伤、交通事故或产伤等原因引起的一种周围神经损伤。受伤后患者上肢功能部分或完全丧失，遗留终身残疾。本病属中医"伤筋"范畴。

【病因】常因外伤、牵拉、挤压伤（如锁骨骨折、使用止血带）、铅或酒精中毒、化学药物损伤所致。此外，诊断性穿刺术也可致损伤。

（1）外伤：闭合性损伤见于车祸、运动伤（如滑雪）、产伤、颈部的牵拉、麻醉过程中长时间将肢体固定在某一位置时；开放性损伤主要见于枪弹伤、器械伤、腋动脉造影、肱动脉手术、内侧胸骨切开术、颈动脉搭桥术。颈静脉血透治疗过程中造成的损害亦有报道。

（2）特发性臂丛神经病：又称神经痛性肌萎缩或急性臂丛神经炎，也叫Parsonage-Turner综合征。这种病人常有病毒感染、注射、外伤或手术的病史。此外偶尔也可发生Lyme病或立克次氏体感染。最近有报道，由Ebrlicbia细菌引起的一种蜱传播疾病也可发生臂丛神经损害。

（3）胸廓出口综合征（TOS）：各种不同的颈椎畸形可以损及臂丛神经根、臂丛神经丛及血管。可以是单侧的，也可以是双侧的。由于紧拉的颈椎纤维环从第一肋延伸至残遗的颈肋或变长的第七颈椎横突，从而导致C8和T1前支或臂丛下干中神经纤维受到损害。

（4）家族性臂丛神经病：本病在急性期与急性臂丛神经炎很难鉴别。有家族史，其遗传特点是单基因常染色体显性遗传，发病年龄较早。有时可并发颅神经受损（如失音），以及腰骶丛神经和自主神经受损。如果有家族性嵌压性神经病的表现，则可以通过神经电生理发现多个周围神经受累。腓肠神经活检可以发现神经纤维轻度脱失，有奇异的肿胀，髓鞘呈现香肠样增厚等表现。

（5）放射性臂丛损害：在放射性治疗后可出现缓慢进展的臂丛神经病，无痛性，常在上臂丛多见。

（6）肿瘤：恶性肿瘤的浸润，常见于肺、胸部的肿瘤，导致进行性加重的臂丛损害，以下臂丛多见，多伴有Horner综合征。

【疾病分类】

（1）常见分类：臂丛上干损伤（Erb）、臂丛下干损伤（Klumpke）。

（2）Leffert RD分类

① 臂丛神经开放伤。

② 臂丛神经闭合伤（牵拉伤）：

a. 锁骨上损伤：A1节前损伤；B1节后损伤。

b. 锁骨下损伤。

c. 麻醉后麻痹。

③ 臂丛神经放射伤。

④ 产瘫。

【疾病诊断】

1．判断有无臂丛损伤

有下列情况之一，应考虑臂丛神经损伤存在：

① 上肢五大神经（腋、肌皮、正中、桡、尺神经）中，有任何两组的联合损伤（非同一平面的切割伤）；

② 手部三大神经（正中、桡、尺神经）中，任何一根合并肩关节或肘关节功能障碍（被动活动正常）；

③ 手部三大神经（正中、桡、尺神经）中，任何一根合并前臂内侧皮神经损伤（非切割伤）。

2．定位诊断

（根干束支）

在术前对臂丛损伤定位，除了区分锁骨上下损伤外，应进一步明确锁骨上的根或干损伤，以及锁骨下束或支损伤，具体方法应将临床检查所得的阳性体征，按上肢五大神经分类后进行组合诊断。

（1）臂丛神经根损伤

从理论上分析只有相邻两神经根同时损伤时才可见临床症状与体征，我们把这种现象称单根代偿现象与双根组合现象。为了叙述方便，将臂丛神经根分为上臂丛及下臂丛。上臂丛包括 C5～C7 神经根；下臂丛包括 C8 神经根与 T1 神经根。

① 上臂丛神经损伤：肩关节不能外展与上举，肘关节不能屈曲而能伸，腕关节虽能屈伸但肌力减弱。上肢外侧感觉大部分缺失，拇指感觉有减退，第 2～5 手指，手部及前臂内侧感觉完全正常，检查时可发现肩部肌肉萎缩以三角肌为著，上臂肌肉萎缩以肱二头肌为著。另外，前臂旋转亦有障碍，手指活动尚属正常。上述症状与臂丛上干（C5，C6）损伤类同，是否合并 C7 损伤，主要检查背阔肌及指伸总肌有无麻痹现象。如果有斜方肌萎缩，耸肩活动受限，以及肩胛提肌与菱形肌出现麻痹时，即表示上臂丛神经根在近椎间孔处断伤或节前撕脱伤。

② 下臂丛神经根损伤：手的功能丧失或发生严重障碍，肩、肘、腕关节活动尚好，患侧常出现 Horner 征。检查时可发现手内部肌全部萎缩，其中以骨间肌为著，有爪型手及扁平手畸形，手指不能屈或有严重障碍，但掌指关节存在伸直动作（指伸总肌的功能），拇指不能掌侧外展。前臂及手部尺侧皮肤感觉缺失，臂内侧皮肤感觉亦可能缺失。

上述症状与臂丛下干及内侧束损伤类同，如果有 Horner 征出现，证明 T1 交感神经已断伤，此常提示 C8、T1 近椎间孔处断伤或节前损伤。临床上除 C8、T1 神经联合断伤外，有时也可合并 C7 神经根同时断伤，这时的临床症状及体征与单纯 C8、T1 神经根断伤相类似，但仔细检查可发现背阔肌有麻痹，或肌力减退，指伸总肌也有肌力减退的表现，感觉障碍平面可向桡侧扩大。

③ 全臂丛神经损伤：早期时，整个上肢呈缓慢性麻痹，各关节不能主动运动，但被动运动正常。由于斜方肌功能存在，耸肩运动依然存在。上肢感觉除臂内侧尚有部分区域存在外，其余全部丧失。上臂内侧皮肤感觉由臂内侧皮神经与肋间臂神经共同分布，后者来自第 2 肋间神经，故在全臂丛神经损伤时臂内侧皮肤感觉依然存在。上肢腱反射全部消失，温度略低，肢体远端肿胀，并出现 Horner 征。在晚期，上肢肌肉显著萎缩，各关节常因关节囊挛缩而致被动运动受限，尤以肩关节与指关节严重。

（2）臂丛神经干损伤

① 上干损伤：症状体征与上臂丛神经根损伤相似。

② 中干损伤：独立损伤临床上极少见，单独损伤除短暂时期内（一般为 2 周）示中指指腹麻木及伸肌群肌力有影响外，无明显临床症状与体征。可见于健侧 C7 神经根移位修复术后。

③ 下干损伤：症状及体征与下臂丛损伤类同。手的功能（屈伸与内收外展）全部丧失，不能执捏任何物件。

（3）臂丛神经束损伤（通过五大神经损伤的归类诊断完成）

① 外侧束损伤；

② 内侧束损伤；

③ 后束损伤。

五大神经损伤的诊断（最重要的归类诊断）

① 腋神经损伤：三角肌萎缩，肩关节外展受限。

单纯腋神经损伤其损伤平面在支以下；合并桡神经损伤，其损伤平面在后侧束；合并肌皮神经损伤其损伤平面在上干；合并正中神经损伤其损伤平面在 C5 根部。

② 肌皮神经损伤：肱二头肌萎缩，肘关节屈曲受限。

单纯肌皮神经损伤，其损伤平面在支以下；合并腋神经损伤，其损伤平面在上干；合并正中神经损伤其损伤平面在外侧束；合并桡神经损伤，其损伤平面在 C6 神经根。

③ 桡神经损伤：肱三头肌、肱桡肌及腕伸、拇伸、指伸肌萎缩及功能受限。

单纯桡神经损伤其损伤平面在支以下；合并腋神经损伤，其损伤平面在后侧束；合并肌皮神经损伤，其损伤平面在 C6 神经根；合并正中神经损伤，其损伤平面在 C8 神经根。

④ 正中神经损伤：屈腕及屈指肌，大鱼际肌萎缩，拇指及手指屈曲及拇指对掌功能受限，第 1～3 指感觉障碍。

单纯正中神经损伤，损伤平面在支以下；合并肌皮神经损伤，损伤平面在外侧束；合并桡神经损伤，损伤平面在 C8 神经根；合并尺神经损伤，损伤平面在下干或内侧束。

⑤ 尺神经损伤：尺侧腕屈肌萎缩，小鱼际肌，手内部肌包括骨间肌及蚓状肌，及拇内收肌萎缩，手指内收，外展受限，指间关节伸直受限，手精细功能受限，第 4～5 指感觉障碍。

单纯尺神经损伤，损伤平面在支以下；合并正中神经损伤，损伤平面在下干或内侧束；合并桡神经损伤，损伤平面在 T1 神经根。

【辅助检查】

（1）神经电生理检查：肌电图（EMG）及神经传导速度（NCV）对有无神经损伤及损伤的程度有重要参考价值，一般在伤后 3 周进行检查，感觉神经动作电位（SNAP）和体感诱发电位（SEP）有助于节前节后损伤的鉴别，节前损伤时 SNAP 正常（其原因在于后根感觉神经细胞体位于脊髓外部，而损伤恰好发生在其近侧即节前，感觉神经无瓦勒变性，可诱发 SNAP），SEP 消失；节后损伤时，SNAP 和 SEP 均消失。

（2）影像学检查：臂丛根性撕脱伤时，脊髓造影加计算机断层扫描（CTM）可显示造影剂外渗到周围组织间隙中，硬脊膜囊撕裂、脊膜膨出、脊髓移位等。一般来说，脊膜膨出多数意味着神经根的撕裂，或者虽然神经根有部分连续性存在，但内部损伤已很严重，并已延续到很近的平面，常提示有足够大的力量造成蛛网膜的撕裂，同样，核磁共振（MRI）除能显示神经根的撕裂以外，还能同时显示合并存在的脊膜膨出、脑脊液外漏、脊髓出血、水肿等，血肿在 T1WI 和 T2WI 上均为高信号，脑脊液及水肿在 T2WI 上呈高信号，而在 T1WI 呈低信号，MRI 水成像技术对显示蛛网膜下隙及脑脊液的外漏更为清楚，此时水（脑脊液）呈高信号，而其他组织结构均为低信号。

【鉴别诊断】

臂丛神经根部损伤时节前损伤与节后损伤的鉴别诊断：臂丛神经根性损伤主要分两大类，一类为椎孔内的节前损伤，另一类为椎孔外的节后损伤。节后损伤的性质与一般周围神经相同应区分为神经震荡、神经受压、神经部分断伤与完全断伤。区分方法依据受伤性质、日期、主要功能丧失程度及肌电、神经传导速度的不同变化而确定。治疗方法依据不同病理状态而定，可保守观察治疗或进行手术治疗（包括减压缝接及移植）。节前损伤均在椎管里前后根丝状结构处断裂，不仅没有自行愈合的能力也没有通过外科手术修复的可能，因此，一旦诊断确定，应争取及早进行神经移位术，故在临床上节前、节后的鉴别诊断有重要意义。

① 病史：节前损伤暴力程度较严重，常合并有昏迷史，颈肩及上肢多发骨折，伤后常出现持续性剧痛。

② 体征：C5、C6 根性撕脱伤，斜方肌多有萎缩、耸肩受限。C8、T1 根性撕脱伤，常出现 Horner 氏征（上眼睑下垂、瞳孔缩小、眼球下陷、半侧面部无汗）。

③ 神经电生理检查：体感诱发电位（SEP）及感觉神经活动电位（SNAP）电生理检测有助于臂丛神经节前节后损伤的鉴别诊断，节前损伤 SNAP 正常（后根感觉神经细胞位于脊髓外部，而损伤发生在其近侧即节前，感觉神经无瓦勒变性，可诱发 SNAP），SEP 消失；节后损伤时，SNAP 和 SEP 均消失。

④ 影像学检查：节前与节后损伤在 CTM 上以椎管内相应神经根前后支的充盈缺损消失为标准，同时与健侧神经根进行对比。正常影像神经根为充盈缺损，如为根性损伤则在相应区域有造影剂充盈。

【治疗】

1. 针灸治疗

治法： 通经活络，舒筋止痛。取局部穴为主，配合循经远端取穴。

主穴： 肩前、肩髃、肩贞、肩髎、阿是穴、阳陵泉、条口透承山。

配穴： 手阳明经证配三间；手少阳经证配中渚；手太阳经证配后溪；手太阴经证配列缺。

操作： 毫针刺，泻法或平补平泻法。可行透刺法。肩关节活动受限者，在局部穴针刺前或出针后刺远端穴，行针后让患者活动肩关节。

2. 推拿治疗

治法： 通经活络，舒筋止痛。

手法： 按揉法、拿揉法、捏揉法。

取穴与部位： 肩井、肩髃、秉风、天宗、肩内俞、肩外俞、合谷、上臂部。

操作：

（1）患者取坐位或仰卧位，术者用中指指端轻轻按揉患肢极泉、少海穴 1～3 分钟。

（2）术者用双手拿揉患者患侧上肢前、后侧，以解除其痉挛、疼痛、麻木等症状。

（3）术者用双手捏揉法反复捏揉上肢肌肉 3～5 分钟，促使肌肉放松，并按揉患肢曲池、手三里、列缺、合谷等穴。

（4）术者以双手拿揉法治疗患者双侧肩井穴，持续 3~5 分钟，以轻柔、深透有力为宜。

【医嘱和护理】

（1）臂丛神经轻度损伤，预后较好。可配合适当器械和功能锻炼，促进神经功能恢复。

（2）平时适当锻炼上肢，但不宜运动过度，以防牵拉损伤。

（3）保持良好的生活习惯，生活规律，适当多食用含钙质丰富的食物。

（4）怀孕患者肩井穴禁用。此法慎用。

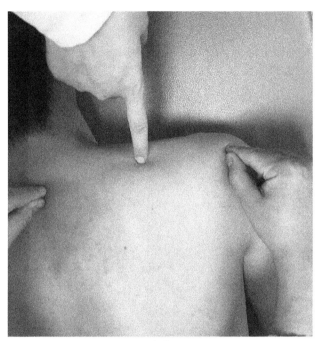

肩井

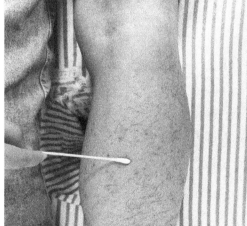

肩髃

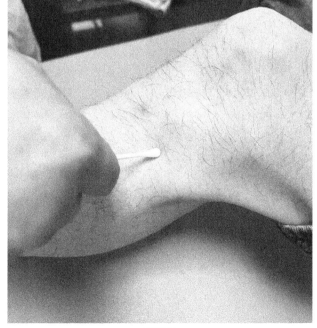

阳陵泉

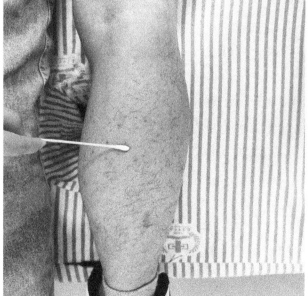

承山

【病例】

袁某，男，68 岁。车祸后出现左上肢活动障碍，伴左上臂灼烧感，左上肢无力 2 周。查体：左肩关节不能自主外展、不能自主屈肘，左手及前臂活动正常，上臂桡侧感觉障碍。诊为左臂丛神经损伤。针刺肩前、肩髃、肩贞、肩髎、阿是穴。针刺得气后留针20分钟。取针后推拿15分钟，先用中指指端轻轻按揉患肢极泉、少海穴1~3分钟，再用双手拿揉患者患侧上肢前、后侧，接着用双手捏揉法反复捏揉上肢肌肉3~5分钟，促使肌肉放松，最后以双手拿揉法治疗患者双侧肩井穴，持续3~5分钟，以轻柔、深透有力为宜。治疗3次后症状缓解，治疗10次后上臂灼烧感消失，左上肢活动度较前明显改善。

第十八节　颈部疲劳性疼痛

【概述】患者因劳累等各种原因出现颈项部肌肉不适等一系列症状，以颈部疼痛、酸胀为主。疼痛可向肩背部放射。颈部活动时偶尔可有响声，有时可摸到局部有硬化的条索状物。本病属中医"项痹"范畴。

【病因病机】因劳累诱发，也可因寒冷、阴雨天加重。多因姿势不良或工作中的强迫体位造成。本病好发群体多为会计、作家、修表工、缝纫工、绣花工、驾驶员等。病性总属本虚标实。

1. 外感寒湿

患者素体劳累，气血运行不畅，加之外感寒湿之邪，湿性黏腻，寒凝血瘀、气滞血瘀进一步加重，发为疼痛。

2. 姿势不良

患者长期保持不良姿势或体位，颈部肌肉长期处于痉挛状态，使部分肌肉纤维损伤断裂，以致形成固定疼痛点，日久不易消除。

【临床表现】

1. 病史

有颈部劳损或感受寒湿史。

2. 症状

（1）寒湿痹阻：素体虚弱，外感寒湿而致颈项强痛、酸楚，遇寒加重。舌淡，苔白，脉弦紧。

（2）劳伤血瘀：长期劳损出现颈项部肌肉不适，劳累后加重，颈部活动时偶尔可有响声，有时可摸到局部有硬化的条索状物。舌质紫暗有瘀点，脉涩。

【辅助检查】影像检查一般无异常发现，可出现颈椎生理曲度变直等。

【鉴别诊断】

（1）落枕：症见睡醒后颈部出现酸痛、颈项僵硬、活动不利。一般有颈部肌肉损伤史，或颈项部受风寒史。是否伴有活动受限及相关病史可资鉴别。

（2）颈项部肌筋膜炎：症见颈肩部广泛疼痛、酸胀，肌肉僵硬，或有沉重感、麻木感，颈椎后伸活动受限明显。可触及变性的肌筋膜及纤维小结，有筋膜摩擦音。X线检查可见颈椎侧弯、棘突偏离中线及椎间隙左右不等宽等表现。

【治疗】

1. 针灸治疗

治法：舒筋活络止痛。

主穴：颈夹脊、风池、天柱、天宗、肩井。

配穴：寒湿痹阻证配大椎、关元；劳伤血瘀证配合谷、膈俞。

操作：毫针刺，平补平泻。局部穴位可加灸法。

2. 推拿治疗

治法：舒筋活络止痛。

手法：按揉法、拿揉法、捏揉法。

取穴与部位：肩井、肩髃、秉风、天宗、肩内俞、肩外俞、合谷、上臂部。

操作：

（1）患者取坐位，术者位于患者身后，用右手拇指指腹在患者颈后自风府穴自上而下按揉至大椎穴，3～5分钟，放松颈部肌肉。

（2）术者以右手拇、食指指腹自患者两侧风池穴按揉至两侧肩井穴处3～5分钟。

（3）拇指揉法。术者以拇指从颈上至颈下揉3～5分钟。以局部温热为度。

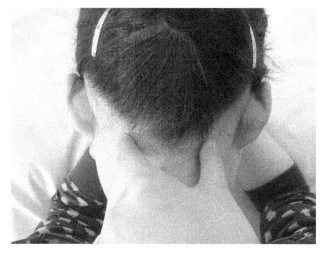

风池

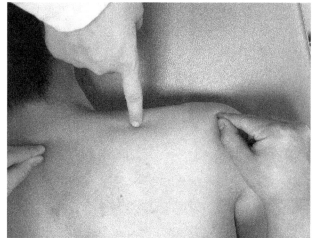

肩井

【医嘱和护理】

（1）适当做颈部功能锻炼。可以轻柔、缓和地做前仰后合运动。

（2）颈部轻度左右侧屈运动并可配合适度旋转。

（3）注意调整工作姿势，减少伏案、低头时间。

（4）注意保暖与休息。如病情久无好转或加重，应及时就医。

（5）怀孕患者肩井穴禁用。此法慎用。

【病例】

许某，女，28岁。因长时间伏案工作后出现颈项部肌肉僵硬、胀痛不适反复发作半年，加重3日，痛处牵涉至肩背部，痛处固定，休息后可稍缓解。查体：颈项部肌肉僵硬，双侧肩胛骨内侧缘压痛明显。诊为颈部疲劳性疼痛。针灸颈夹脊、风池、天柱、天宗、肩井、大椎。针刺得气后留针20分钟，大椎加灸。取针后推拿15分钟，先用右手拇指指腹在患者颈后自风府穴自上而下按揉至大椎穴，3～5分钟，放松颈部肌肉，再以右手拇、食指指腹自患者两侧风池穴按揉至两侧肩井穴处3～5分钟，最后以拇指从颈上至颈下揉3～5分钟，以局部温热为度。治疗1次后症状缓解，治疗3次后痊愈。

第十九节　颈椎病

【概述】颈椎病是因颈椎骨质增生、颈项韧带钙化、颈椎间盘萎缩退化等改变，致脊髓、神经、血管损害而出现相应症状和体征的疾病。临床常表现为头颈、肩背、胸前区疼痛，上肢麻木，肌肉萎缩，甚至瘫痪。一般分为颈型、神经根型、脊髓型、椎动脉型、交感神经型和混合型。本病好发年龄为30～60岁，颈椎病好发部位以C5～C6最常见，其次为C4～C5、C6～C7。本病属于中医学"项痹""眩晕""头痛"等范畴。

【病因病机】各种急慢性颈部损伤是导致本病发生的外因，颈椎退行性变、先天发育异常是导致本病发生的内因。

1. 颈椎间盘退变

由于椎间盘退变而使椎间隙狭窄，关节囊、韧带松弛、脊柱活动时稳定性下降、椎间盘膨出或突出，进而引起椎体、关节突关节、钩椎关节、黄韧带、前后纵韧带等的变性、增生和钙化，最后导致神经、血管、脊髓受到刺激或压迫。颈椎间盘退变是颈椎病发生、发展的基本原因。

2. 颈椎椎管狭窄

若椎管矢状径小于正常，椎管的代偿间隙较小，即使退行性变程度比较轻，也容易发生颈椎病。

3. 损伤

急性损伤可加重原已退变的颈椎和椎间盘损害而诱发颈椎病；慢性损伤可加速颈椎和椎间盘的退变过程，而导致颈椎病的提前发生。

中医学认为，颈椎病的发生与年龄及气血盛衰、筋骨强度有关。年老体弱，肝肾气血亏虚，筋肌骸节失却滋养；或被风寒湿邪所侵，气血凝滞痹阻；或反复积劳损伤，瘀聚凝结于脊窍，发为本病。

【临床表现】

（一）颈型颈椎病

由于颈椎急、慢性损伤，或长期不良姿势，造成颈旁软组织劳损，颈椎关节突关节紊乱、错缝，颈椎生理曲度改变，稳定性下降，从而诱发椎间盘代偿性退变，造成颈椎内、外力学平衡失调，导致颈项部和肩胛区域肌肉处于持续紧张的状态，出现该区域的刺激症状。

1. 病史

反复发作落枕史，或颈部肌肉劳损史。

2. 症状

（1）颈肩部、肩胛间区疼痛：颈肩部、肩胛间区有酸痛感和沉重感，劳累后症状加重，休息后症状减轻。

（2）颈部活动受限：头颈部活动因疼痛而受限，多在早晨起床时感觉活动受限较为明显。

3. 体征

（1）局部压痛：颈肌痉挛，棘突旁及关节囊有压痛点，肩部肌肉广泛压痛。

（2）颈部活动障碍：颈部活动范围减小。

（二）神经根型颈椎病

由于颈椎钩椎关节、关节突关节骨质增生，颈椎生理曲度改变、椎间孔径变窄及软组织损伤、肿胀等，导致颈椎脊神经根受到刺激或压迫而引起根性症状。

1. 病史

颈部肌肉劳损史。

2. 症状

(1) 颈背部疼痛：颈项部或肩背呈阵发性或持续性的隐痛或剧痛，疼痛常向一侧或两侧上肢放射，疼痛范围与受累椎节的脊神经分布区相一致；疼痛多为酸痛、钝痛或灼痛，可伴有刺痛，或过电样窜痛，向上肢放射，重者阵发性加重，影响睡眠和工作。

(2) 颈部活动受限：颈部活动有不同程度受限或感觉僵硬。

(3) 上肢放射性疼痛：一侧或两侧上肢有放射性疼痛、麻木，伴有发沉、肢冷、无力、握力减退等表现。

(4) 手指麻木感：麻木和疼痛部位基本相同，多出现在手指和前臂。

3. 体征

(1) 颈椎生理曲度变直或消失，甚至反弓。

(2) 颈部有局限性条索状或结节状硬物，并伴有局部压痛。颈椎不同节段病变临床表现如下：

① C2～C3 节段病变：颈后部疼痛及麻木，无肌力减弱或反射改变。

② C3～C4 节段病变：颈后部疼痛及麻木沿肩胛提肌放射，并向前胸放射，无肌力减弱或反射改变。

③ C4～C5 节段病变：沿一侧颈部及肩部放射，在三角肌处感觉麻木，三角肌无力和萎缩，无反射改变。

④ C5～C6 节段病变：沿上臂和前臂外侧向远端放射痛至拇指和示指；拇指尖、手背第一背侧骨间肌处麻木；肱二头肌肌力和肱二头肌反射减弱。

⑤ C6～C7 节段病变：沿上臂和前臂外侧中央向远端放射痛至中指，亦可至示指和环指；肱三头肌肌力和肱三头肌反射减弱。

⑥ C7～T1 节段病变：指屈肌和手部骨间肌的肌力减弱，以及环指、小指和手掌尺侧的感觉丧失，无反射改变。

(3) 上肢及手指感觉减退，患侧肌力减弱，严重时可有肌肉萎缩。

(4) 上肢腱反射检查，早期反射活跃，而后期反射减弱，重者反射消失；臂丛神经牵拉试验、椎间孔挤压试验可出现阳性。

（三）椎动脉型颈椎病

颈椎间盘退变、关节间隙变窄、钩椎关节增生等引起椎动脉扭曲或受压，或寰枕关节失稳、寰齿间隙不对称，或因椎动脉交感神经丛受刺激而导致基底动脉痉挛等，造成椎基底动脉供血不足。

1. 病史

颈部肌肉劳损史。

2. 症状

(1) 位置性眩晕：眩晕是椎动脉型颈椎病的常见症状，多在改变头颈部体位如颈部旋转或屈伸时诱发或加重，表现为旋转性、浮动性或摇晃性。轻者一般持续时间较短，数秒至数分钟即消失。重者可出现下肢突然无力而倒地。

(2) 头痛：头痛和眩晕症状可同时存在，常见原因是椎基底动脉供血不足，使侧支循环血管扩张或枕大神经病变，疼痛部位在枕部和顶枕部，性质为间歇性跳痛或胀痛，从一侧后颈部向枕部及头部放射，可有灼热感，常伴有恶心、出汗等自主神经紊乱症状。

（3）视力障碍：患者有突然视力下降或失明，持续数分钟后逐渐恢复，此为双侧大脑后动脉缺血所致。此外，还可有复视、眼冒金星、黑矇、幻视等症状。

（4）感觉异常：面部感觉异常，口周或舌部发麻，偶有幻听或幻嗅。

3. 体征

（1）颈部活动受限：颈部旋转或后伸活动时，可引起眩晕、恶心呕吐、心慌等症状。

（2）关节错位或局部压痛：拇指触诊可查到患椎向一侧旋转移位，棘突及移位的关节突关节部压痛明显。

（3）特殊检查：旋颈试验阳性。

（四）脊髓型颈椎病

突出的颈椎间盘组织、增厚的黄韧带、增生的椎体后缘骨赘、椎管内肿胀的软组织等压迫脊髓，导致脊髓缺血、变性，引起病变节段以下躯体感觉、运动功能和大小便等异常。

1. 病史

颈部肌肉劳损史。

2. 症状

（1）主要表现为慢性进行性四肢感觉及运动功能障碍。患者从下肢双侧或单侧发沉、发麻开始，随之出现行走困难、双足有踩棉感、易绊倒跌跤等表现。上肢可出现单侧或两侧单纯运动功能障碍、单纯感觉障碍、手指精细运动功能障碍。

（2）肢体感觉麻木疼痛，烧灼痛，甚至四肢瘫痪，卧床不起。小便潴留或失禁。

3. 体征

患者颈部活动受限不明显，上肢活动欠灵活，重者易诱发肌肉痉挛，下肢肢体肌张力增高，肌力减弱，肌腱反射亢进，病理反射阳性。

（五）交感神经型颈椎病

由于椎间盘退变和节段性不稳定等因素，从而对颈椎周围的交感神经末梢造成刺激，产生交感神经功能紊乱。交感神经型颈椎病症状繁多，多数表现为交感神经兴奋症状，少数为交感神经抑制症状。由于椎动脉表面富含交感神经纤维，当交感神经功能紊乱时常常累及椎动脉，导致椎动脉的舒缩功能异常。因此交感型颈椎病在出现全身多个系统症状的同时，还常常伴有椎基底动脉系统供血不足的表现。

1. 病史

有颈部肌肉劳损史。

2. 症状

（1）眩晕、头痛：还可出现颈枕痛、偏头痛，甚至意识障碍。

（2）五官症状：眼胀、干涩或多泪、视力变化、视物不清；耳鸣、耳堵、听力下降；鼻塞、过敏性鼻炎，咽部异物感、口干、声带疲劳；味觉改变等。

（3）胃肠道症状：恶心甚至呕吐、腹胀、腹泻、消化不良、嗳气等。

（4）心血管系统症状：心悸、胸闷、心率变化、心律失常、血压变化等。

（5）周围血管症状：有肢体发凉、发木等血管痉挛症状，也可出现指端发红、烧灼、怕热、疼痛或痛觉异常等血管扩张症状。

（6）出汗障碍：表现为少汗或无汗，多局限于头、颈、双手、双足或局部肢体，亦可出现在半侧身体。

3. 体征

（1）两侧颈椎横突前压痛明显。

（2）部分患者出现霍纳征（瞳孔缩小、睑裂变小、眼球内陷、半面无汗）。

（六）混合型颈椎病

临床上同时出现上述两型或两型以上的症状体征。混合型的患者多病程长，年龄较大，大多数超过50岁。

【辅助检查】

（一）颈型颈椎病

X线检查可见颈椎生理曲度变直，动态 X 线检查可见椎间关节不稳、双边突征。

（二）神经根型颈椎病

（1）X 线检查可显示颈椎生理曲度变直或消失，椎间隙变窄，椎体前、后缘骨质增生，椎间孔狭窄等改变。

（2）CT、MRI 检查可判断椎间盘突出程度、神经根受压等情况。

（三）椎动脉型颈椎病

（1）X 线检查可见钩椎关节侧方或关节突关节骨质增生。

（2）椎动脉 CT 血管造影三维重建可见椎动脉扭曲、狭窄，串珠样痉挛，入横突孔异常等。

（3）TCD 检查显示椎基底动脉血流速度减慢或增快。

（四）脊髓型颈椎病

CT 检查可显示颈椎间盘、骨质增生使脊髓受压的部位和程度。MRI 可见脊髓前方呈弧形压迫，多平面的退变可使脊髓前缘呈波浪状受压。

（五）交感神经型颈椎病

（1）X 线检查提示颈椎生理曲度有不同程度的改变，椎体和钩椎关节骨质增生。

（2）心电图检查无异常或有轻度异常。

【鉴别诊断】

（一）颈型颈椎病

落枕：以醒后颈项强痛、活动功能受限为特征。

（二）神经根型颈椎病

前斜角肌综合征：以患侧手指痛麻、肿胀、肢凉，肤色白或紫为特征；出现前斜角肌痉挛、压痛，肩臂下垂时症状加重，上举后症状缓解；艾迪森试验阳性。

（三）椎动脉型颈椎病

位置性低血压：以卧位、蹲位起立时头晕为特征。眩晕即发即止，无颈部症状，旋颈试验阴性。

（四）脊髓型颈椎病

颈脊髓肿瘤：以症状呈进行性加重为特征。先出现颈、肩、臂、手指疼痛或麻木，继而同侧上肢下神经元病损，逐渐发展到对侧下肢上神经元病损，CT、MRI、脊髓造影可确诊。

（五）交感神经型颈椎病

心绞痛：有冠心病史，以发作时心前区剧烈疼痛，常伴胸闷、心悸、出冷汗为特征。心电图提示 ST 段压低，含服硝酸甘油片能缓解。

【治疗】

1. 针灸治疗

治法：舒筋骨、通经络。

主穴：颈夹脊穴、天柱、后溪、申脉、悬钟。

配穴：风寒痹阻配风门、大椎；劳伤血瘀配膈俞、合谷；肝肾亏虚配肝俞、肾俞。上肢疼痛配曲池、合谷；上肢或手指麻木配少海、手三里；头晕头痛配百会、风池；恶心、呕吐配中脘、内关。

操作：毫针常规针刺，泻法或平补平泻法。

2. 推拿治疗

治法：本病的基本治法为舒筋活血、理筋整复。随证治之，颈型治以舒筋解痉、纠正错缝；神经根型治以活血通络、理筋整复；椎动脉型治以益气活血、益髓止晕；交感神经型治以理气通络、平衡阴阳。

手法：一指禅推法、按法、揉法、拿法、抹法、滚法、拨法、擦法、扳法。

取穴与部位：风府、风池、肩井、肩外俞、天宗、阿是穴、颈背部、肩胛部。

操作：

（1）患者取坐位，术者位于患者的后方，以右手掌心为着力点按揉患者的肩颈部 3～5 分钟。手法力度不宜过重，动作宜缓和，两侧交替进行。

（2）患者仍取坐位，术者位于患者身后。以右手拇指指腹在患者颈部自上而下进行揉推治疗 3～5 分钟。手法宜轻柔、缓和。

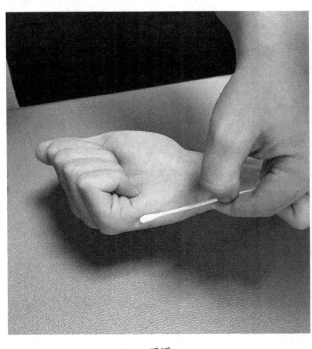

后溪　　　　　　　　　　　　　　　　肩井

（3）接上法，术者用拇、食、中指分别在风池、风府、大椎、肩井穴及颈椎棘突上、棘突间、棘突旁按揉5～10分钟。手法应轻柔、缓和，力度应均匀、适中。

（4）术者用右手掌根为着力点，在患者颈背部、肩胛部稍用力按揉3～5分钟。

【医嘱和护理】

（1）颈椎病多因长时间低头、伏案而致病。平时应尽量控制低头伏案的时间。

（2）应注意姿势正确、习惯良好。如避免使用过高、过硬的枕头及长时间头颈部固定不动。

（3）可以经常做仰头挺胸、前仰后合的动作。但应注意缓慢、轻柔地进行锻炼。

（4）以上方法治疗颈椎病，一般3～5次即可以见效，如果治疗3～5次后无效，应去医院进一步检查治疗。

（5）怀孕患者肩井穴禁用。此法慎用。

【病例】

胡某，男，58岁。因长时间伏案工作后出现颈项部疼痛、头晕3日，需卧床休息后方可稍缓解。查体：颈项部肌肉僵硬，活动度受限，头晕在改变头颈部体位时加重，表现为旋转性，持续数分钟，无明显双上肢放射痛或麻木。诊为颈椎病。针灸颈夹脊穴、百会、率谷、天柱、后溪、大椎。针刺得气后留针20分钟，大椎加灸。取针后推拿15分钟，先以右手掌心为着力点按揉患者的肩颈部，手法动作宜缓和，两侧交替进行，再以右手拇指指腹在患者颈部自上而下进行揉推治疗，接着用拇、食、中指分别在风池、风府、大椎、肩井穴及颈椎棘突上、棘突间、棘突旁按揉，最后用右手掌根为着力点，在患者颈背部、肩胛部稍用力按揉。治疗3次后症状缓解，7次后痊愈。

第二十节　落　枕

【概述】落枕，又称失枕、失颈，是以颈部突然发生疼痛、活动受限为主症的病证，主要指急性单纯性颈项强痛。落枕的原意是：睡眠时头离开了枕头的有效支撑，持续一段时间后，颈项出现疼痛，头部运动受碍。本病属中医颈部"伤筋"范畴。

【病因病机】

1. 颈肌损伤

因睡眠时枕头过高、过低或过硬，或睡卧姿势不良等因素，使头颈处于过伸或过屈状态，引起颈部一侧肌肉长时间受到牵拉紧张，颈椎小关节扭错发生静力性损伤，损伤往往以累及一侧软组织为主；或某种原因导致头颈扭闪，肌肉强烈收缩或被牵拉，导致颈肌纤维或韧带等组织发生损伤。临床主要以肌肉痉挛、局部疼痛及活动受限等为主要表现。

2. 外感风寒湿邪

睡眠时受寒，使颈背部肌肉保护性痉挛，或两侧肌张力不对称，以致僵硬疼痛不适，活动不利。中医认为，本病基本病机是经筋受损，筋络拘急，气血阻滞不通。

【临床表现】

1. 病史

颈部肌肉损伤史或受寒史。

2. 症状

（1）疼痛：颈项部疼痛，疼痛向患肩、项背部牵掣放射。

（2）活动受限：头歪向患侧，颈部功能活动明显受限。

3. 体征

（1）肌痉挛：患侧肌肉痉挛，触之呈条状或块状，常累及胸锁乳突肌、斜方肌或肩胛提肌。

（2）局部压痛：胸锁乳突肌、斜方肌、菱形肌及肩胛提肌等处压痛。

（3）活动受限：颈部功能活动受限，尤以左右旋转时颈部活动受限最为明显，严重者颈部各方向活动均受限。

【辅助检查】

X 线检查未见明显异常，少数患者可见颈椎生理曲度变直、椎体前缘轻度骨质增生改变等。

【鉴别诊断】

（1）颈椎病：易与颈型颈椎病混淆，同样有颈部肌肉僵硬疼痛、活动受限等症状。颈椎病往往伴随颈椎退行性病变，影像学检查可出现颈椎生理曲度变直，甚至反弓或成角。而落枕多无颈椎退行性病变，一般有明确落枕史。

（2）寰枢关节半脱位：寰枢段疼痛、僵直，颈椎活动受限。颈椎张口正位片可见寰枢关节间隙改变，或齿状突与寰椎侧块的间隙不对称，或一侧间隙消失等表现。

（3）颈项部肌筋膜炎：颈肩部广泛疼痛、酸胀，肌肉僵硬，或有沉重感、麻木感，颈椎后伸活动受限明显。可触及变性的肌筋膜及纤维小结，有筋膜摩擦音。X 线检查可见颈椎侧弯、棘突偏离中线及椎间隙左右不等宽等表现。

【治疗】

1. 针灸治疗

治法：通经活络，舒筋止痛。

主穴：阿是穴、天柱、后溪、外劳宫、悬钟。

配穴：督脉、太阳经证配大椎、申脉；少阳经证配风池、肩井。

操作：毫针泻法。先刺远端穴，持续捻转，嘱患者慢慢活动颈项，一般疼痛可立即缓解。可加艾灸或点刺出血。

2. 推拿治疗

有许多患者的临床表现与落枕相似，却又不是睡觉时失枕所致。其原因有劳损、扭伤、滑膜嵌顿、筋结等。这里着重介绍劳损型落枕的治疗。

本病主要是由颈部长期劳累，肌肉过度疲劳造成的。在症状、体征出现之前，有头部姿势不良、颈项持续紧张等情况。局部拘紧感明显，而疼痛并不显著。

治法：舒筋活血，解痉止痛。

手法：按揉法、拿法、弹拨法、摇法。

取穴与部位：翳风、肩井、风池、天柱、天宗、列缺、颈夹脊、肩外俞、阿是穴、颈肩部。

操作：

（1）患者取坐位，术者位于患者身体后侧。用拇指稍用力按揉患侧翳风、肩井穴 3～5 分钟。

（2）术者用拇指按揉患者颈部两侧肌肉，尤其是患侧 3～5 分钟。以局部酸胀为度。

（3）术者用右手中指指端为着力点，稍稍用力按揉患者患侧天宗穴 1～3 分钟。

（4）术者用右手拇指用力按揉患者患侧列缺穴，并嘱患者同时缓慢地旋转头部 1～3 分钟。

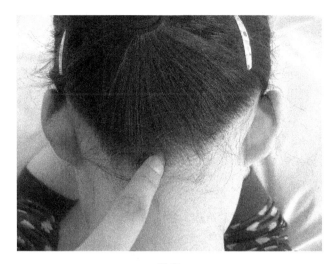

风府

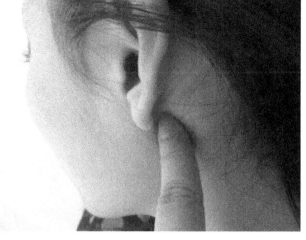

翳风

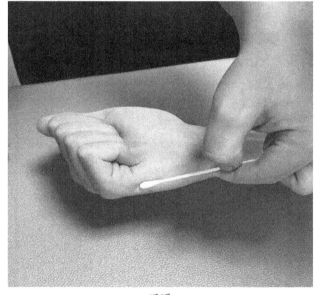

后溪

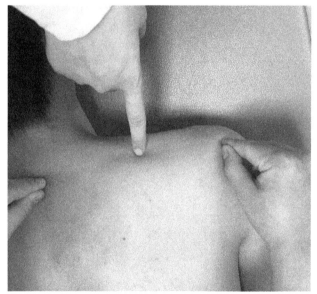

肩井

【医嘱和护理】

（1）孕、产妇切忌按揉肩井穴。如需治疗，应到医院请医生治疗。

（2）改善和纠正睡眠姿势。注意休息，加强颈部保暖。

（3）不宜过度劳累，并适当做颈部运动。

（4）治疗手法宜轻柔缓和，忌用暴力手法。

【病例】

李某，女，39 岁。晨起时左侧颈部疼痛伴活动不利 2 日，自行贴敷膏药后缓解不明显。查体：左侧颈项部胸锁乳突肌乳突端压痛明显，左侧胸锁乳突肌僵硬，颈部活动度受限，疼痛可放射至左侧肩胛部。诊为落枕。针刺阿是穴、天柱、后溪、外劳宫、悬钟。针刺得气后留针 20 分钟。取针后推拿 15 分钟，先以拇指稍用力按揉患侧翳风、肩井穴，再用拇指按揉患者颈部两侧肌肉，尤其是患侧，以局部酸胀为度，后用右手中指指端为着力点，稍稍用力按揉患者患侧天宗穴，最后用右手拇指用力按揉患者患侧列缺穴，并嘱患者同时缓慢地旋转头部 1~3 分钟。治疗 1 次后痊愈。

第二十一节　寰枢关节半脱位

【概述】又称寰枢关节失稳症，指寰枢关节失去正常的对合关系，寰椎向前或向后脱位，或寰齿两侧间隙不对称，引起关节不稳，刺激或压迫周围的神经、血管，或脊髓受压的病症。本病好发于青壮年，以男性多见。本病属中医"骨错缝""筋节伤"范畴。

【病因病机】

1. 炎症

咽部炎症、上呼吸道感染、类风湿等可使寰枢关节周围滑膜产生充血水肿和渗出，引起韧带松弛而脱位；炎症又可使韧带形成皱襞而影响旋转后的复位，形成旋转绞锁，造成关节半脱位。

2. 创伤

外伤造成横韧带、翼状韧带撕裂，或引起滑囊、韧带的充血水肿，造成寰枢关节不稳或脱位。寰椎骨折、枢椎齿状突骨折可直接造成寰枢关节脱位。游泳跳水头部触及池底的情况，颈部过度屈伸可引起寰枢关节前脱位，头颈部收到屈曲性外伤引起齿状突向侧方或旋转移位。

3. 发育缺陷

主要为寰枢椎的先天变异和（或）横、翼状韧带的发育缺陷。寰枢关节的关节面不对称，倾斜度不等大，关节面不等长，倾斜度大的一侧剪力大，对侧剪力小，使关节不稳定，易发生半脱位。

中医学认为，禀赋不足或发育不良，筋肌松弛，节窍失固；或颈部扭、闪、挫伤，致使脊窍错移，筋肌失荣，络筋损伤，张弛失衡，寰枢错移而嵌顿，气血瘀滞则肿痛，筋经拘挛，枢纽不利，发为本病。

【临床表现】

1. 病史

起病急，有明显损伤史或咽部感染史。

2. 症状

（1）颈项、肩背部疼痛明显，运动时疼痛加剧，可向肩臂部放射。

（2）颈项肌肉痉挛，颈僵强直，头部旋转受限或呈强迫性体位。

（3）当累及椎基底动脉时，出现眩晕、恶心、呕吐、耳鸣、视物模糊等症状。

（4）当累及延髓时，则出现四肢麻痹、发音障碍及吞咽困难等。

【辅助检查】

（1）X 线检查：① 颈椎侧位：寰齿前距大于 2 mm，儿童大于 3 mm；或寰齿前距呈"∨""∧"形改变。② 张口位：两侧寰齿间隙（齿状突与寰椎侧块距离）相差大于 2 mm，儿童大于 3 mm；或两侧寰齿间隙之比（宽/窄）大于 2。

（2）CT 检查：寰枢椎连续横断面扫描可显示寰枢椎旋转程度。矢状位和冠状位图像可显示关节突关节的序列，但大多数不能显示齿状突与寰椎分离。

（3）肌电图和神经诱发电位检查：可评价神经功能受损程度。

【鉴别诊断】

（1）齿状突骨折及寰椎弓骨折：有明显的颈部外伤史，颈部运动完全障碍，X 线片或 CT 扫描可见骨折。

（2）落枕：无明显外伤史，常于晨起疼痛，颈部只限于某一方向的运动受限。

【治疗】

1. 针灸治疗

治法：舒筋通络，解痉止痛。

主穴：颈夹脊、风府、风池、阿是穴。

配穴：督脉、太阳经证配大椎、申脉；少阳经证配肩井。

操作：毫针针刺，泻法。

2. 推拿治疗

治法：舒筋通络，解痉止痛，整复错位。

手法：滚法、一指禅推法、按揉法、推法、拿法、拔伸法。

取穴与部位：颈夹脊、风府、风池、阿是穴、颈项部、后枕部。

操作：

（1）患者取坐位，医生用滚法、按揉法在颈肩部、颈项部操作。手法宜轻柔，以缓解肌痉挛。时间约5分钟。

（2）用一指禅推法、按揉法在上颈段操作，重点在寰枕和寰枢关节部位。手法宜轻柔缓和，以患者能忍受为限。时间约5分钟。

（3）取风府、风池、颈夹脊及阿是穴，用一指禅推法或按揉法操作。手法由轻渐重，以患者能忍受为限。时间约5分钟。

（4）患者取坐位，医者站其身后，以一手拇指顶住枢椎棘突，另一手掌托住其下颌部向上提托，在拔伸状态下轻轻左右摇动颈椎，使颈部肌肉放松，然后向寰齿间隙变窄侧行快速、小幅度的旋转提颈扳法。如颈部活动改善，疼痛减轻，表示手法整复成功。整复后用颈托固定。对于心理紧张患者或年龄偏大者，可于仰卧位拔伸状态下进行旋转拉颈复位。

（5）在颈项部用推法、揉法、摩法操作，以理顺筋络。时间约2分钟。

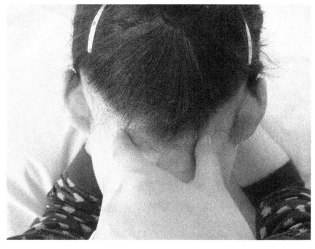

风池

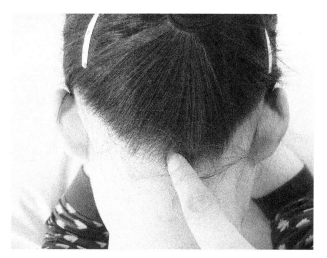

风府

【医嘱和护理】

（1）纠正不良生活习惯及工作姿势，注意颈肩部保暖，加强颈项部肌肉锻炼。

（2）科学合理地使用睡眠用枕；预防感冒，防止咽喉部感染。

（3）手法整复关节后，患者应用颈托固定，有利于损伤恢复，对巩固疗效、防止再脱位十分重要。

【病例】

王某，男，43岁。车祸后颈项、肩背部疼痛，运动时疼痛加剧，放射至肩臂部3周，偶有眩晕、恶心。查体：颈项肌肉痉挛，颈僵强直，头部旋转受限或呈强迫性体位。X线检查：颈椎张口位：两侧寰齿间隙相差3 mm。诊为寰枢关节半脱位。针灸颈夹脊、风府、风池、阿是穴。针刺得气后留针20分钟。取针后推拿15分钟，先用㨰法、按揉法在颈肩部、颈项部操作，手法宜轻柔，再用一指禅推法、按揉法在上颈段操作，重点在寰枕和寰枢关节部位，接着取风府、风池、颈夹脊及阿是穴，用一指禅推法或按揉法操作，手法由轻渐重，以患者能忍受为限。最后在拔伸状态下轻轻左右摇动颈椎，使颈部肌肉放松，然后向寰齿间隙变窄侧行快速、小幅度的旋转提颈扳法。如颈部活动改善，疼痛减轻，表示手法整复成功。整复后用颈托固定。治疗10次后痊愈。

第二十二节　胸锁乳突肌损伤

【概述】胸锁乳突肌位于颈前部两侧，起于胸骨柄前面和锁骨上缘内1/3段，向上行止于乳突外侧面。患者多因头颈部运动不协调、扭挫或挥鞭样损伤而发病。也有的人是因为睡眠姿势不良、枕头过高，致使一侧胸锁乳突肌过度牵拉而发病。常急性起病，单侧为多。自觉一侧颈部酸痛、沉紧，痛剧者可向同侧肩、背部放射，颈部活动受限。本病属中医"筋伤"范畴。

【病因病机】

胸锁乳突肌起自胸骨体和锁骨胸骨端，止于乳突及枕骨上项线。作用是一侧收缩使头转向对侧，两侧同时收缩使头后仰，并且具有上提胸廓助深吸气的作用。受副神经颈丛肌支（C2、C3）支配。

因有经常转头、抬头或突然过度旋转头部和抬头等不良习惯因素，使头颈处于过伸或过屈状态，或颈部被动过伸、旋转，引起一侧或两侧胸锁乳突肌产生劳损，损伤往往以累及一侧软组织为主；临床主要以肌肉痉挛、局部疼痛及活动受限等为主要表现。

中医认为，本病基本病机是经筋受损，筋络拘急，气血阻滞不通。

【临床表现】

1. 病史

颈部肌肉劳损史。

2. 症状

（1）晨起骤然起病，颈部活动受限，颈部僵硬，旋转不灵活，颈部呈后仰状态，向健侧转头受限，或头前屈明显受限。

（2）被动转头或颈部做过伸活动时，引起胸锁乳突肌疼痛或肌痉挛，症状重者，影响全身活动。

（3）胸锁乳突肌附着点或肌腹有明显压痛点，累及副神经者，斜方肌可有放射痛和压痛。

【辅助检查】X线检查可无明显异常。

【鉴别诊断】

（1）颈椎病：颈椎病往往伴随颈椎退行性病变，影像学检查可出现颈椎生理曲度变直，甚至反弓或成角。

（2）落枕：一般有明确落枕或受凉史。

（3）颈项部肌筋膜炎：颈肩部广泛疼痛、酸胀、肌肉僵硬，或有沉重感、麻木感，颈椎后伸活动受限明显。可触及变性的肌筋膜及纤维小结，有筋膜摩擦音。X线检查可见颈椎侧弯、棘突偏离中线及椎间隙左右不等宽等表现。

【治疗】

1. 针灸治疗

治法：通经活络，舒筋止痛。

取穴：天柱、后溪、外劳宫、阿是穴。

操作：毫针泻法。先刺远端穴，持续捻转，嘱患者慢慢活动颈项。可加艾灸或点刺出血。

2. 推拿治疗

治法：舒筋活血，解痉止痛。

手法：按揉法、拿法、弹拨法、摇法。

取穴与部位：风池、天柱、天宗、颈夹脊、翳风、阿是穴、颈肩部、后枕部。

操作：

（1）患者取坐位，术者用拇指指腹轻柔地在患者痛点处按揉1～3分钟。

（2）如疼痛较重者，术者可先用拇指稍稍用力按揉患者患侧列缺穴1～3分钟，并让患者轻轻转动头部，活动颈部，以放松肌肉。

（3）术者用右手拇、食指轻轻拿揉患者患侧胸锁乳突肌3～5分钟，力量以患者能够耐受为度。

（4）术者左手扶住患者前额部，右手拇、食指握捏住患者胸锁乳突肌，轻柔、缓和地摇动患者头部1分钟左右，以放松患侧胸锁乳突肌。

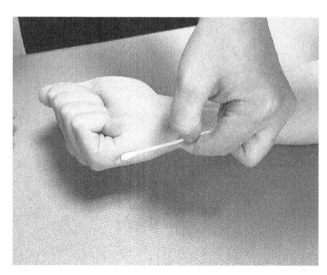

后溪

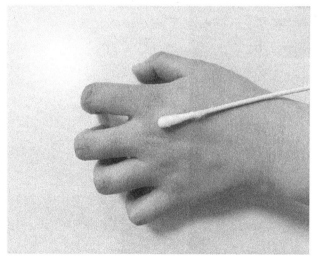

外劳宫

【医嘱和护理】

（1）急性损伤者可在24小时内施冷敷以缓解局部充血肿胀。

（2）局部痛重者应明确诊断有无颈椎病变。

（3）在以上治疗时，可配合外敷药物治疗，并减少运动。

（4）因睡眠姿势不当而致者，应注意调整和纠正睡眠姿势。

【病例】

陈某，男，55岁。1天前晨起后自觉颈部疼痛，活动受限，颈部呈后仰状态，向健侧转头受限，或头前屈明显受限。查体：颈项肌肉痉挛，颈僵强直，被动转头或颈部做过伸活动时疼痛加重，胸锁乳突肌肌腹压痛。诊为胸锁乳突肌损伤。针刺取天柱、后溪、外劳宫、阿是穴。针刺得气后留针20分钟。取针后推拿15分钟，先用拇指指腹轻柔地在患者痛点处按揉，再用拇指稍稍用力按揉患者患侧列缺穴，并让患者轻轻转动头部，活动颈部，以放松肌肉。后用右手拇、食指轻轻拿揉患者患侧胸锁乳突肌，最后左手扶住患者前额部，右手拇、食指握捏住患者胸锁乳突肌，轻柔、缓和地摇动患者头部，以放松患侧胸锁乳突肌。治疗2次后痊愈。

第二十三节　外感性背痛

【概述】因感受外邪导致的以背部酸痛、肌肉僵硬为主要表现的一类病证，遇寒时疼痛加重，活动或遇暖后则疼痛减轻。常无明显的固定压痛点，但用力压迫或用手指提挤受累肌肉时，可出现局部触痛。本病属"痹证"范畴。

【病因病机】本病多因感受外邪诱发，其病理目前尚不十分明确。可因上呼吸道感染、风湿病等导致肌肉筋膜炎症，出现局部组织液渗出、粘连、肌细胞核数增加；也可因筋膜炎症刺激而使肌肉发生痉挛、疼痛。

中医学认为其病机总属风寒阻络，筋络拘急，气滞血瘀，不通则痛。

【临床表现】

（1）背痛：背部酸痛，可连及颈项，遇寒加重，得温则缓，常无明显的固定压痛点，但用力压迫或用手指提挤受累肌肉时，可出现局部触痛。

（2）项背肌紧张：项背部压痛广泛，无神经根放射症状。

【辅助检查】X线检查多无明显异常。

【鉴别诊断】

（1）颈项部肌筋膜炎：颈肩部广泛疼痛、酸胀，肌肉僵硬，或有沉重感、麻木感，颈椎后伸活动受限明显。可触及变性的肌筋膜及纤维小结，有筋膜摩擦音。X线检查可见颈椎侧弯、棘突偏离中线及椎间隙左右不等宽等表现。

（2）神经根型颈椎病：有上肢放射性疼痛、麻木，臂丛神经牵拉试验和椎间孔挤压试验阳性，X线片可见椎体后缘骨质增生，关节间隙、椎间孔变窄等改变。

【治疗】

1. 针灸治疗

治法：祛风散寒、通络止痛。

取穴：阿是穴、风池、大椎。

操作：常规毫针针刺，平补平泻，可用灸。

2. 推拿治疗

治法：祛风散寒、通络止痛。

手法：掌根揉、点揉、大鱼际揉、压法。

取穴与部位：督脉、背部膀胱经、阿是穴、华佗夹脊穴。

操作：

（1）患者取坐位或俯卧位，术者用右手掌根部为着力点，在患者疼痛部位自上而下，反复掌揉3～5分钟，以局部皮肤温热为度。

（2）术者以双手拇、食、中指沿患者脊柱及脊柱两侧以多指揉阿是穴3～5分钟。

（3）紧接上法，术者用右手大鱼际揉推患者背部阿是穴及疼痛区域3～5分钟。

（4）术者双手掌心重叠，稍稍用力按压患者疼痛部相关脊柱1分钟。

【医嘱和护理】

（1）背部疼痛，可因多种疾病导致，治疗前应明确诊断。

（2）治疗时用力不可过重、过猛，特别是按压脊柱时，力量因人而异。

（3）平时还应注意保暖、休息，预防感冒。

（4）忌食生冷、寒凉食物。适当锻炼，增强体质。

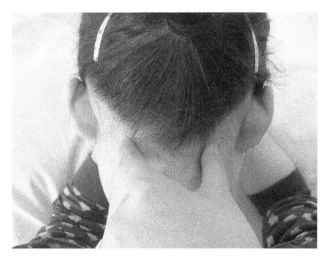

风池

【病例】

刘某，女，57岁。受凉后自觉背痛2天。背部酸痛，连及颈项，遇寒加重，得温则缓，无明显的固定压痛点。诊为外感性背痛。针灸取阿是穴、风池、大椎。针刺得气后留针20分钟，风池、大椎加灸。取针后推拿15分钟，先用掌揉在患者疼痛部位自上而下施术，再以双手拇、食、中指沿患者脊柱及脊柱两侧以多指揉阿是穴，后用右手大鱼际揉推患者背部阿是穴及疼痛区域，最后，双手掌心重叠，稍稍用力按压患者疼痛部相关脊柱。治疗3次后痊愈。

第二十四节　正中神经损伤

【概述】正中神经由C5～8与T1神经根的纤维构成。从臂丛神经外侧索分出的外侧根，和从内侧索分出的内侧根，两者共同组成正中神经，正中神经支配前臂屈侧的大部分肌肉，以及手内桡侧半的大部分肌肉和手掌桡侧皮肤感觉。正中神经损伤较多见。少数病例可有尺神经合并受伤。本病属中医学"筋伤"范畴。

【病因病机】

(1) 火器伤、玻璃割伤、刀伤及机器伤较常见，尤以正中神经的分支手部指神经伤为多见。

(2) 肱骨下端骨折和前臂骨折，均可合并正中神经伤。

(3) 缺血性挛缩亦常合并正中神经伤。

中医学认为本病由急性损伤或慢性劳损，使血瘀经络；或寒湿淫筋，风邪袭肌，致气血流通受阻而引起。

【临床表现】

(1) 感觉障碍：若损伤部位在腕部或前臂肌支发出处远端，可见手的桡半侧出现感觉障碍。

(2) 拇指对掌、指功能受限：拇对掌肌、拇短展肌及拇短屈肌浅头瘫痪，因此拇指不能对掌，不能向前与手掌平面形成90°，不能用指肚接触其他指尖，大鱼际萎缩，拇指内收形成猿手畸形。

(3) 拇指、食指屈曲受阻：若在肘部或其以上部位损伤时，除上述症状外，由于指浅屈肌和桡侧半指深屈肌麻痹，拇指与食指不能主动屈曲。

(4) 前臂旋前不能或受限。

(5) 大鱼际肌群、前臂屈面肌群明显萎缩。

(6) 肌肉功能障碍：如旋前圆肌、桡侧腕屈肌、掌长肌、拇长屈肌、食指深屈肌、拇指对掌肌。

(7) 手掌叩击试验阳性、屈腕试验阳性。

【辅助检查】 后期肌电图检查见大鱼际肌出现神经变性。

【鉴别诊断】

(1) 多发性神经炎：症状常为双侧性，且不局限在正中神经，尺、桡神经均受累，有手套状感觉麻木区。

(2) 神经根型颈椎病：神经根受刺激时，麻木不仅在手指，在颈臂部也有疼痛麻木感，臂丛牵拉试验和叩顶试验阳性。还有颈肩部的症状。

【治疗】

1. 针灸治疗

治法： 活血化瘀，舒筋通络。

取穴： 曲泽、内关、大陵、鱼际、劳宫。

操作： 毫针常规针刺，平补平泻法，可加灸法。

2. 推拿治疗

治法： 活血化瘀，舒筋通络。

手法： 揉法、擦法、按揉法、捏法。

取穴与部位： 内关、大陵、鱼际、劳宫、前臂、腕部。

操作：

(1) 患者取坐位，患侧上肢掌心向上置于诊疗桌上。术者位于患肢同侧，用右手掌大鱼际部轻轻擦揉患侧上肢，从腕部至肘关节部，反复操作5～10分钟。

(2) 术者用右手拇指着力，反复按揉患侧上肢曲池、手三里、少海、内关、外关、合谷、劳宫等穴3～5分钟。

(3) 术者用右手拇指和食、中指捏揉患侧上肢太阴、厥阴、少阴三条经络3～5分钟。

(4) 患者患侧掌心朝上，术者左手固定住其肘部，右手握住患者手掌，轻揉患侧手掌1～3分钟。

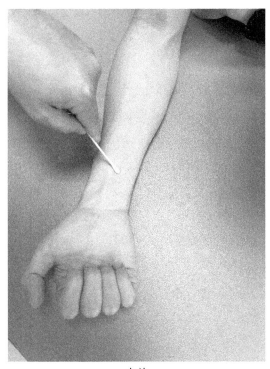
内关

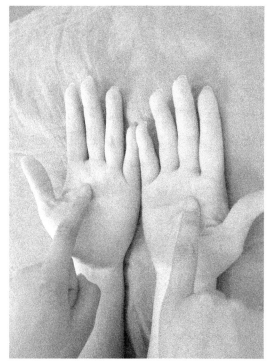
劳宫

【医嘱和护理】

（1）在以上治疗的同时，可配合一些中草药熏洗患肢，增强疗效。

（2）本病治疗时，应积极加强双手掌、双上肢的功能锻炼，尤其是五指运动，以减少肌肉萎缩。

（3）要保持良好心态，树立战胜疾病的信心。

（4）饮食应富有营养。适量食用一些温补之物。

【病例】

赵某，女，45岁。右手腕机器伤后出现手部感觉异常伴猿手畸形。现右手的桡半侧感觉障碍，拇对掌肌、拇短展肌及拇短屈肌浅头瘫痪，拇指内收形成猿手畸形，肌电图示右正中神经损伤。针灸取曲泽、内关、大陵、鱼际、劳宫。针刺得气后留针20分钟，内关、鱼际加灸。取针后推拿15分钟，先用右手掌大鱼际部轻轻擦揉患侧上肢，从腕部至肘关节部，再按揉患侧上肢曲池、手三里、少海、内关、外关、合谷、劳宫等穴，后用右手拇指和食、中指捏揉患侧上肢太阴、厥阴、少阴三条经络，最后左手固定住患肢肘部，右手握住患者手掌，轻揉患侧手掌。治疗10次后症状缓解。

第二十五节 棘上韧带损伤

【概述】指在过度前屈体位时突然遭受外力或负重引起的棘上韧带损伤，主要导致腰背疼痛和运动功能障碍。棘上韧带损伤是慢性腰痛的常见原因，多发生在中年以上患者，以下腰段损伤多见。本病属中医学"腰痛病"范畴。

【病因病机】棘上韧带连结胸、腰、骶椎各棘突末端之间的纵行韧带。弯腰、搬物、闪挫等因素很容易导致棘上韧带扭伤。主要病因分为以下两类：

1. 急性损伤

上半身身体突然扭转情况下易导致棘上韧带损伤。在弯腰搬运重物时，骶棘肌处于相对松弛状态，臀部及大腿后部肌肉收缩，以腰椎为杠杆将重物提起，其支点在腰骶部，其承重力全落在韧带上，极易造成腰段棘上韧带撕裂伤。或弯腰劳作时，突然外力打击，迫使腰前屈，引起棘上韧带的撕裂。

2. 慢性劳损

韧带经常受到牵拉而超出其弹性限度被拉松，逐渐发生炎症、水肿和粘连，刺激腰脊神经后支而引起慢性腰痛，或因韧带纤维发生退变时，弹力减弱，这时如弯腰负重，易发生部分纤维的损伤和劳损。

【临床表现】棘上韧带扭伤后腰部会立即出现疼痛。疼痛为持续性，休息后减轻但不消除。咳嗽、喷嚏、用力大便时，疼痛加剧，腰不能挺直，行走不利，检查时发现腰椎棘突上有较明显的压痛。

（1）疼痛：损伤局部多有较剧烈疼痛，尤以前屈时痛觉更甚，后仰时可减轻，可表现为胸背痛或下腰痛，前屈时明显。

（2）活动受限：腰部活动明显受限，尤以前侧弯屈及旋转受限为明显。

（3）压痛：棘上韧带损伤压痛点在两个棘突上，且为浅压痛；急性损伤者棘上韧带有条索状剥离或明显钝厚感，可触及条索在棘突上滑动。慢性损伤者棘上韧带松弛，有片状或条索状剥离，在棘突上有轻重不等的压痛或酸胀感。

【辅助检查】X线片未见异常。

【鉴别诊断】

（1）急性腰扭伤：有明显腰部扭伤史，疼痛部位多在骶棘肌及腰骶关节，各椎体棘突、压痛不明显。

（2）棘突骨膜炎：有棘突撞击或挤压史，压痛点局限于单个棘突。

【治疗】

1. 针灸治疗

治法：舒筋活血，消肿止痛。

取穴：阿是穴、腰夹脊、肾俞。

操作：平刺进针患处韧带，不留针；其余穴位平补平泻，可加电针。

2. 推拿治疗

治法：舒筋活血，消肿止痛。

手法：揉法、擦法、按揉法。

取穴与部位：腰夹脊、阿是穴、环跳、肾俞、承扶、委中、委阳、承山、患部棘上韧带。

操作：

（1）患者俯卧，术者位于患者左侧位。用右手掌心在患者压痛点周围轻轻揉推3～5分钟。

（2）术者用右手掌根揉法轻轻揉推患者脊柱两侧肌肉，反复施术3～5分钟以达局部肌肉放松的目的。

（3）术者用多指揉法在患者压痛点处反复操作3～5分钟，力量由轻到重。

（4）术者用拇指按揉患者环跳、肾俞、承扶、委中、委阳、承山等穴，反复操作3～5分钟，以患者感觉局部酸胀为度。

【医嘱和护理】

（1）此症患病机制较为复杂，治疗前应明确诊断，不可漏诊、误诊。

（2）术者在进行以上操作时不可过于用力，以患者感觉适度、舒适为度，以免造成更大的损伤。

（3）经3～5次以上治疗后症状仍得不到改善者，应去医院进一步检查、治疗。

（4）治疗的同时患者应注意加强适当的脊柱部锻炼，并注意脊柱部保暖。

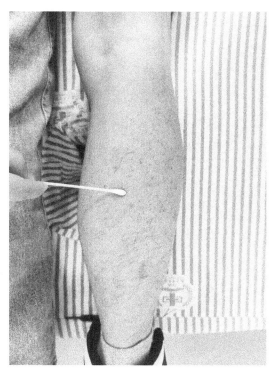

承山

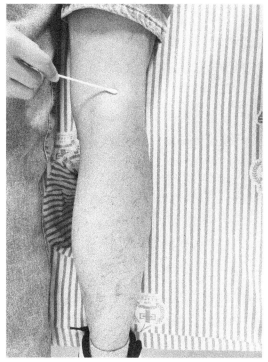

委中

【病例】

张某，女，51岁。弯腰搬物后出现腰痛，疼痛为持续性，休息后减轻。咳嗽、喷嚏、用力大便时，疼痛加剧，腰不能挺直，行走不利。查：L4腰椎棘突上压痛。诊为棘上韧带损伤。针刺取阿是穴、腰夹脊、肾俞。针刺得气后留针20分钟，平刺进针患处韧带，不留针，其余穴位平补平泻。取针后推拿15分钟，先用右手掌心在患者压痛点周围轻轻揉推，后用右手掌根揉法轻轻揉推患者脊柱两侧肌肉，再在患者压痛点处用多指揉，最后用拇指按揉患者环跳、肾俞、承扶、委中、委阳、承山等穴。治疗3次后痊愈。

第二十六节　棘间韧带损伤

【概述】棘间韧带是连接于胸、腰、骶椎之间的韧带，即上下棘突之间，由棘间韧带相联系。棘间韧带损伤多数是弯腰、搬物、闪挫等原因所致。因此临床上发病一般多见于腰部。棘间韧带一旦损伤，多数患者会立即出现腰部持续性疼痛，腰部活动明显受限，休息后减轻。腰椎棘突之间有明显压痛。

【病因病机】棘间韧带损伤原因与棘上韧带损伤原因大体相同。由于棘上韧带止于L3、L4棘突，而L4以下几乎无棘上韧带，在弯腰时，其应力落在棘间韧带上，棘间韧带受到强力牵拉或外力作用，容易发生损伤或断裂。

【临床表现】

（1）常与棘上韧带合并损伤，疼痛位置主要在棘突之间。单独损伤多在L4～L5及L5～S1骶间隙。

（2）腰痛无力，弯腰时病变部有断裂样感觉，劳累后疼痛加重，休息后疼痛缓解。

（3）骶棘肌痉挛，腰部运动受限程度比棘上韧带损伤明显。

（4）棘间韧带损伤压痛点位于两个棘突间，为深压痛。

【辅助检查】X 线片未见异常。

【鉴别诊断】

（1）急性腰肌扭伤：有明显腰部扭伤史，腰痛剧烈，腰部活动受限，骶棘肌痉挛明显，压痛点在腰部两侧。

（2）腰椎小关节紊乱症：多数损伤史不明显，腰痛剧烈，咳嗽、喷嚏时疼痛加重，伸腰活动受限；有棘突偏歪，压痛点在偏歪的棘突处，屈伸旋转时有牵掣痛。X 线检查可见棘突偏歪。

【治疗】

1. 针灸治疗

治法：舒筋活血，消肿止痛。

取穴：阿是穴、患部棘突间隙、腰夹脊、肾俞。

操作：毫针常规针刺，平补平泻法，可加电针。

2. 推拿治疗

治法：舒筋活血，消肿止痛。

手法：掌根揉法、指揉法、按法、按揉法。

取穴与部位：患部棘突和间隙、腰夹脊、阿是穴、环跳、肾俞、承扶、委中、委阳、承山。

操作：

（1）患者取俯卧位，术者位于患者左侧。用右手掌根在患者脊柱疼痛部位及阿是穴用掌根揉法，反复操作 3～5 分钟。

（2）术者在患者腰部脊柱两侧用双手食、中、无名指采用多指揉法在患者脊柱棘突间稍稍用力按揉 5～10 分钟，以缓解局部疼痛。

（3）接上法，术者双手掌心重叠，轻柔按压患者脊柱疼痛区域和阿是穴，力量由轻到重，反复操作 3～5 分钟。

（4）术者用拇指按揉患者环跳、肾俞、承扶、委中、委阳、承山、昆仑、太溪等穴，每穴约 1 分钟。

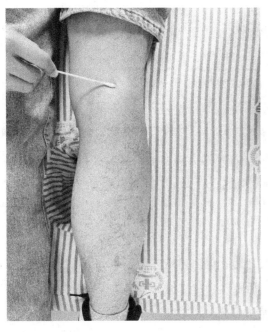
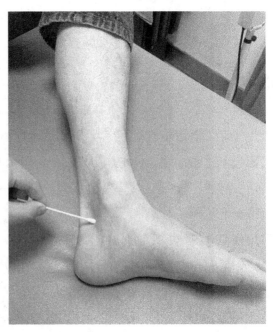

委中 太溪

【医嘱和护理】

（1）注意全身尤其是腰部保暖。饮食应注意少食寒凉食物和发物。

（2）保证休息，适当加强腰部功能锻炼。

（3）治疗后不要剧烈活动，也不主张长时间绝对卧床、不运动。

（4）以上方法治疗本病，一般2～3次即可见效。如果无效甚至有加剧现象，应去医院进一步诊治。

【病例】

全某，女，41岁。弯腰搬物后出现腰痛无力，弯腰时有断裂样感觉，劳累后疼痛加重，休息后疼痛缓解。查体：腰椎L4～L5棘突间隙压痛。诊为棘间韧带损伤。针刺取阿是穴、腰夹脊、肾俞。针刺得气后留针20分钟。取针后推拿15分钟，先用右手掌根揉法在患者脊柱疼痛部位及阿是穴施术，后用双手食、中、无名指采用多指揉法在患者脊柱棘突间施术，再用双手掌心重叠，轻柔按压患者脊柱疼痛区域和阿是穴，最后用拇指按揉患者环跳、肾俞、承扶、委中、委阳、承山、昆仑、太溪等穴。治疗5次后痊愈。

第二十七节　原发性脊柱侧弯

【概述】原发性脊柱侧弯又称特发性脊柱侧弯，约占全部脊柱侧弯的70%以上。此症原因未明。以女性患者较为多见。可于学龄前开始发病，发病缓慢。开始时脊柱侧弯不明显，无疼痛，无不适，不易被察觉，至脊柱侧弯至一定程度时才被发现。自发病起至脊柱侧弯较为明显，通常经历5～10年。生长发育停止后，一般不再发展。

【病因病机】特发性脊柱侧弯，从病因学上来讲，并不十分明确，但是和基因与遗传具有一定关系，此外还存在椎旁肌肉本身分布不平衡的原因。

【临床表现】原发性侧弯其发生原因不详，或由多种因素集结所造成的侧弯。原发性侧弯占所有侧弯的百分之八十，是由基因、姿势、发育、营养等综合因素所引起，因此治疗时也得多管齐下。

原发性侧弯分成四大阶段：婴儿期、幼年期、发育期及成年期。

（1）婴儿期：0～3岁，此时期侧弯症状较难发现，可伴有心血管疾病。

（2）幼年期：4～9岁，罕见

（3）发育期：10～16岁，最常见，多半发生在10～12岁之间。75%的患者有侧弯度数递减的机会。

（4）成年期：18岁以上，多半不会快速恶化。处理效果因人而异，因年纪、度数大小而不同。递减度数的幅度较发育期小。

脊椎侧弯检查：

方法一：用一条铅垂线放在后颈部最突出一节骨颈处（第七颈椎），从背后观察铅垂线与脊柱是否吻合。

方法二：向前弯腰，由背后观察背部两边是否对称，有没有一边隆起、一边凹陷的情形。

【辅助检查】脊椎X线检查可正确测量脊柱侧弯程度。

【鉴别诊断】

（1）脊柱结核：脊柱结核的临床症状有脊椎疼痛、僵硬、肌肉萎缩、驼背畸形等与脊柱侧凸相似。脊柱结核时，个别患者表现出结核病症状，表现为低热、盗汗、虚弱、乏力、体重减轻，结核病检查阳性，影像学检查表现为脊椎边缘模糊不清，椎间隙变窄，有时脊椎旁有结核脓肿阴影存在，髋关节常受累。

（2）脊柱肿瘤：脊柱肿瘤多见于老人，症状以疼痛为主，病痛逐日加重，X线可见骨破坏，常累及椎弓根，椎间隙正常。肿瘤标志物检查常为阳性。

（3）强直性脊柱炎：强直性脊柱炎多发于15～30岁男性青壮年。发病缓慢，间歇疼痛，多关节受累。脊柱活动受限，关节畸形。X线检查骶髂关节间隙狭窄、模糊，脊柱韧带钙化，呈竹节状改变。实验室检查血沉快或正常，HLA-B27为阳性。类风湿因子检查多为阴性。

【治疗】

1. 针灸治疗

治法：舒筋通络，解痉止痛。

取穴：阿是穴、华佗夹脊穴、肾俞、腰阳关、命门、大椎。

操作：毫针针刺，平补平泻。

2. 推拿治疗

治法：舒筋通络，理筋整复。

手法：掌根揉法、指揉法、按法、按揉法、推法。

取穴与部位：督脉、膀胱经、华佗夹脊穴、患处脊柱。

操作：

（1）患者取俯卧位，术者位于其左侧。术者右手掌心轻柔地在患者脊柱上自上而下按揉脊柱3～5分钟。

（2）术者以双手多指揉法在患者背后督脉、两侧膀胱经和华佗夹脊穴治疗5～10分钟。

（3）术者用两手大鱼际分别置于患者两侧膀胱经，自胸椎推至骶椎再到胸椎，反复操作3～5分钟。

（4）术者用右手掌根在患者脊柱侧弯处，纠正性地推揉患处脊柱3～5分钟，用力轻柔缓和，以患者感觉舒适为度。

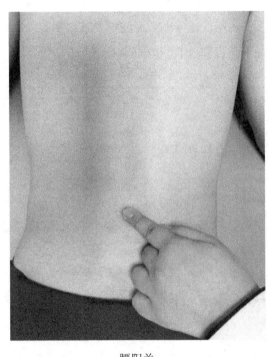

腰阳关

【医嘱和护理】

（1）此症患者应卧硬板床，平时应注意纠正错误的姿势。

（2）不宜加重脊柱的过分负担，不宜提拎重物，造成左右上肢用力不均衡。

（3）患者可以进行少量单杠悬吊锻炼，两手握住单杠，两肘部伸直，悬吊身体，每日数次，每次3～5分钟。但不可做引体向上动作。

（4）手法治疗至3个月，脊柱侧弯如无改善者，建议采用其他方法治疗。

【病例】

杨某，女，15岁。体检发现脊柱胸腰段向右侧弯。诊为原发性脊柱侧弯。针刺取阿是穴、华佗夹脊穴、脾俞、胃俞、肾俞、腰阳关、命门、大椎。针刺得气后留针20分钟。取针后推拿15分钟，先用右手掌心轻柔地在患者脊柱上自上而下按揉，再用双手多指揉法按揉患者背后督脉、两侧膀胱经和华佗夹脊穴，后用两手大鱼际分别置于患者两侧膀胱经，自胸椎推至骶椎再到胸椎，最后用右手掌根在患者脊柱侧弯处，纠正性地推揉患处脊柱。治疗10次后痊愈。

第二十八节　胸背综合征

【概述】胸背综合征，又称脊柱胸段综合征，是指脊柱胸段因发育异常，或某些疾病及外力创伤、长期慢性劳损等因素，导致其正常生理曲度改变、胸廓畸形引起的物理（机械性）或化学（炎症性）刺激，而出现相应神经节段、脏腑功能性病变的一系列症状和体征。患者多见胸背部疼痛、心慌、胸闷、气短甚至轻度呼吸障碍，胃胀、嗳气、胃肠功能紊乱，严重者可出现头晕、恶心呕吐、晕厥。本病属中医学"骨错缝""痹证"范畴。

【病因病机】

1. 急性外伤

多因持物扭转或撞击等外力作用于小关节，引起脊柱小关节错缝、滑膜嵌顿，从而破坏了脊柱的力学平衡和运动协调性。由于损伤刺激感觉神经末梢而引起疼痛，反射性地引起局部肌肉痉挛，肌肉痉挛又加重关节解剖位置改变，发生绞锁或扭转，进而疼痛、活动受限更明显。

2. 慢性劳损

无明显外伤史，长期姿势不协调使脊背部软组织经常处于过度收缩、牵拉、扭转而导致慢性劳损。由于软组织的痉挛，引起脊椎关节的力学不平衡，而致脊椎后关节发生错缝。

中医学认为本病病机总属筋脉不通气血痹阻。脊为督脉所过，因闪挫、负重转体、转侧不利损伤脊椎，致脊椎错移或筋肌损伤、气机阻遏或气血瘀滞，经络不通，节错牵掣导致转侧困难，筋肌挛急而痛，动则痛甚，发为本病。

【临床表现】

1. 病史

有脊背外伤史或劳损史。

2. 症状

（1）疼痛：背痛、胸痛、肝脾区痛、腹痛、上肢（尺神经区）麻木疼痛，肋间神经痛。根据疼痛部位归属的肋间神经，明确发病胸椎，例如，腹痛在脐部，属第10胸椎。

（2）感觉异常：肩背部麻木感、冷厥感、蚁走感、瘙痒感、灼热感等。

（3）运动障碍：双下肢无力、背肌不自主跳动。

（4）活动受限：胸椎活动范围变小，颈肩活动受限。

（5）自主神经功能紊乱：多汗或无汗（局部、半身或全身）、胸闷、心悸、头晕、失眠、胃功能紊乱等。内脏疾病的神经定位诊断。

（6）脊髓受累时，出现下肢截瘫、单瘫、感觉减退或感觉分离。

【辅助检查】 X线检查首先排除胸椎结核、肿瘤、骨折等病变。除按常规观察椎间盘退行性病变及椎体骨质增生外，其关节功能紊乱者，正位片观察患椎错位，主要观察棘突、关节突、肋小头关节的排列是否异常，有无偏歪，左右上下是否对称；观察椎体上下缘有无特殊增宽变窄的"双边"征。侧位片可观察椎间孔、各小关节排列情况。由于肩胛骨及胸内脏的重叠而影响观察，且目前尚缺乏胸椎关节的诊断标准。必要时应用断层摄影、CT三维重建或MRI检查。

【鉴别诊断】

（1）落枕：晨起感颈部疼痛，多因睡眠姿势不良或感受风寒而致。颈部疼痛、酸胀、运动受限，在肌肉紧张处可触及肿块或条索状物。

（2）肋间神经痛：疼痛沿肋间神经分布区出现，疼痛性质为针刺样、刀割样，疼痛表现为走窜痛，时发时止。

【治疗】

1. 针灸治疗

治法： 舒筋活血，行气止痛。

取穴： 阿是穴、胸夹脊、心俞、肺俞、督脉、膀胱经。

操作： 毫针常规针刺，平补平泻，针刺时注意角度和深度，可配合TDP和其他理疗方法。

2. 推拿治疗

治法： 舒筋活血，行气止痛，整复错位。

手法： 掌根揉法、滚法、指揉法、推法等。

取穴与部位： 华佗夹脊穴、督脉、背部膀胱经第1、2侧线。

操作：

（1）患者取俯卧位，术者位于患者左侧，术者用右手掌根在其脊柱部以掌根揉法进行放松性治疗3～5分钟。

（2）术者用滚法以患者脊椎部的督脉、华佗夹脊穴为重点反复进行施术，并以阿是穴和疼痛区域为主操作5～10分钟。

（3）术者双手食、中、无名指并拢，用多指揉法在患者脊柱胸段的棘突上进行治疗3～5分钟。

（4）术者用右手大鱼际部在患者脊柱上揉推，并以脊柱胸段局部皮肤感觉温热为度。

【医嘱和护理】

（1）小儿、体质较弱、老年人，在背部施术时注意掌握力度。特殊人群（结核、肿瘤及器质性病变）慎用或在专业医师指导下进行治疗。

（2）怀孕妇女的肩颈部、腰骶部，禁用手法治疗。

（3）可适度做扩胸和深呼吸运动，改善胸背部活动度。拉力器最好不用，俯卧撑要根据自身情况进行。

（4）避免长时间低头、伏案工作，以及长期卧于过于柔软、易塌陷的床铺上。积极治疗原发疾病。

【病例】

辛某，女，47岁。背痛并麻木1年，加重1周。患者有长期久坐史，1年前出现背痛并伴有麻木，1周前加班后症状加重。查体：局部肌肉紧张，T9～T10棘突压痛。诊为胸背综合征。针刺取阿是穴、胸夹脊、心俞、肺俞、肝俞、胆俞。针刺得气后留针20分钟。取针后推拿15分钟，先用右手掌根在其脊柱部以掌根揉法进行放松性治疗，后用𢫨法以患者脊椎部的督脉、华佗夹脊穴为重点反复进行施术，再用多指揉法在患者脊柱胸段的棘突上进行治疗，最后用右手大鱼际部在患者脊柱上揉推，并以脊柱胸段局部皮肤感觉温热为度。治疗5次后痊愈。

第二十九节　腰肌劳损

【概述】腰肌劳损是指因腰部肌肉、韧带、筋膜等软组织的慢性损伤而造成的以腰脊酸痛为主症的一种病证。以长期从事弯腰工作或持续负重的体力劳动者多见。

【病因病机】

1. 慢性劳损

腰背肌慢性积累性损伤是引起腰肌劳损的主要原因。如长时间弯腰工作，或由于习惯性姿势不良，或由于长时间处于某一固定体位，致使一侧或两侧肌肉持续收缩而得不到舒张，筋膜及韧带处于持续牵拉状态，使肌肉产生过度疲劳。代谢产物的积聚引起组织炎症、水肿，刺激脊神经后支产生持续性腰痛。日久导致肌纤维变性、粘连、增厚及挛缩，肌肉做功能力下降，形成慢性顽固性腰痛。

2. 先天性畸形

腰椎可有先天性发育异常和解剖结构缺陷等改变，如腰椎骶化、先天性隐性裂、关节突关节不对称等可减弱腰骶关节的稳定性；腰椎滑移，腰椎生理曲度过大、变直、消失等，可导致腰椎承重功能减弱，脊柱承重力线改变，或腰部两侧肌肉受力不均衡，继发腰部肌肉劳损。其病理变化为肌肉筋膜附着处充血、水肿、增厚、粘连、变性或瘢痕组织形成，导致无菌性炎症，刺激脊神经后支而产生持续性腰痛。

3. 风寒湿邪侵袭

肌肉在寒湿刺激条件下，其肌纤维黏滞性增加，而使肌肉的收缩能力明显下降，肌肉处于易疲劳状态，从而引起劳损性慢性腰痛。

4. 素体虚弱

久病体虚，或素体虚弱，或缺乏运动锻炼，腰背肌力薄弱，不胜劳累，腰部稍长时间的活动顿感腰酸背痛，或长期处于某一姿势缺乏运动，造成腰肌静力性损伤而腰痛。

中医学认为，本病以肾气亏损为本，复感风、寒、湿邪；或急性损伤迁延日久，气滞血瘀，而致经络痹阻，不通则痛。

【临床表现】患者一般有长期腰痛史，反复发作，时轻时重，缠绵不愈。有的患者曾有急性外伤史，也有的无外伤史，但有劳损史。表现为腰骶部一侧或两侧酸痛不舒，劳累后加重，与气候变化有关。喜暖怕冷，活动尚可。急性发作时各症状会明显加剧，病程长者会有不同程度的腰肌萎缩。

（1）腰痛时轻时重，反复发作，呈钝性胀痛或酸痛，经休息或经常改变体位可减轻，劳累、阴雨天气、遭受风寒湿刺激则症状加重。

（2）腰部运动基本正常，有牵掣不适感。久坐、弯腰后直腰困难；常喜双手捶腰或双手撑腰，以减轻疼痛。

（3）急性发作时，腰痛加重，局部肌痉挛，腰部运动受限，患侧臀部及大腿前外侧牵掣痛。

（4）腰部压痛广泛，压痛点多在骶髂关节背面和腰椎横突处，轻者压痛不明显，重者一侧或双侧骶棘肌僵硬，感觉迟钝。

（5）直腿抬高试验接近正常，部分患者主动抬高不正常，而被动抬高则接近正常。

【辅助检查】 X线片可见脊柱生理曲度改变、腰椎滑移、椎体退行性改变，或第5腰椎骶化、第1骶椎腰化、隐性脊柱裂等。

【鉴别诊断】

（1）腰椎间盘突出症：有典型的腰痛伴下肢放射性痛麻，腰部活动受限，脊柱侧弯和腱反射异常、皮肤感觉障碍等神经根受压症状。MRI、CT检查可明确诊断。

（2）增生性脊柱炎：腰痛以夜间、清晨明显，稍做运动后症状减轻，X线片可见椎体边缘骨赘形成。

【治疗】

1．针灸治疗

治法： 通经止痛。

主穴： 肾俞、大肠俞、阿是穴、委中。

配穴： 寒湿证配腰阳关；瘀血证配膈俞；肾虚证配大钟。

操作： 毫针常规刺，平补平泻法。寒湿证、肾虚证，可加用灸法。

2．推拿治疗

治法： 舒筋通络，温经活血，解痉止痛。

手法： 滚法、掌根揉法、擦法、指揉法、推法等。

取穴与部位： 腰夹脊、腰眼、命门、督脉、肾俞、关元俞、大肠俞、委中、承山、阿是穴、腰大肌等。

操作：

（1）患者取俯卧位，术者先用滚法在患者两侧腰大肌处进行治疗，反复操作3～5分钟，以放松肌肉。

（2）紧接上法，术者用右手掌根在患者两侧腰部痛点和两腰眼穴处，反复擦揉3～5分钟，至局部皮肤感觉温热为度。

（3）术者用两手多指揉法在患者命门、肾俞、关元俞、大肠俞、委中、承山等穴，反复操作3～5分钟。

（4）术者用两手大鱼际快速推擦患者两侧腰肌1～3分钟，注意不能擦破皮肤。

【医嘱和护理】

（1）患者平时应避免长时间弯腰、负重工作及久坐、久站。

（2）注意腰部保暖，受凉是诱发腰痛的原因之一。

（3）卧硬板床，忌睡软床。

（4）可适当吃些温热之物，少食寒凉和发物。

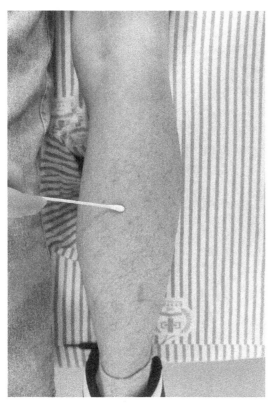

承山

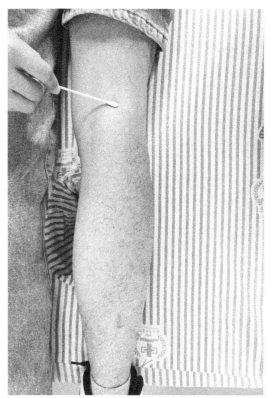

委中

【病例】

陈某，女，55岁。腰酸痛反复发作3年，加重1天。患者有长期久坐史，3年前出现腰酸腰痛，久坐或受凉后加重，休息后缓解。1天前做家务活后症状加重，现腰部隐痛，喜按，久坐后起身，直腰困难，腰膝酸软，二便正常。诊为腰肌劳损。针灸取肾俞、大肠俞、阿是穴、委中配大钟。针刺得气后留针20分钟，肾俞、大肠俞加灸。取针后推拿15分钟，先用㨰法在患者两侧腰大肌处进行治疗，再用掌根揉法在患者两侧腰部痛点和两腰眼穴处施术，后用两手多指揉法按揉患者命门、肾俞、关元俞、大肠俞、委中、承山等穴，最后用大鱼际快速推擦患者两侧腰肌。治疗3次后症状消失。

第三十节　腰椎骶化

【概述】腰椎骶化是第五腰椎在发育过程中完全或部分与第一骶椎异常融合所致。不完全腰椎骶化常会导致腰骶、骶髂关节负重和运动的不平衡，从而引起腰背部疼痛及腰骶关节创伤性关节炎，甚至发生椎间盘退行性改变，容易导致椎间盘突出。本病特点是慢性下腰痛，可放射到臀部或膝关节上部。若合并坐骨神经痛则应考虑椎间盘突出的可能。

【病因病机】

1. 先天性骶骨发育不全

此时骶骨与腰椎无法完全分离，出现骶椎与腰椎之间的过渡性脊柱。这种情况在胚胎期间就已经形成，出生后就会出现腰椎骶化的症状。同时，由于腰椎和骶骨的连接不完整，容易发生滑脱，导致神经根受压，从而引起疼痛、麻木等症状。

2. 腰椎滑脱症

腰椎滑脱症是指腰椎骨体发生滑移，从而导致椎间隙变窄、椎间盘压迫神经根等症状。当椎间盘退化、韧带松弛或受伤时，腰椎骨体就会发生滑移。此时，腰椎和骶骨之间的连接也会受到影响，从而引起腰椎骶化的症状。

3. 腰椎强直性病变

腰椎强直性病变是一种自体免疫性疾病，主要表现为脊柱关节炎和骶髂关节炎。而且腰椎和骶骨之间的关节也会受到影响，出现关节强直和骶尾部骨化，导致腰椎骶化的症状。

除以上相对常见的原因之外，还有其他可能的原因，比如脊柱裂、骶尾部肿瘤等。但这些情况相对较为罕见。

中医学认为，本病的发生多因体质虚弱，妇女产后调护不当，气血虚亏，筋节不固；或腠理不固，寒湿之邪客于筋络，或积劳损伤而致气血滞涩，节窍粘结，筋肌挛拘，筋节失荣，节僵筋弛，故每易复发，或遇劳累即复作痛。

【临床表现】

(1)腰骶部疼痛：腰椎骶化与外伤和慢性劳损有关，一方面会压迫局部的神经和血管，影响腰骶部的血液循环，另一方面造成腰骶部肌肉韧带硬化和痉挛，从而出现腰骶部疼痛。

(2)腰部活动受限：腰椎骶化会使腰椎的活动范围减小，加之疼痛和肌肉痉挛，可能会使腰部活动受限，重者影响正常的生活和工作。

(3)臀部和会阴部感觉障碍：腰椎骶化容易造成脊柱变形和椎管狭窄，当压迫马尾神经时，影响神经支配区域的感觉功能，可能会导致臀部和会阴部感觉障碍，出现局部麻木、刺痛、排便反射减弱、性功能障碍等。

(4)其他症状：腰椎骶化压迫马尾神经时，还可能会影响下肢的感觉和运动功能，导致下肢疼痛、麻木以及间歇性跛行等症状。

【辅助检查】X线检查可见腰椎骶化，L5与S1融合。

【鉴别诊断】

骶椎腰化：系第1骶椎演变成腰椎样形态者，发生率甚低，大多在读片时偶然发现，一般多无症状。而腰椎骶化伴随有椎体变高，椎间隙变窄，双侧或单侧横突肥大并有假关节形成。

【治疗】

1. 针灸治疗

治法：疏经止痛。

主穴：阿是穴、委中、肾俞、大肠俞、命门、腰夹脊、八髎。

配穴：寒湿腰痛加腰阳关；瘀血腰痛配膈俞；肾虚腰痛配大钟。

操作：毫针常规刺。

2. 推拿治疗

治法：舒筋通络，解痉止痛。

手法：揉推法、指揉法、弹拨法等。

取穴与部位：腰夹脊、大肠俞、三焦俞、肾俞、环跳、承扶、委中穴、阿是穴、督脉、膀胱经腰骶部等。

操作:

（1）术者右手掌根在患者脊柱部，沿棘突、棘突间隙由上至下，自胸椎揉推至骶尾部止。手法力度轻柔缓和，反复操作3～5分钟。

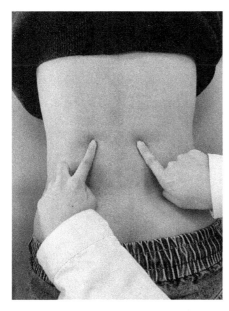
三焦俞

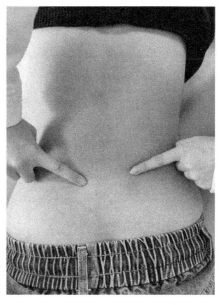
大肠俞

（2）术者双手食、中、无名指并拢，指腹着力，在患者腰骶稍用力按揉、弹拨患者腰骶椎部3～5分钟。

（3）术者双手掌心分别置于患者两侧膀胱经上，以掌揉法自肺俞向下揉至秩边穴，力度以患者感觉舒适为度。

（4）术者用右手拇指按揉患者大肠俞、三焦俞、肾俞、环跳、承扶、委中穴3～5分钟为结束。

【医嘱和护理】

（1）此症临床可见于先天性发育异常，患者不必过分担心。

（2）按照上述方法治疗3～5次可有显著疗效，平时可以坚持治疗。作为保健方法，手法宜轻。

（3）患者宜卧硬板床。阴雨天注意保暖，适当进行腰部功能锻炼。

（4）如经常发作，可佩戴护腰，也可在医生指导下服用补肝肾、强筋骨的中药。

【病例】

王某，男，44岁。腰骶部痛伴活动受限3个月，加重1天。患者有长期久坐史，3个月前出现腰骶部痛，弯腰受限，休息后稍缓解。1天前受凉后加重，腰骶部痛，局部怕冷，得温痛减。查体：腰骶部压痛，局部肌肉紧张，X线片显示腰椎骶化，L5与S1融合。诊为腰椎骶化。针灸取阿是穴、委中、肾俞、大肠俞、命门、腰夹脊、八髎配腰阳关。针刺得气后留针20分钟，腰阳关、命门加灸。取针后推拿15分钟，先用右手掌根在患者脊柱部，沿棘突、棘突间隙由上至下，自胸椎揉推至骶尾部止，再用双手食、中、无名指并拢，指腹着力，在患者腰骶稍用力按揉、弹拨患者腰骶椎部，后用双手掌心分别置于患者两侧膀胱经上，以掌揉法自肺俞向下揉至秩边穴，最后用右手拇指按揉患者大肠俞、三焦俞、肾俞、环跳、承扶、委中穴。治疗5次后疼痛消失。

第三十一节 骶椎腰化

【概述】骶椎腰化是指第一骶椎向同侧脊柱同化，其一侧或两侧与第二骶椎游离，形成腰椎。不完全骶椎腰化常导致腰骶、骶髂关节负重和运动不平衡，从而引起腰背痛及腰骶关节创伤性关节炎，甚至发生椎间盘退行性变，导致椎间盘突出。本病的疼痛特点是下腰部疼痛，可放射到臀部或膝关节上部，甚至合并坐骨神经疼痛。本病属中医学"腰痛"范畴。

【病因病机】正常脊柱包括 7 节颈椎、12 节胸椎、5 节腰椎、5 节骶椎和 4 节尾椎。胚胎第 4～7 周时各椎节开始分化，椎体的化骨中心、双侧椎弓的化骨中心及侧部的附加成骨中心分别于胚胎第 10 周、第 20 周及第 30 周开始出现。出生后至 8 岁以前完成椎体、椎弓和侧部的愈合。两侧椎弓于 7～15 岁时愈合。15 岁左右于每节椎体的上、下面各出现一个骺板，并于耳状面或其下方出现一个附加成骨中心。18 岁时，骺板与椎体开始融合，至 30 岁时 5 节骶椎融合成一个骶骨。

在此发生过程中，某些影响发育的因素则可引起异化而致移行椎体。

【临床表现】

（1）下腰部酸痛：由于腰骶部解剖结构的变异及其引起的病理改变，多数患者有慢性的下腰部酸痛及腰椎活动受限，且反复多次发作。腰痛可在活动后加重，休息后减轻。下腰部酸痛部位相对局限，不敢下蹲，难以挺立，且与气候温度、劳动强度、体位变化等有一定的相关性。

（2）坐骨神经痛：异常腰骶椎处软组织的慢性劳损及炎症反应，可压迫或刺激神经根，或少数椎间盘两侧负重不均匀，容易造成患者椎间盘退变或椎间盘突出。这时可出现坐骨神经性放射痛。

【辅助检查】X 线检查可显示移行椎体及分类。

【鉴别诊断】

（1）腰椎骶化：指第 5 腰椎全部或部分转化成骶椎形态，使其构成骶骨块的一部分。临床上以第 5 腰椎一侧或两侧横突肥大成翼状与骶骨融合成一块为多见，并多与髂骨崤形成假关节；而少数为第 5 腰椎椎体（连同横突）与骶骨愈合成一块者。此种畸形较为多见。腰椎骶化一般有以下不同情况：① 肥大的横突与髂骨之间空隙小，对附近筋膜组织产生刺激或压迫第 5 腰神经后侧支。② 肥大的横突与骶骨部摩擦，产生继发性滑囊炎，有疼痛的人切除此肥大横突可使疼痛缓解。肥大的横突与骶骨形成假关节者，因关节间软骨薄，易受摩擦而产生骨关节炎。③ 肥大的横突与髂骨形成假关节，增生的关节边缘刺激其前方走行的 L4 或 L5 神经根。

（2）胸椎腰化：指第 12 胸椎失去肋骨而形成腰椎样形态。

【治疗】

1. 针灸治疗

治法：活血化瘀，疏经止痛。

主穴：阿是穴、腰夹脊、大肠俞、三焦俞、肾俞、膀胱俞、八髎（以足太阳膀胱经穴为主）。

配穴：寒湿腰痛加腰阳关；瘀血腰痛配膈俞；肾虚腰痛配大钟。

操作：毫针常规刺。

2. 推拿治疗

治法：舒筋通络，温经止痛。

手法：按揉法、推法、点按法、掌根揉法等。

取穴与部位：膀胱经、腰骶部、腰夹脊、大肠俞、肾俞、环跳、承扶、委中、委阳、足三里。

操作：

（1）患者俯卧，术者用两手大鱼际在患者两侧膀胱经处自上而下揉推3～5分钟。

（2）术者以双手食、中、无名指端为着力点按揉患者脊柱及其两侧，并以腰骶部为主，时间为3～5分钟，用力要深透柔和。

（3）术者用拇指按揉患者大肠俞、肾俞、环跳、承扶、委中、委阳、足三里等穴3～5分钟。

（4）术者右手掌根置于患者腰骶部棘突上，用掌根揉法，在腰骶部反复揉推操作3～5分钟。

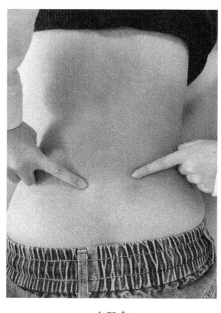 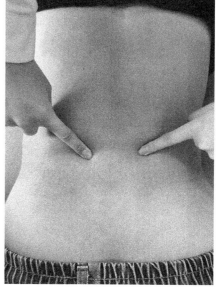

大肠俞　　　　　　　　　　　　　肾俞

【医嘱和护理】

（1）此症临床可见于先天性发育异常，患者不必过分担心。

（2）卧硬板床，不宜睡软质地的床垫。加强腰部保暖，适当进行腰部的体育锻炼。

（3）避免重体力劳动和腰部突然发力的动作，减少腰部疼痛的机会。

（4）避免久坐、久站、做腰部长时间固定姿势的动作。

【病例】

孙某，男，40岁。下腰部酸痛及腰椎活动受限2年，加重3天。患者长期久坐史，2年前出现下腰部酸痛及腰椎活动受限，活动后加重，休息后减轻。3天前受凉后加重，现下腰部酸痛，部位相对局限，不敢下蹲，难以挺立，双膝酸软。查体：局部压痛，肌肉紧张，X线片显示骶椎腰化。诊为骶椎腰化。针灸取阿是穴、腰夹脊、大肠俞、三焦俞、肾俞、膀胱俞、八髎配大钟。针刺得气后留针20分钟，肾俞、大肠俞加灸。取针后推拿15分钟，先用两手大鱼际在患者两侧膀胱经处自上而下揉推，再以双手食、中、无名指端为着力点按揉患者脊柱及其两侧，以腰骶部为主，后用拇指按揉患者大肠俞、肾俞、环跳、承扶、委中、委阳、足三里等穴，最后右手掌根置于患者腰骶部棘突上，用掌根揉法，在腰骶部反复揉推。治疗5次后疼痛消失。

第三十二节　腰椎管狭窄症

【概述】 腰椎管狭窄症是指腰椎管的前后径和左右径比正常的狭窄，椎管的横切面形状亦异常，造成侧隐窝或椎间孔部的马尾神经或神经根的压迫、刺激，从而产生症状。多发于 40 岁以上的中年人，好发部位为 L4、L5，其次为 L5S1，男性多于女性，体力劳动者多见。本病属中医学"腰腿痛"范畴。

【病因病机】 腰椎管狭窄分为原发性与继发性。原发性多为先天发育所致，是椎管本身由于先天发育异常而导致的腰椎管狭窄，此类型临床比较少见。继发性多为后天劳损或病变所致。其中退行性变是主要发病原因，中年以后腰椎退变，如腰椎骨质增生，小关节突增生肥大，关节突关节松动，黄韧带及椎板肥厚等均可造成腰椎椎管内径缩小，椎管容积变小，严重时可引起脊神经或马尾神经受压而发病。

中医学认为本病的发生与先天肾气不足、后天肾气虚衰，以及劳役伤肾有关。此外，外伤、风寒湿邪的侵袭可诱发本病。肾虚不固，邪阻经络，气滞血瘀，营卫不和，以致腰腿筋脉痹阻而产生疼痛。

【临床表现】

1. 病史

多有慢性劳损及腰痛史。

2. 症状

（1）腰部及一侧或双侧下肢疼痛并伴有间歇性跛行，多在活动后加重。

（2）腰部过伸行动受限。

【辅助检查】

（1）X 线片检查可见椎体骨质增生，小关节突增生、肥大，椎间隙狭窄，椎间孔前后径变小等。

（2）CT、MRI 检查可明确诊断。

【鉴别诊断】

（1）腰椎间盘突出：发病较急，多为青壮年，有神经受压症状，直腿抬高和加强试验阳性，无间歇性跛行。

（2）腰椎退行性骨关节炎：腰痛为休息痛，即夜间、晨起腰痛明显，活动后腰痛减轻，脊柱可有叩击痛。X 线检查可见腰椎骨钙质沉着和椎体边缘增生骨赘。

【治疗】

1. 针灸治疗

治法： 舒经活络，祛瘀止痛。

主穴： 命门、环跳、委中、肾俞、大肠俞、阿是穴。

配穴： 寒湿腰痛加腰阳关；瘀血腰痛加膈俞；肾虚腰痛加大钟。

操作： 毫针常规针刺。平补平泻法。寒湿、肾虚腰痛可加灸。

2. 推拿治疗

治法： 舒经活络，祛瘀止痛。

手法： 滚法，按揉法，四指推法，掌揉法。

取穴和部位： 命门、环跳、委中、肾俞、大肠俞、阿是穴、腰骶部。

操作：

（1）患者取俯卧位，术者立于腰部患侧，用四指推法或指揉法施于腰椎两侧的肌肉，沿膀胱经自上而下往返3～5次。

（2）术者用滚法在患者腰部、大腿后侧、小腿后外侧，并以感觉异常区域为重点反复施术5～10分钟。

（3）紧接上法，术者用双手多指揉法在患者脊柱及大肠俞、肾俞、三焦俞、命门、秩边、居髎、阳陵泉及阿是穴等处揉推3～5分钟。

（4）患者仍取俯卧位，术者用右手掌根揉法施术于患者腰骶部及两侧骶棘肌处3～5分钟，以患者局部透热为度。

【医嘱和护理】

（1）此症为临床常见、多发疾病，应加强腰部保健。

（2）以上方法治疗本病强调手法力度以柔和为主，忌用暴力施治。

（3）患者平时症状多在晨起时较重，起床宜慢，并稍稍活动后，再做稍大幅度运动。

（4）注意全身尤其是腰部保暖，发作时戴腰围护腰，卧硬板床。

（5）饮食应适当多食温热之物，少食寒凉、发物。保持大便通畅。

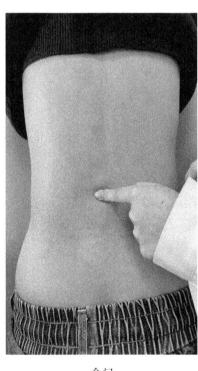

命门

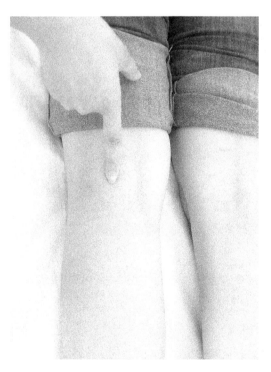

委中

【病例】

王某，男，54岁。腰骶部疼痛伴活动受限半年，加重1周。患者平素长期久坐，半年前无明显诱因下出现腰骶部疼痛，弯腰活动受限，休息后稍缓解，未系统治疗，后逐渐出现左侧臀部及左下肢放射痛，影响行走、站立。1周前受凉后加重，腰骶部疼痛明显，局部怕冷，得温痛减，左侧臀部及左下肢时有麻木放射感。查：腰骶部明显压痛，局部肌肉紧张，且皮温较低，X线片显示L4-L5，L5-S1椎间盘突出伴神经受压，腰椎管狭窄。诊为腰椎狭窄。针灸取阿是穴、命门、肾俞、大肠俞、腰夹脊、委中。针刺得气后留针20分钟，命门、双肾俞加灸。取针后推拿15分钟，先用右手掌根在患者脊柱及腰椎两侧膀胱经，由上至下揉推至骶尾部止，再用双手食、中、无名指并拢，指腹着力，在患者腰骶部稍用力按揉、弹拨患者腰骶椎部，后用擦法在患者腰骶部、臀部及大腿后侧、小腿后外侧等感觉异常区域反复擦推5～10分钟，最后用右手拇指按揉患者大肠俞、命门、肾俞、环跳、腰夹脊、委中穴。治疗7次后疼痛消失，基本能够正常行走，恢复正常生活。

第三十三节　臀上皮神经损伤

【概述】臀上皮神经损伤又称臀上皮神经炎，是指臀上皮神经在腰臀部的腰背筋膜和臀筋膜交汇处受到挤压、牵拉而引起无菌性炎症，引起以大腿外侧部感觉异常，腰臀部疼痛，大腿后侧膝以上部位可有牵扯痛，但痛不过膝为主要临床表现的病证，是临床常见的"臀腿痛"发病原因之一。本病属中医学"腰痛"的范畴。

【病因病机】由于腰背筋膜与臀筋膜的纤维方向不一致，臀上皮神经分布其中，若弯腰动作过猛或过久，或突然的腰骶部扭转、屈伸牵拉损伤，或局部受到直接暴力的撞击，都会引起筋膜撕裂损伤。其病理表现为局部的水肿、炎性渗出增多，刺激臀上皮神经而出现的分布区域疼痛。

中医学认为，本病由于肌筋直接遭受撞击，或长时间被牵拉卡压损伤，肌挛筋拘，筋离其位，经气不利、运行不畅，或跌仆闪挫、气血瘀滞而成，发为本病。

【临床表现】

1. 病史

有腰骶部扭伤史，部分患者外伤史不明显或仅臀部受凉后发病。

2. 症状

（1）一侧腰臀部疼痛，呈灼热、麻木、痒感或针刺样疼痛，急性发作者疼痛剧烈，且有患侧大腿后部牵拉样痛，但多不过膝。

（2）久站、久立或行走路程较长后症状加重。股外侧区痛觉、触觉减退或消失。

（3）若为慢性损伤者则表现为腰腿酸困不适、软弱无力、发胀钝痛等，可有臀上皮神经分布区域感觉麻木、迟钝等。

（4）特殊检查：患侧下肢直腿抬高可受限，但无神经根性症状。

【辅助检查】X线排除腰骶部骨性病变。

【鉴别诊断】

（1）腰椎间盘突出：发病较急，多为青壮年，有神经受压症状，直腿抬高和加强试验阳性。

（2）坐骨神经痛：坐骨神经痛无论是神经根性疼痛还是神经干性疼痛，疼痛症状均沿下肢后侧到达足底，甚至达趾，压痛部位较深，压痛点常位于棘突旁、臀部，或神经干走行区等部位。

【治疗】

1. 针灸治疗

治法：舒筋通络、活血止痛。

主穴：阿是穴、秩边、环跳、承扶、委中、风市。

配穴：寒湿证配命门、腰阳关；瘀血证配血海、三阴交；气血不足证配足三里、三阴交。

操作：毫针常规针刺。平补平泻法。可加灸。

2. 推拿治疗

治法：舒筋通络，活血止痛。

手法：滚法、按法、揉法、一指禅推法、擦法、叩法。

取穴与部位：阿是穴、秩边、环跳、承扶、委中、风市、腰臀部、大腿后外侧部。

操作：

（1）患者取俯卧位，术者立于其患侧，用滚法、按揉法在患侧腰臀部及大腿后外侧，自上而下反复施术 3~5 分钟。手法宜轻柔和缓、持久，以放松局部肌肉。

（2）术者用双手多指揉法在患肢阿是穴、风市、秩边、环跳、承扶、委中进行施术，持续 3~5 分钟。

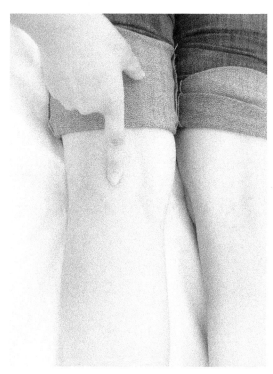

委中

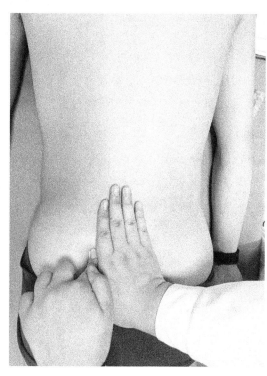

秩边

（3）上法做完后，术者可用掌心擦法在患肢大腿外侧进行施术，以局部皮肤温热为度。用力不宜过猛、过重，免得擦伤皮肤。

（4）对于感觉麻木较甚患者，术者可用双手指尖在局部进行指叩法治疗 3~5 分钟。

【医嘱和护理】

（1）此症注意加强保暖。保证充分的休息和规律的生活。

（2）尽量避免长时间处在潮湿环境中，加强居所和衣物干燥。

（3）饮食宜清淡，少食辛辣刺激食物。若有原发病，须积极治疗原发病。

（4）注意腰部健康调护及下肢其他疾患的积极诊治。

【病例】

胡某，男，50 岁。右腰臀部疼痛 2 天。患者 2 天前受凉后右侧腰臀部疼痛，呈灼热、麻木、痒感或针刺样疼痛，伴有患侧大腿后部牵拉样痛，痛不过膝，久站、久立或行走路程较长后症状加重。诊为臀上皮神经损伤。针灸取阿是穴、秩边、环跳、承扶、委中、风市配命门、腰阳关。针刺得气后留针 20 分钟，命门、腰阳关加灸。取针后推拿 15 分钟，先用滚法、按揉法在患侧腰臀部及大腿后外侧，自上而下反复施术，后用双手多指揉法在患肢阿是穴、风市、秩边、环跳、承扶、委中进行施术，再用掌心擦法在患肢大腿外侧进行施术，以局部皮肤温热为度，最后用双手指尖在局部进行指叩法。治疗 3 次后疼痛消失。

第三十四节　骶棘肌劳损

【概述】通常是由于久坐，弯腰体力劳动，坐姿不当，长时间低头伏案劳损等因素导致骶棘肌受到过度的应力引起肌肉痉挛或者出现无菌性炎症，进而造成腰骶部一侧或两侧的弥漫性疼痛的表现，是慢性腰腿痛中常见的疾病之一，常与职业和工作环境有一定关系。本病属于中医学"腰痛"范畴。

【病因病机】

1. 积累性损伤

由于长期从事弯腰工作或活动，坐姿不当，长时间低头伏案劳损等因素导致骶棘肌受到过度的应力引起肌肉痉挛，如此经常反复，则可导致慢性劳损。

2. 外伤

腰部外伤之后，未得到及时有效的治疗，或治疗不彻底，或反复损伤，迁延而成。

3. 外感风寒湿邪

腰部遭受风寒湿邪侵袭，引起局部气血运行不畅，机体对疼痛的耐受力降低，造成骶棘肌紧张、痉挛和变性，筋肌僵滞，引起劳损。

4. 素体虚弱

久病体虚，或素体虚弱，或缺乏运动锻炼，腰部肌力薄弱，不胜劳累，或长期处于某一姿势缺乏运动，造成骶棘肌静力性劳损。

中医学认为劳逸不当，平素体虚，年老肾气不足，劳累过度，或外感风、寒、湿邪，凝滞肌肉筋脉，以致气血不和，肌肉筋膜拘挛，经络阻滞。

【临床表现】

1. 病史

有腰部外伤或慢性损伤史。

2. 症状

(1) 疼痛多为隐隐作痛，时轻时重，经常、反复发作，休息后减轻。

(2) 弯腰工作困难，若勉强弯腰则腰痛加剧；阴雨天腰痛加重；常喜用双手捶腰，以减轻疼痛。

【辅助检查】X 线片一般无明显改变。

【鉴别诊断】

(1) 腰椎间盘突出：发病较急，多为青壮年，有神经受压症状，直腿抬高和加强试验阳性。

(2) 腰椎退行性骨关节炎：腰痛主要表现为休息痛，即夜间、清晨 腰痛明显，而起床活动后腰痛减轻，脊柱可有叩击痛。X 线检查可见腰椎钙质沉着和椎体边缘增生骨赘等。

【治疗】

1. 针灸治疗

治法：舒筋活血，温经通络。

主穴：肾俞、膀胱俞、环跳、委中。

配穴：寒湿证加腰阳关；瘀血证加血海；肾虚证加大钟。

操作：毫针常规针刺。平补平泻。寒湿证、肾虚证可加灸。

2. 推拿治疗

治法：舒筋活血，温经通络。

手法：㨰法、按法、揉法、弹拨法、擦法。

取穴与部位：阿是穴、肾俞、大肠俞、膀胱俞、环跳、委中、腰骶部。

操作：

（1）患者取俯卧位，术者在其患侧，用㨰法、按揉法在患侧腰骶部，自上而下反复施术 3～5 分钟。手法宜轻柔和缓、持久，以放松局部肌肉。

（2）术者用双手多指揉法在患者阿是穴、肾俞、大肠俞、膀胱俞、环跳、委中进行施术，时间为 3～5 分钟。

（3）术者用弹拨法在患者两侧腰肌做轻柔弹拨，时间为 3 分钟。

（4）术者用小鱼际擦法施于患者腰骶部，以透热为度。

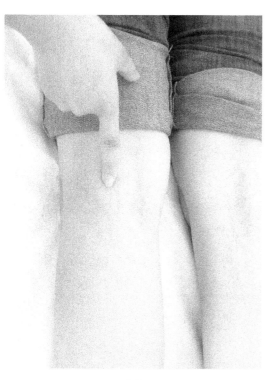
委中

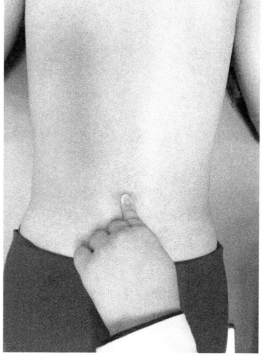
腰阳关

【医嘱和护理】

（1）骶棘肌劳损多因劳累和受凉所诱发。平时应注意加强局部保暖。

（2）注意平时加强腰背肌的锻炼，以增强腰肌的柔韧性。

（3）运动和锻炼也应注意强度，不提倡高强度、长时间的运动。

（4）正确、合理的姿势可有效防止肌肉受损。

【病例】

林某，女，42 岁。腰痛 2 年，加重 1 天。患者有长期久坐史，1 天前腰部着凉后疼痛加重。现腰骶部弥漫性疼痛，为隐痛，敲打后疼痛减轻，平卧休息后也可缓解。诊为骶棘肌劳损。针灸取肾俞、膀胱俞、环跳、委中配腰阳关。针刺得气后留针 20 分钟，腰阳关加灸。取针后推拿 15 分钟，先用滚法、按揉法在患侧腰骶部，自上而下反复施术，再用双手多指揉法在患者阿是穴、肾俞、大肠俞、膀胱俞、环跳、委中进行施术，后用弹拨法在患者两侧腰肌做轻柔弹拨，最后用小鱼际擦法施于患者腰骶部，以透热为度。治疗 2 次后痊愈。

第三十五节　梨状肌综合征

【概述】梨状肌综合征是指因间接外力使梨状肌受到牵拉损伤，引起局部充血、水肿、肌痉挛，进而刺激或压迫坐骨神经，引起以坐骨神经痛、间歇性跛行为主要临床表现的病证。本病好发于青壮年，男性多于女性，属中医学"筋伤"范畴。

【病因病机】本病多由间接外力所致，如闪、扭、跨越、反复下蹲等动作及慢性劳损、感受风寒侵袭等。髋关节的急剧外展、外旋或突然内收，梨状肌猛烈收缩或受到牵拉，均可使梨状肌遭受损伤。导致局部充血、水肿，肌肉痉挛或挛缩，压迫、刺激坐骨神经而引起臀部及大腿后外侧疼痛、麻木。

中医学认为，本病为足少阳经筋病。骶尻部为足少阳经筋所络，凡闪、扭、蹲起、跨越等损伤，或受风寒湿邪侵袭，日久而致气血瘀滞，经气不通，经筋失于条达，出现循足少阳经筋的挛急疼痛。若累及足太阳经筋则出现循足太阳经筋的腿痛。

【临床表现】

1. 病史

有髋部闪扭或蹲位负重起立损伤史，或臀部受凉史。

2. 症状

（1）患侧臀部疼痛，多在一侧，呈牵拉样、刀割样或烧灼样疼痛，且有紧缩感，多数患者可出现沿坐骨神经分布区域的放射痛，偶有小腿外侧麻木，会阴部下坠不适。

（2）患肢不能伸直，自觉患肢变短，行走跛行或呈鸭步移行。髋关节外展、外旋活动受限。

（3）大小便或大声咳嗽等引起腹内压增高时可引起疼痛加剧，患者常呈胸膝卧位。

（4）特殊检查：梨状肌紧张试验阳性。

【辅助检查】X 线检查可排除髋关节病变。

【鉴别诊断】

（1）腰椎间盘突出：发病较急，多为青壮年，有神经受压症状，直腿抬高和加强试验阳性。

（2）臀上皮神经损伤：以一侧臀部及大腿后外侧疼痛为主，一般痛不过膝，梨状肌紧张试验阴性。

【治疗】

1. 针灸治疗

治法：舒筋活血，通络止痛。

主穴：环跳、秩边、承扶、委中、承山。

配穴：寒湿证加腰阳关；瘀血证加血海；肾虚证加肾俞。

操作：毫针常规针刺。平补平泻。针灸并用。

2. 推拿治疗

治法：舒筋活血，通络止痛。

手法：㨰法、按法、揉法、弹拨法、点法、推法、擦法。

取穴与部位：环跳、秩边、承扶、委中、承山、梨状肌体表投影区、下肢后外侧。

操作：

（1）患者通常取俯卧位，术者位于患者患侧，用㨰法和按揉法在患者梨状肌体表投影区和下肢后外侧往返施术3～5分钟，以缓解局部肌肉紧张。

（2）术者用弹拨法沿与梨状肌走行垂直的方向进行施术，时间约2分钟，以松解粘连，舒筋解痉。

（3）在患者环跳、委中、秩边、承山、承扶穴反复点按3～5分钟。

（4）用擦法在梨状肌体表投影区沿肌纤维方向施术，以透热为度。

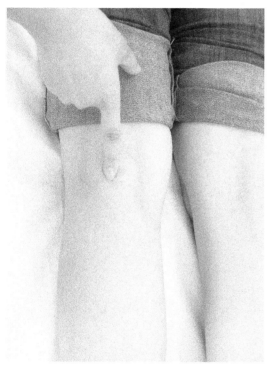

委中

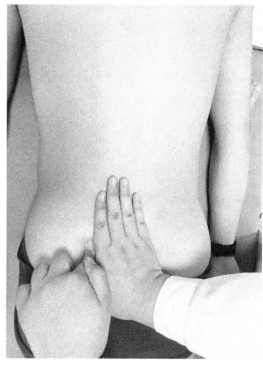

秩边

【医嘱和护理】

（1）此症症状与临床其他运动系统疾病相似性较多，应明确后再对症治疗。

（2）一般经过3～5次治疗后，症状会逐渐减轻或改善。若不减轻或反加重，应去医院做进一步检查及治疗。

（3）在发作和治疗期间，要避免重体力劳动，尤其是腰部和下肢部的负重。

（4）自我敲击治疗，力度应轻柔、时间宜短，以免造成局部肌肉和神经等组织损伤。

【病例】

朱某，女，37岁。右臀部疼痛1天。患者1天前搬重物时，髋部扭伤，后出现右臀部灼烧样疼痛，放射至下肢。查体：右髋关节外展、外旋活动受限，梨状肌紧张试验阳性。诊为梨状肌综合征。针灸取环跳、秩边、承扶、委中、承山配膈俞。针刺得气后留针20分钟。取针后推拿15分钟，先用㨰法和按揉法在患者梨状肌体表投影区和下肢后外侧往返施术，再用弹拨法沿与梨状肌走行垂直的方向进行施术，后在患者环跳、委中、秩边、承山、承扶穴反复点按，最后用擦法在梨状肌体表投影区沿肌纤维方向施术，以透热为度。治疗 4 次后痊愈。

第三十六节 第三腰椎横突综合征

【概述】第三腰椎横突综合征是指因第三腰椎横突周围组织的急慢性损伤，引起横突处附着肌肉撕裂出血、炎性渗出、瘢痕粘连、筋膜增厚挛缩，使血管神经束受到摩擦、刺激和压迫，导致以慢性腰痛、第三腰椎横突处明显压痛为主要临床表现的一种病证。以单侧发病较多，也可双侧同时发病。本病是慢性腰痛中最常见的病证之一，多见于青壮年，男性多于女性，尤以体力劳动者常见。本病属中医学"筋伤"范畴。

【病因病机】多因急性腰部损伤未及时处理或长期慢性劳损所致。由于第三腰椎横突生理性过长，是腰肌和腰方肌的起点，并有腹横肌、背阔肌的深部筋膜附着其上。第 3 腰椎横突位于腰椎生理前凸的顶点，所承受的杠杆作用力最大，腰部频繁屈伸、侧屈、旋转活动，易使肌肉附着处发生撕裂性损伤。反复持续损伤致横突周围局部软组织出现炎性肿胀、出血、渗出等病理变化。日久，导致横突周围瘢痕粘连、肌肉挛缩、筋膜增厚等病理改变，使穿行其间的血管、腰脊神经后支的外侧支受到刺激或卡压，出现局部疼痛和向腰臀部放射痛。

中医学认为，先天禀赋不足，又因闪挫扭腰，筋肌损伤，气血瘀滞，筋粘拘僵，时时作痛；或因慢性劳损，或被风寒湿邪所困，致气血运行不畅，筋肌失荣，久而粘结挛僵，活动掣痛，发为本病。

【临床表现】

1. 病史

有慢性劳损或腰部扭伤史。

2. 症状

（1）腰部酸胀疼痛，多为一侧痛。腰部活动时或活动后腰痛加剧，晨起或弯腰时疼痛加重，久坐直起困难。

（2）多呈腰部及臀部弥漫性疼痛，常牵涉臀部、大腿后外侧等部位，劳累、天气变化、剧烈运动后腰痛加重，休息时疼痛减轻。

【辅助检查】X 线片可见一侧或双侧横突过长。

【鉴别诊断】

（1）腰椎间盘突出：发病较急，多为青壮年，有神经受压症状，直腿抬高和加强试验阳性。

（2）臀上皮神经损伤：以一侧臀部及大腿后外侧疼痛为主，一般痛不过膝，股外侧区痛觉、触觉减退或消失。

【治疗】

1. 针灸治疗

治法：舒筋活血，散结止痛。

主穴：肾俞、大肠俞、环跳、风市、阿是穴。

配穴：寒湿证加腰阳关；瘀血证加血海；肾虚证加大钟。

操作：毫针常规针刺。平补平泻。针灸并用。

2. 推拿治疗

治法： 舒筋活血，散结止痛。

手法： 㨰法、按法、揉法、弹拨法、摇法、擦法。

取穴与部位： 肾俞、腰阳关、大肠俞、环跳、风市、腰臀部、第三腰椎横突部。

操作：

（1）患者通常取俯卧位，术者位于患者患侧，用㨰法和按揉法在患者腰臀部往返施术 3～5 分钟，以放松局部肌肉。

（2）术者以拇指按揉肾俞、腰阳关、大肠俞、环跳、风市等穴，重点按揉阿是穴，以患者能耐受为度，时间约 3 分钟，以通络止痛。

（3）术者用掌根揉法按揉第三腰椎横突外缘处 3～5 分钟，力量以轻柔为宜。

（4）患者仰卧，屈膝屈髋。术者站其一侧，环转摇动腰部 3～5 遍，以舒筋通络，滑利关节。

（5）用擦法沿腰部膀胱经走向施术，以透热为度。

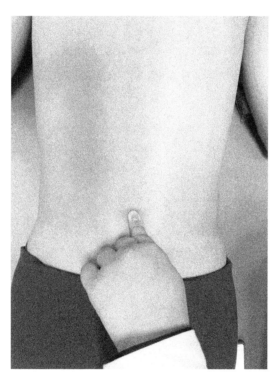

腰阳关

【医嘱和护理】

（1）此症临床多见痛点确定，应先确诊后再行以上治疗。

（2）治疗需持续进行，发病及治疗期间，以休息为主。

（3）过程中手法力度宜刚柔相济，不要用力过大，以免造成不良后果，也不能轻而无效。

（4）应加强局部保暖，佩戴合适护腰，保护腰部不受损伤。

【病例】

朱某，女，48 岁。腰痛 3 年，加重 2 天。患者有长期久坐史，腰痛反复发作 3 年，2 天前受风寒后疼痛加重。现右腰部酸胀疼痛，活动后腰痛加剧，晨起或弯腰时疼痛加重，久坐后直起困难，休息后减轻。查体：腰部肌肉紧张，右腰三横突部压痛。诊为第三腰椎横突综合征。针灸取肾俞、大肠俞、环跳、风市、阿是穴配腰阳关。针刺得气后留针20分钟，腰阳关、肾俞加灸。取针后推拿15分钟，先用㨰法和按揉法在患者腰臀部往返施术，后以拇指按揉肾俞、腰阳关、大肠俞、环跳、风市等穴，重点按揉阿是穴，再用掌根揉法按揉第三腰椎横突外缘处，接着患者仰卧，屈膝屈髋。术者站其一侧，环转摇动腰部3～5遍，以舒筋通络，滑利关节，最后用擦法沿腰部膀胱经走向施术，以透热为度。治疗3次后痊愈。

第三十七节　强直性脊柱炎

【概述】强直性脊柱炎是以骶髂关节和脊柱附着点炎症为主要症状的疾病，是以四肢大关节、椎间盘纤维环及其附近结缔组织纤维化和骨化，以及关节强直为病变特点的慢性炎性疾病，是以脊柱为主要病变部位的慢性病，累及骶髂关节，引起脊柱强直和纤维化，造成不同程度眼、肺、肌肉、骨骼病变，是自身免疫性疾病。本病属于中医学"骨痹"范畴。

【病因病机】本病在遗传因素的基础上受环境因素（包括感染）等多方面的影响而致病。遗传因素在强直性脊柱炎的发病中具有重要作用，一般认为和 HLA－B27 有直接关系，HLA－B27 阳性者发病率为 10%～20%。免疫因素也是其中一个病因，有人发现 60% 的患者血清补体增高，大部分病例有 IgA 型类风湿因子，血清 C4 和 IgA 水平显著增高。创伤、内分泌、代谢障碍和变态反应等亦被疑为发病因素。

中医学认为本病多因骨髓空虚，致邪气乘隙侵袭，风寒湿邪内搏于骨所致骨节疼痛、肢体沉重、肢蹰筋缩、肢节废用。

【临床表现】

1. 病史

多有相关疾病家族遗传史或免疫功能缺陷史。

2. 症状

（1）早期可无任何临床症状，或轻度全身症状，如乏力、消瘦等，大多数人不能早期发现。

（2）大多数患者有关节病变，出现关节炎性疼痛，伴有关节周围肌肉痉挛，有僵硬感，晨起明显，活动后减轻。大部分患者最先表现为骶髂关节炎，若病情发展，则向上侵犯胸椎，使胸廓运动幅度显著减小，可出现胸痛、胸闷、肋间神经痛。若再向上发展，则胸锁关节、颈椎受累。头的屈伸及旋转运动受限。

（3）随病程发展可并发心脏、眼部、耳部、肺部、神经系统等病变。

【辅助检查】

（1）X 线片显示骶髂关节面模糊，边缘不规则，后期表现为关节间隙变窄、消失甚至融合。

（2）实验室检查：红细胞沉降率增快，C 反应蛋白数量增高，HLA－B27 检测阳性。

【鉴别诊断】

（1）类风湿性关节炎：通常先侵犯手足小关节，呈双侧对称性，骶髂关节一般不受累。X 线片或 CT、MRI 可鉴别。

（2）腰骶关节劳损：慢性腰骶关节劳损为持续性、弥漫性腰痛，以腰骶部最重，脊椎活动不受限，X 线无特殊改变。急性腰骶关节劳损，疼痛因活动而加重，休息后可缓解。

【治疗】

1. 针灸治疗

治法：疏经通络，活血止痛。

主穴：肾俞、命门、腰阳关、大肠俞、次髎、华佗夹脊、阿是穴。

配穴：风寒湿痹配大椎、风池；肝肾亏虚配肝俞、大钟、太溪；痰瘀互结配丰隆、足三里。

操作：毫针常规针刺，平补平泻，针灸并用。

2. 推拿治疗

治法：疏经通络、活血止痛。

手法：滚法、按法、揉法、弹拨法、摩法、擦法。

取穴与部位：肾俞、命门、腰阳关、大肠俞、八髎、华佗夹脊、督脉、腹部。

操作：

（1）患者通常取俯卧位，术者位于患者一侧，用滚法在患者督脉、背部膀胱经往返施术3～5分钟。

（2）术者以拇指按揉肾俞、命门、腰阳关、大肠俞、八髎、华佗夹脊等穴，以患者感觉局部温热、舒适为度，时间3～5分钟。

（3）患者取仰卧位，术者用右手掌心顺时针以肚脐为圆心，摩推腹部5～10分钟，并用中指点揉患者中脘、气海、关元等穴，每穴约1分钟。

（4）横擦腰骶，以透热为度。

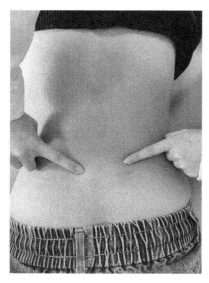 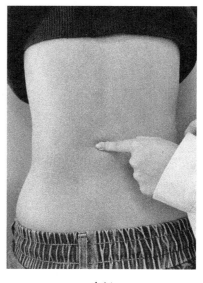

大肠俞　　　　　　　　　　　　　　命门

【医嘱和护理】

（1）此症临床上一般多以中、青年男性为多，因此此年龄段的男性朋友们应注意加强保健，增强健康意识。

（2）以上的治疗需要一定的疗程，一般10次为一个疗程。坚持治疗定会有效，要树立信心，家人也应鼓励、帮助、协助患者治疗。

（3）注意保养，适当运动，卧硬板床。避免受风着凉，减少发作机会。

（4）饮食方面少食寒凉食物和发物。可适量多吃一些骨头汤、山药、温补食物及含钙质较多的食物。

【病例】

孙某，男，45岁。腰骶部疼痛伴活动困难2年，2天前受风寒后症状加重。现腰骶周围肌肉痉挛，有僵硬感，晨起明显，腰骶部活动困难，有强直性脊柱炎家族史。X线片显示骶髂关节面模糊，边缘不规则。实验室检查：红细胞沉降率增快，C反应蛋白数量增高，HLA-B27检测阳性。诊为强直性脊柱炎。

针灸取肾俞、命门、腰阳关、大肠俞、次髎、华佗夹脊、阿是穴配大椎、风池。针刺得气后留针 20 分钟，次髎、大椎、风池加灸。取针后推拿 15 分钟，先用擦法在患者督脉、背部膀胱经往返施术，再以拇指按揉肾俞、命门、腰阳关、大肠俞、八髎、华佗夹脊等穴，后用右手掌心顺时针以肚脐为圆心，进行摩推腹部，并用中指点揉患者中脘、气海、关元等穴，最后横擦腰骶，以透热为度。治疗 20 次后腰骶部无明显疼痛。

第三十八节　急性腰扭伤

【概述】急性腰扭伤是指因突然受到扭、挫、闪等直接外力或间接外力作用，引起腰部肌肉、筋膜、韧带等软组织损伤，出现以腰痛、活动受限为主要临床表现的一种病证，又称"闪腰""岔气"。本病好发于青壮年和体力劳动者，男性多于女性。本病属中医学"筋伤"范畴。

【病因病机】本病多因突然间遭受间接暴力致腰肌筋膜、腰部韧带损伤和小关节错缝，或直接暴力如撞击、跌坠等，致使肌肉挫伤、血脉破损、筋膜损伤，引起瘀血肿胀、疼痛、活动受限。

中医学认为，腰脊为督脉和足太阳经脉所过，经筋所循，络结汇聚，脏腑之维系，运动之枢纽。凡跌仆、闪挫、扭旋撞击，伤及腰脊，筋络受损，或筋节劳损，气滞血瘀，筋拘节错，致使疼痛剧烈，活动牵掣，发为本病。

【临床表现】

1. 病史

多有间接或直接暴力损伤史。

2. 症状

（1）受伤后轻者当时症状不明显，数小时后或第二天开始，症状才逐渐出现，重者立即出现剧烈疼痛，其疼痛为持续性，深呼吸、咳嗽、打喷嚏等用力时均可使疼痛加剧。

（2）多呈强迫体位，腰部僵硬，腰肌紧张，腰部各方向活动均受限，活动时疼痛加重。

【辅助检查】X 线片可见腰椎生理前凸消失和肌性侧弯。

【鉴别诊断】

（1）腰椎间盘突出：有腰痛伴神经受压症状，直腿抬高和加强试验阳性，CT 或 MRI 可确诊。

（2）腰椎压缩性骨折：有明确的外伤史，胸腰段脊柱明显压痛，X 线检查可见腰椎椎体前缘呈楔形改变。

【治疗】

1. 针灸治疗

治法：通经活络，舒筋止痛。

主穴：阿是穴、腰痛点、委中、后溪。

配穴：督脉证配水沟；手阳明经筋证配手三里；足太阳经证配昆仑。

操作：毫针常规针刺，用泻法。可先针远端，同时配合腰部活动。

2. 推拿治疗

治法：通经活络，舒筋止痛。

手法：擦法、按法、揉法、弹拨法、扳法、擦法。

取穴与部位：肾俞、命门、腰阳关、大肠俞、环跳、阿是穴、督脉、膀胱经。

操作：

（1）患者俯卧，术者用㨰法、按揉法在腰部两侧膀胱经往返施术，重点在腰痛部位操作，手法力度应由轻渐重，以患者能耐受为度，时间约5分钟，以舒筋活血、解痉止痛。

（2）按揉患者肾俞、命门、腰阳关、大肠俞、环跳、阿是穴3～5分钟，力量宜轻柔缓和，不宜太重。

（3）轻柔弹拨患者痉挛的腰肌，时间约3分钟。

（4）患者侧卧，术者一手按其肩前部，另一手按其臀部，做快速、小幅度的腰部扳动，左、右各1次，以纠正关节错缝，解除滑膜嵌顿。

（5）横擦腰骶，以透热为度。

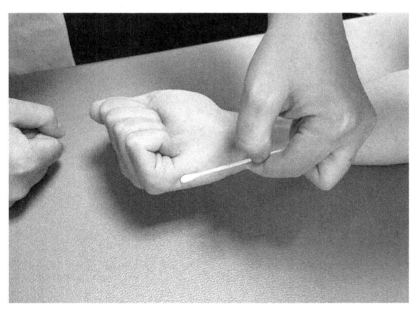

后溪

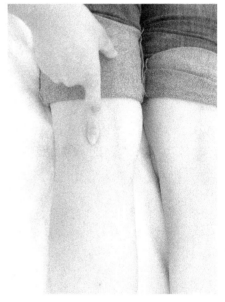

委中

【医嘱和护理】

（1）临床上腰部和其他许多病变都会表现为腰部两侧疼痛，应明确诊断后进行治疗。

（2）扭伤较重者24小时内不可热敷治疗，也不能用过重的手法治疗。

（3）患者在急性期以休息为主，但不可绝对卧床，应适当下地行走、活动腰部。

（4）发作期应保持大便通畅，避免因便秘而加重病情。

【病例】

李某，男，30岁。腰痛2天。2天前打喷嚏后出现腰痛，后逐渐加重。现腰痛明显，活动受限，活动时疼痛加重。查体：腰部僵硬，腰肌紧张，强迫体位，腰部各方向活动受限，腰椎压痛明显。诊为急性腰扭伤。针刺取阿是穴、腰痛点、委中、后溪配水沟。毫针常规针刺，用泻法。可先针远端，同时配合腰部活动，其余穴位针刺得气后留针20分钟。取针后推拿15分钟，先用㨰法、按揉法在腰部两侧膀胱经处往返施术，后按揉患者肾俞、命门、腰阳关、大肠俞、环跳、阿是穴，接着轻柔地弹拨患者痉挛的腰肌，随后患者侧卧，术者一手按其肩前部，另一手按其臀部，做快速、小幅度的腰部扳动，左、右各1次，以纠正关节错缝，解除滑膜嵌顿，最后横擦腰骶，以透热为度。治疗2次后痊愈。

第三十九节　老年性腰痛

【概述】老年性腰痛是指中老年人身体渐衰，腰部的筋膜、肌肉、韧带、小关节突、椎间盘、骨质等发生退变而引起的慢性复发性腰痛。本病在中医学上属于"腰痛病"范畴。

【病因病机】本病多因机体退化、慢性劳损，引起腰部骨质、软组织发生退变，导致腰部经久不愈、时作时止的疼痛。

中医学认为本病的发生是由于肾气虚衰、风寒湿邪侵袭、劳欲过度引起，导致肾虚不固，腰府失养，邪阻经络，气滞血瘀。

【临床表现】

1. 病史

慢性劳损及慢性腰痛史。

2. 症状

(1) 慢性反复发作的腰痛，经久不愈，时作时止。遇寒冷、阴雨天腰痛加重。

(2) 活动稍受限，俯卧欠利，稍做活动后腰痛减轻。

【辅助检查】X线片可见腰椎退行性改变或骨质疏松。

【鉴别诊断】

(1) 腰椎间盘突出：发病较急，多为青壮年，有神经受压症状，直腿抬高和加强试验阳性。

(2) 腰椎退行性骨关节炎：腰痛为休息痛，即夜间、晨起时腰痛明显，活动后腰痛减轻，脊柱可有叩击痛。

【治疗】

1. 针灸治疗

治法：祛风散寒，舒筋活络。

主穴：肾俞、大肠俞、命门、气海俞、委中、阿是穴。

配穴：寒湿腰痛加腰阳关；瘀血腰痛加膈俞、合谷、太冲；肝肾亏虚加肝俞、大钟、足三里。

操作：毫针常规针刺，泻法或平补平泻法，针灸并用。

2. 推拿治疗

治法：祛风散寒，舒筋活络。

手法：滚法、按揉法、四指推法、弹拨法、擦法。

取穴与部位：肾俞、大肠俞、命门、气海俞、委中、阿是穴、腰部膀胱经。

操作：

(1) 患者俯卧，术者用滚法、四指推法在腰部两侧膀胱经处往返施术，手法力度应缓和、渗透，时间约5分钟。

(2) 按揉患者肾俞、大肠俞、命门、气海俞、委中、阿是穴3～5分钟，力量宜轻柔缓和，不宜太重。

(3) 轻柔弹拨患者两侧的腰肌，以患者感觉酸胀为度，时间约3分钟。

(4) 横擦腰骶，以透热为度。

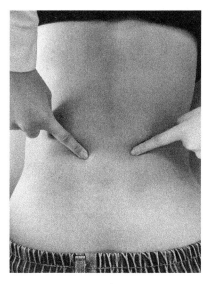
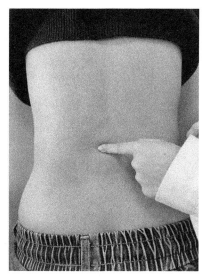

肾俞 命门

【医嘱和护理】

（1）老年朋友肝肾亏虚，容易引起腰痛，注意休息和腰部保暖。

（2）卧硬板床。不宜进行腰部过于负重的运动。

（3）平时注意腰部锻炼，饮食宜温热，少寒凉。

（4）老年性腰痛可在以上治疗的同时，在医生指导下配合使用一些毒副作用较低的药物等。

【病例】

林某，男，66岁。腰痛反复发作3年，加重2天。患者腰痛反复发作，经久不愈，时作时止3年。遇寒冷、阴雨天腰痛加重，活动稍受限，俯卧欠利，稍做活动后腰痛减轻。2天前受寒后疼痛加重，自觉腰冷，活动受限，活动时疼痛加重。查体：腰部僵硬，腰肌紧张，腰部活动稍受限。诊为老年性腰痛。针灸取肾俞、大肠俞、命门、气海俞、委中、阿是穴配腰阳关。针刺得气后留针20分钟，补法，肾俞、腰阳关加灸。取针后推拿15分钟，先用滚法、四指推法在腰部两侧膀胱经处往返施术，再按揉患者肾俞、大肠俞、命门、气海俞、委中、阿是穴，后轻柔地弹拨患者两侧的腰肌，最后横擦腰骶。治疗5次后痊愈。

第四十节 腰 痛

【概述】腰痛是指因外感、内伤或闪挫导致腰部气血运行不畅，或失却濡养，引起腰脊或脊旁疼痛为主要症状的一种病证。

【病因病机】本病多因久居潮湿之地，或涉水冒雨、劳汗当风、衣着湿冷，风、寒、湿、热之邪趁虚而入，阻滞经脉，气血运行不畅，发生腰痛。或因先天禀赋不足，加之劳累太过，或久病体虚，或年老体衰，或房事不节，以致肾精亏损，腰府失养，无以濡养筋脉，从而产生腰痛。也可因闪挫跌仆，暴力扭转，用力不当导致经络气血运行不畅，气血阻滞，瘀血留着产生腰痛。

外感腰痛基本病机为外邪阻痹，气血不畅。寒为阴邪，其性收敛凝闭，侵袭肌肤经络，郁遏卫阳，凝滞营阴，可致腰府气血不通；湿邪侵袭，其性重着、黏滞，留着筋骨肌肉，闭阻气血，可致腰府经气不运；热邪常与湿合，湿蕴生热而滞于腰府，造成筋脉不畅而产生腰痛。

内伤腰痛多为肾精气亏虚，腰府失其濡养、温煦。肾气亏虚则肾气不充，风、寒、湿、热诸邪，常因肾虚而乘客，内外二因相互影响，痹阻经脉，发生腰痛。

跌仆闪挫可影响腰部气血运行，气滞血瘀，阻遏经络，凝涩血脉，不通则痛。

【临床表现】

1. 病史

多有居住潮湿、腰部劳损及慢性腰痛或外伤史。

2. 症状

外感者起病较急，腰痛明显，常伴有外感症状。

内伤者，起病不显，腰部酸痛，病程较长。

跌仆闪挫者，起病急，疼痛部位固定，多为刺痛。

【辅助检查】 X线片和CT、MRI可明确腰椎病变的诊断。

【鉴别诊断】

（1）背痛：背痛以背脊以上部位疼痛。疼痛部位不同，可以区别。

（2）肾痹：骨痹日久不愈复感外邪所致。证见腰背强直弯曲，不能屈曲，行动困难。

【治疗】

1. 针灸治疗

治法： 理筋整复，通经止痛。

主穴： 肾俞、大肠俞、委中、阿是穴。

配穴： 肾阴虚加太溪、大钟；肾阳虚加命门；湿热腰痛加丰隆；寒湿腰痛加腰阳关；瘀血腰痛加膈俞。

操作： 毫针常规针刺，平补平泻。

2. 推拿治疗

治法： 理筋整复，通经止痛。

手法： 㨰法、按揉法、四指推法、弹拨法、擦法。

取穴与部位： 肾俞、大肠俞、委中、阿是穴、督脉、腰部膀胱经。

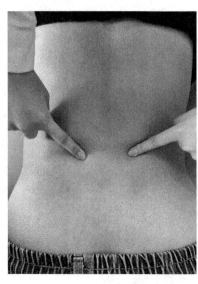 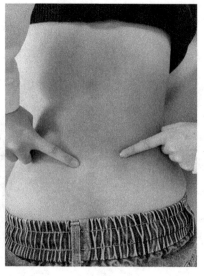

肾俞　　　　　　　　　　　　　　　大肠俞

操作：

（1）患者俯卧，术者用滚法、四指推法在腰部两侧膀胱经往返施术，手法力度应缓和、渗透，时间约5分钟。

（2）术者用右手掌根在患者腰部督脉以掌揉法治疗3～5分钟，以局部皮肤感觉温热为度。

（3）按揉患者肾俞、大肠俞、委中、阿是穴3～5分钟，力量宜轻柔缓和，不宜太重。

（4）轻柔弹拨患者两侧的腰肌，以患者感觉酸胀为度，时间约3分钟。

（5）横擦腰骶，以透热为度。

【医嘱和护理】

（1）在潮湿地域或季节里，保持居室、环境相对干燥，保持衣、物等物品干燥。

（2）治疗应按疗程进行，要树立信心，并配合饮食及运动保健。

（3）腰痛患者在治疗的同时，应养成良好的生活习惯。

（4）平时应注意加强腰部的功能锻炼。

【病例】

余某，男，64岁。腰痛反复发作2年，加重2天。患者腰部隐痛，酸软无力，反复发作，缠绵不愈2年，2天前劳累后加重，喜揉喜按，休息后稍缓解。诊为肾虚腰痛。针灸取肾俞、大肠俞、委中、阿是穴配腰阳关、命门。针刺得气后留针20分钟，补法，肾俞、腰阳关、命门加灸。取针后推拿15分钟，先用滚法、四指推法在腰部两侧膀胱经往返施术，后用右手掌根在患者腰部督脉以掌揉法治疗，接着按揉患者肾俞、大肠俞、委中、阿是穴，再轻柔地弹拨患者两侧的腰肌，最后横擦腰骶，以透热为度。治疗10次后腰痛不再。

第四十一节　弹　响　髋

【概述】弹响髋是指髋关节在屈曲、内收、内旋时，或髋关节主动弯曲或伸展时，髋后、外方的纤维条索状物在大转子上反复滑动而出现听得见或感觉得到的响声。这种弹响往往是自发地出现，但一般无疼痛。本病属于中医学"筋痹"范畴。

【病因病机】本病多因髂胫束的后缘或臀大肌肌腱部的前缘增厚，在髋关节作屈曲、内收、内旋活动时，增厚的组织在大粗隆部前后滑动而发出弹响，同时可见到和摸到一条粗而紧的纤维带在大粗隆上滑过。被动运动时无此现象。

中医学认为本病是由于局部肌筋气血瘀滞，筋失濡养，导致肌肉挛缩而产生疼痛，活动时弹响；或关节活动过度，积劳损伤，迁延日久，肌筋增厚、粘连、挛缩而致活动时弹响。

【临床表现】

1. 病史

多有劳损、外伤、受凉史。

2. 症状

（1）髋关节屈曲、内收、内旋或行走时，出现弹响，同时可触及一条粗而紧的纤维在股骨大粗隆上前后滑动，无明显疼痛，关节活动无影响。

（2）若伴有继发性滑囊炎时，可有局部疼痛感。

（3）髂胫束挛缩试验阳性。

【辅助检查】X线片一般无明显改变。

【鉴别诊断】

（1）髋关节骨关节疾病：X线片检查可排除其他髋关节内病变及其他原因引起的关节面粗糙摩擦而产生的弹响。

（2）臀肌筋膜挛缩症：体表扪及索带位置较低较前，髋关节表现为屈曲、外展、外旋，膝关节屈曲外翻，可伴有其他畸形存在。

【治疗】

1. 针灸治疗

治法：舒筋解痉，滑利关节。

主穴：居髎、环跳、风市、阳陵泉、委中。

配穴：风寒湿痹加风府、足三里；痰瘀痹阻加膈俞、丰隆；肝肾两虚加肝俞、肾俞。

操作：毫针常规针刺，平补平泻，可加灸。

2. 推拿治疗

治法：舒筋解痉，滑利关节。

手法：滚法、按揉法、弹拨法、拿法、擦法。

取穴与部位：居髎、环跳、风市、阳陵泉、委中、下腰部、股外侧部、臀部。

操作：

（1）患者取俯卧位，术者立于患侧，用滚法在患侧下腰部至臀部施术，上下往返3～5分钟。

（2）患者取患肢向上的侧卧位，术者用掌根揉法，深沉而缓和地沿臀大肌方向进行揉推治疗3～5分钟，使臀大肌放松。

（3）点按居髎、环跳、风市、阳陵泉、委中，并沿髂胫束做自上而下的弹拨法，时间为5分钟。

（4）术者一手扶住患者髋关节处，一手固定患者小腿，同时做髋关节后伸、外展的被动动作1～3分钟。

（5）在患处施擦法，以透热为度。

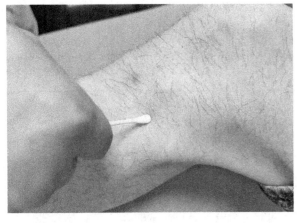

阳陵泉

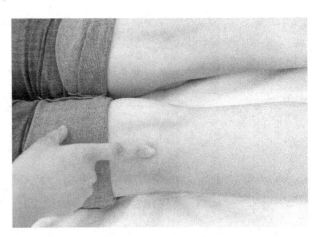

委中

【医嘱和护理】

（1）首先应在确诊无股骨颈骨折、股骨头坏死等骨质病变和其他一些器质性病变前提下进行以上治疗。

（2）以上治疗手法力度应根据患者年龄、体质、健康状况等实际情况酌情用力。

（3）患者尽量避免长时间行走、站立及久坐，但也应适当运动髋关节。

（4）避免腰部、下肢部，尤其是局部受凉。

【病例】

曹某，女，69岁。髋关节弹响1周。患者1周前外出运动后出现髋关节弹响，屈曲、内旋时明显，无明显疼痛，关节活动无影响。舌质淡，苔白腻，脉沉而迟缓。诊为弹响髋。针灸取居髎、环跳、风市、阳陵泉、委中。针刺得气后留针20分钟，居髎加灸。取针后推拿15分钟，先用㨰法在患侧下腰部至臀部施术，上下往返，再用掌根揉法，深沉而缓和地沿臀大肌方向进行揉推治疗，使臀大肌放松。接着点按居髎、环跳、风市、阳陵泉、委中，并沿髂胫束做自上而下的弹拨法，然后一手扶住患者髋关节处，一手固定患者小腿，同时做髋关节后伸、外展的被动动作，最后在患处施擦法，以透热为度。治疗3次后痊愈。

第四十二节　退行性脊柱炎

【概述】 退行性脊柱炎又称肥大性脊柱炎、增生性脊柱炎、脊椎骨性关节炎等，是以椎体边缘及关节软骨的退行性改变与局部无菌性炎症为病理基础，以慢性疼痛为主症的一种病证。本病为中老年人的常见病、多发病，并以男性为多见。椎间盘、椎间关节和椎旁软组织及椎体、颈椎、胸椎、腰椎均可发病，但以腰椎的病变最为常见，且症状更明显。本病属于中医学"痹证"范畴。

【病因病机】 本病多因脊柱的退变、劳损或损伤引起，包括椎间盘退变、骨质疏松、前后纵韧带钙化等。

中医学认为本病与年龄及气血盛衰、筋骨强弱有关。年老体弱，肝肾、气血亏虚，筋肌骸节失却滋养；或被风寒湿邪所侵，气血凝滞痹阻；或反复积劳损伤，瘀聚凝结于脊窍，发为本病。

【临床表现】

1. 病史

多有慢性劳损史或久坐史。

2. 症状

（1）腰背部酸痛多见，伴有僵硬不适，晨起时较严重，活动后缓解，劳累加重。

（2）关节活动不利，但被动活动正常。

【辅助检查】 X线检查可见椎体边缘不同程度增生或椎间隙狭窄。

【鉴别诊断】

强直性脊柱炎：多发于中青年，脊柱强直，椎体边缘模糊，小关节间隙模糊，血沉、抗"O"急性期升高。

【治疗】

1. 针灸治疗

治法：舒筋活血，宣痹止痛。

主穴：阿是穴、华佗夹脊穴、肾俞、三焦俞、次髎、环跳、委中。

配穴：肝肾亏虚加足三里、肝俞；血瘀证加膈俞、血海；风寒湿证加大椎、风府。

操作：毫针常规针刺，平补平泻，针灸并用。

2. 推拿治疗

治法：舒筋活血，宣痹止痛。

手法：㨰法、按揉法、弹拨法、擦法。

取穴与部位：阿是穴、华佗夹脊穴、肾俞、三焦俞、次髎、环跳、委中、腰骶部、督脉。

操作：

（1）患者取俯卧位，术者位于患者身体患侧，用掌根揉法放松性揉推患者腰部痛点处及两侧骶棘处3～5分钟。

（2）术者用㨰法在患者脊柱部自上而下治疗，并以华佗夹脊穴、督脉及腰椎两侧阿是穴处为主，时间为5～10分钟。

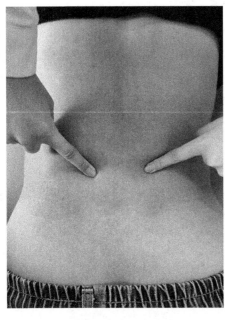

肾俞　　　　　　　　　　　　　　次髎

（3）术者用拇指或双手多指按揉患者肾俞、三焦俞、次髎、环跳、委中，每穴1分钟。

（4）术者用右手掌擦法在患者腰部两侧擦揉1～3分钟，以局部皮肤感觉温热为度。

【医嘱和护理】

（1）此症多为生理性退变，如没有出现较为严重症状或者影响正常生活、休息，则无需过度治疗。

（2）此症在进行以上治疗时可以轻手法进行操作，以保养和保健性轻手法为宜。

（3）此症患者多为中老年人，机体功能逐渐衰退，因此需注意适当加强营养、休息、保暖。

（4）适当加强腰部功能锻炼以加强腰部的柔韧性。最好卧硬板床，减少发病机会。

【病例】

顾某，男，59岁。腰背部酸痛5年余。患者5年来腰背部酸痛反复发作，以晨起时僵硬不适为主，活动后缓解。X线检查可见脊椎多节段增生。诊为退行性脊柱炎。针灸取华佗夹脊穴、肾俞、三焦俞、腰阳关、委中。针刺得气后留针20分钟，腰阳关加灸。取针后推拿15分钟，先用掌根揉法放松性揉推患者腰部痛点处及两侧骶棘处，再用擦法在患者脊柱部自上而下治疗，并以华佗夹脊穴、督脉及腰椎两侧阿是穴处为主，然后双手多指按揉患者肾俞、三焦俞、次髎、环跳、委中，每穴1分钟，最后用右手掌擦法在患者腰部两侧擦揉1~3分钟，以局部皮肤感觉温热为度。治疗10次后痊愈。

第四十三节　腰椎间盘突出症

【概述】腰椎间盘突出症是因腰椎间盘发生退行性改变，并在外力作用下，使纤维环破裂，髓核突出或膨出，刺激、压迫神经根而引起以腰痛伴下肢坐骨神经放射痛等症状为特征的一种病证。本病属于中医学"腰痛"范畴。

【病因病机】本病好发于20~40岁青壮年，男性多于女性。由于日常生活工作中，椎间盘受到脊柱纵向的挤压力、牵拉力、扭转力等外力作用，使椎间盘不断发生退行性改变，髓核含水量减少而失去弹性，椎间隙随之变窄，周围的韧带松弛，纤维环逐渐出现裂隙，是引起腰椎间盘突出的内因；急慢性损伤是发生腰椎间盘突出的外因，当腰椎间盘突然或连续受到不平衡的外力作用时，如弯腰搬重物、长时间弯腰后伸腰过猛，都会发生纤维环破裂，髓核突出。

中医学认为，腰为脊之下枢，藏髓之骨节，督脉之要道，连络诸筋，汇聚诸脉。腰部扭挫、闪失，腰节受损，致使脊窍错移，气血瘀滞，筋肌挛急而痛。窍骶受损，突出于窍，碍于脊髓，诸脉络受阻，气血凝滞于经络，则经气不通，不通则痛，沿经筋所循而发为太阳、阳明、少阳经筋的疼痛、麻木。

【临床表现】

1. 病史

多有弯腰劳动或长期坐位工作史；或有腰部扭伤、慢性劳损、感受风寒湿邪病史。

2. 症状

(1) 腰痛伴下肢放射痛。

(2) 腰部活动受限，一般以前屈为明显。

(3) 皮肤感觉障碍，会出现下肢麻木、刺痛及感觉减退。

(4) 特殊检查：直腿抬高及直腿抬高加强试验阳性，屈颈试验阳性。

【辅助检查】CT和MRI可清晰地显示出椎管形态。

【鉴别诊断】

(1) 急性腰扭伤：有外伤史，腰痛剧烈，腰部活动障碍明显，无皮肤感觉异常，直腿抬高及加强试验阳性。

(2) 腰椎椎管狭窄症：有腰腿痛并有典型间歇性跛行，休息后症状明显减轻或消失。

(3) 慢性腰肌劳损：钝痛，反复发作，劳累后加剧，一般伴有骶棘肌痉挛。

【治疗】

1. 针灸治疗

治法：舒筋活血，通经止痛。

肾俞：大肠俞、委中、殷门、阿是穴、腰夹脊。

配穴：寒湿腰痛加腰阳关；瘀血腰痛配膈俞；肾虚腰痛配大钟。

操作：毫针常规针刺，平补平泻，寒湿腰痛、肾虚腰痛加灸。

2. 推拿治疗

治法：舒筋活血，通经止痛。

手法：滚法、按揉法、弹拨法、拔伸法、扳法、擦法。

取穴与部位：肾俞、大肠俞、委中、殷门、环跳、阿是穴、腰夹脊、腰臀部、下肢部。

操作：

（1）病人取俯卧位，术者位于患侧，术者在患者腰臀部及下肢后侧以掌根揉和滚法交替施术5～10分钟。

（2）术者用双手拇指按揉患者肾俞、大肠俞、华佗夹脊、环跳、殷门、委中等穴。每穴持续治疗半分钟，以患者产生酸胀感为宜。

（3）术者用弹拨法施术于患者双侧骶棘肌3～5分钟。

（4）患者侧卧，在上的下肢屈曲，贴床的下肢伸直，术者一手扶患者肩部，一手同时推髂部向前，双手同时向相反方向斜扳，使腰部扭转，闻及弹响声，换体位做另一侧。

（5）横擦腰骶，直擦骶棘肌，以透热为度。

【医嘱和护理】

（1）此症为临床常见和多发疾病。平时应特别注意加强腰部保健和健康。

（2）最好要卧硬板床，避免睡过于柔软的床铺，以免经常复发。

（3）尽量避免久坐、久站，以及腰部长时间处于紧张和负重状态。

（4）避免全身尤其是局部受凉。饮食宜温性为佳。每晚可用温热水浴足10～20分钟，促进下肢和腰部血液循环。

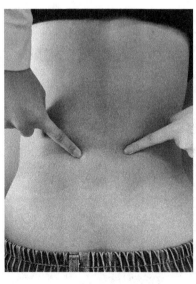 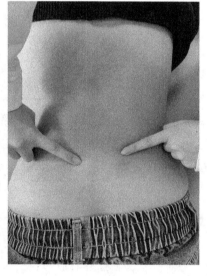

肾俞　　　　　　　　　　　　　大肠俞

【病例】

李某，女，43岁。腰痛伴右下肢放射痛1周。患者1周前搬重物后出现腰痛伴右下肢放射痛，行走时痛甚，查腰椎MRI示：L4～L5椎间盘突出。诊为腰椎间盘突出症。针灸取肾俞、大肠俞、腰阳关、环跳、委中、殷门、承山。针刺得气后留针 20 分钟，腰阳关加灸。取针后推拿 20 分钟，先在患者腰臀部及下肢后侧以掌根揉和㨰法交替施术，再用双手拇指按揉患者肾俞、大肠俞、华佗夹脊、环跳、殷门、委中等穴。每穴持续治疗半分钟，以患者产生酸胀感为宜。接着用弹拨法施术于患者双侧骶棘肌。然后患者侧卧，在上的下肢屈曲，贴床的下肢伸直，术者一手扶患者肩部，一手同时推髂部向前，双手同时向相反方向斜扳，使腰部扭转，闻及弹响声，换体位做另一侧。最后横擦腰骶，直擦骶棘肌，以透热为度。治疗 5 次后痊愈。

第四十四节　胸椎间盘突出症

【概述】胸椎间盘突出症是指因外伤、椎间盘慢性劳损、脊柱畸形等引起的胸椎间盘慢性退行性疾病。多见于 40～50 岁左右成年人。本病属于中医学"痹证"范畴。

【病因病机】本病的发生大多由于脊柱受损或慢性劳损所致，姿势不正、弯腰过度、被迫体位持续过久、各种外伤等均可引发本病。胸椎的退变，椎间盘变性、间隙变窄、节段不稳、韧带松弛、骨质增生以及周围软组织钙化等都是引起本病的原因。

中医学认为脊为督脉和足太阳经脉所过，经筋所循，络结汇聚，脏腑之维系，运动之枢纽。凡姿势不良、慢性劳损或遭受外伤，伤及腰脊，筋络受损，或筋节劳损，气滞血瘀，发为本病。

【临床表现】

1. 病史

多有外伤史或姿势不良劳损史。

2. 症状

（1）有腰背痛，伴有胸腹束带感。

（2）可有下肢麻木、无力、行走困难。

【辅助检查】CT、MRI 可明确诊断。

【鉴别诊断】

（1）胸椎小关节错缝：有受伤史，伤后即出现胸背痛，甚则牵掣肩背，不能随意转侧，伴胸闷憋气感。

（2）肋间神经痛：针刺样、刀割样疼痛沿肋间神经分布区出现，伴有胸部挫伤。

【治疗】

1. 针灸治疗

治法：舒筋活血，通络止痛。

主穴：阿是穴、华佗夹脊穴、颈百劳、委中。

配穴：瘀血证加膈俞、血海；肝肾亏虚加肾俞、肝俞、太溪；风寒证加大椎、腰阳关。

操作：毫针常规针刺，平补平泻，针灸并用。

2. 推拿治疗

治法：舒筋活血，通络止痛。

手法：按揉法、㨰法、推法、叩法。

取穴与部位：阿是穴、华佗夹脊穴、督脉、背部膀胱经。

操作：

（1）患者取俯卧位，术者位于患者左侧，术者以右手掌根在患者胸椎疼痛脊柱段以及棘突上的阿是穴，自上而下揉推 3～5 分钟。

（2）术者以双手多指或双手拇指在患者疼痛棘突及疼痛区域揉推 3～5 分钟。

（3）术者以滚法及掌心揉法在患者脊柱部自上而下揉推，并以疼痛部位为主，治疗 3～5 分钟，力量由轻而重。

（4）术者以右手握拳，左手掌心贴于患者疼痛区域，以右手轻轻叩击持续 1 分钟左右，力量宜轻柔、缓和，并以患者能够接受和感觉舒适为度。

【医嘱和护理】

（1）患者宜睡卧硬板床，并多采用仰卧位睡眠。

（2）避免长时间低头、伏案、驾驶。适当加强扩胸运动和锻炼。

（3）避免做跑、跳等剧烈运动。应尽量减少震动对脊柱的冲击力影响。

（4）体能较好者可适量做些引体向上锻炼，不宜过度运动。宜保暖，减少寒冷刺激。

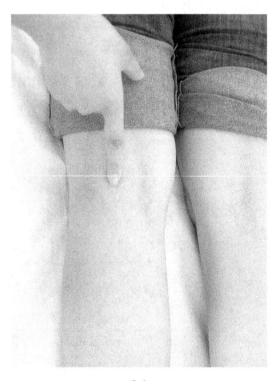

委中

【病例】

杜某，女，62 岁。腰背痛伴有胸腹束带感 2 个月。患者 2 个月前外伤后出现腰背痛伴有胸腹束带感，偶有下肢麻木、无力，行走尚可。无明显针刺样疼痛，胸椎 MRI：T8～T9 椎间盘突出。诊为胸椎间盘突出症。针刺取夹脊穴、颈百劳、委中、膈俞、血海。针刺得气后留针 20 分钟。取针后推拿 15 分钟，先以掌根在患者胸椎疼痛脊柱段以及棘突上的阿是穴，自上而下揉推，后双手拇指在患者疼痛棘突及疼痛区域揉推，再以滚法及掌心揉法在患者脊柱部自上而下揉推，并以疼痛部位为主，力量由轻而重。最后轻轻叩击疼痛区域 1 分钟左右，力量宜轻柔、缓和，并以患者能够接受和感觉舒适为度。治疗 10 次后痊愈。

第四十五节　头颈夹肌损伤

【概述】头颈夹肌损伤是指因颈部多次扭伤、落枕以及长期伏案工作、低头屈颈姿势过久等引起的夹肌损伤。本病属于中医学"筋伤"范畴。

【病因病机】因头颈部活动度较大、频率又高，而胸椎棘突几乎不活动，所以第7颈椎棘突与第1胸椎棘突形成了相对运动，两侧的头颈夹肌随头颈部活动不断摩擦，头颈夹肌一直处于紧张状态，日久则出现细小肌肉的撕裂损伤。

本病基本病机是经筋受损，筋络拘急，气血阻滞不通。

【临床表现】

1. 病史

多有外伤、慢性久坐劳损或受风寒史。

2. 症状

（1）头项部僵硬、疼痛，受凉或劳累后加重。

（2）低头或颈椎旋转时，症状加重。

【辅助检查】X线片一般无明显改变。

【鉴别诊断】

（1）落枕：多有头部姿势不良史。以一侧胸锁乳突肌和斜方肌疼痛、痉挛，颈部活动不利为主要症状。

（2）混合型颈椎病：除颈肩部痛外还会出现神经受压、眩晕，甚者出现脊髓受压症状。CT、MRI可诊断。

【治疗】

1. 针灸治疗

治法：舒筋活血，通络止痛。

主穴：大椎、天柱、后溪、夹脊。

配穴：风寒痹阻加风门、风府；劳损血瘀加膈俞、合谷；肝肾亏虚加肝俞、肾俞、足三里。

操作：毫针常规针刺，平补平泻法。

2. 推拿治疗

治法：舒筋活血，通络止痛。

手法：按揉法、滚法、四指推法、拿法。

取穴与部位：大椎、天柱、后溪、夹脊、肩井、颈肩部。

操作：

（1）患者取坐位，术者位于患者后侧。用滚法放松患者肩部肌肉3～5分钟。

（2）术者用四指推法，在患者颈部两侧疼痛部位，轻柔施术3～5分钟，用力不宜过重。

（3）点按大椎、天柱、后溪、颈夹脊、肩井，每穴1分钟。

（4）用拿法在患者肩颈部操作3分钟，力度宜轻柔、缓和。

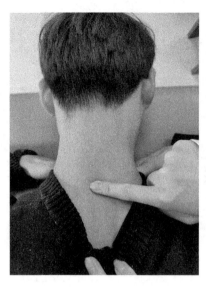
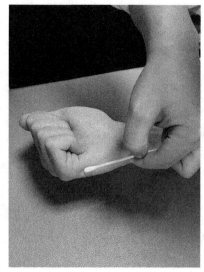

| 大椎 | 后溪 |

【医嘱和护理】

（1）对于比较严重的急性损伤，可以先局部稍稍冷敷以缓解疼痛，后进行进一步检查以确诊。

（2）若患者疼痛剧烈及头颈部活动显著受限，应先拍颈椎张口位片排除寰枢关节半脱位或脱位可能。

（3）治疗时，手法力度务必轻柔，更不能用扳、牵、拉等暴力手法。

【病例】

徐某，女，42岁。头项部僵硬疼痛1月余。患者为教师，长期伏案工作，1个月前受凉后头颈部疼痛加剧，颈部活动受限，无明显双上肢麻木。颈部X线片未见明显异常。诊为头颈夹肌损伤。针刺取大椎、天柱、后溪、颈夹脊。针刺得气后留针20分钟。取针后推拿15分钟，先用㨰法放松患者肩部肌肉，后用四指推法，在患者颈部两侧疼痛部位，轻柔施术，用力不宜过重。再点按大椎、天柱、后溪、颈夹脊、肩井，每穴1分钟，最后用拿法在患者肩颈部操作3分钟，力度宜轻柔、缓和。治疗6次后痊愈。

第四十六节　斜方肌损伤

【概述】 斜方肌损伤是指因急性外伤、不良姿势或长期劳作引起的，以头颈部肌肉痉挛、疼痛为主要症状的一种疾病。属于中医学"筋伤"范畴。

【病因病机】 急性损伤者可由颈椎一过性的过度伸展、屈曲导致，如急刹车或交通事故中的碰撞导致的挥鞭式损伤；另外落枕的患者经常有斜方肌的急性损伤。慢性损伤者起病缓慢，常因长期肩扛重物而使斜方肌遭受牵拉而发病。多次急性损伤、长期伏案工作以及感受风寒等，也都是慢性损伤的原因和诱因。

中医学认为因跌仆损伤或慢性劳损，导致局部经脉阻滞、气血不通而致本病。

【临床表现】

1. 病史

多有急性损伤或慢性劳损史。

2. 症状

（1）头颈部、颈背部出现酸痛或沉紧等不适感，可伴有头痛、头晕、耳鸣、眼花等症状。

（2）颈部功能有不同程度受限，尤其不能向健侧弯曲。严重者，低头、耸肩和旋颈等活动均有障碍。

【辅助检查】X线片一般无明显改变。

【鉴别诊断】

（1）落枕：多有头部姿势不良史，以一侧胸锁乳突肌和斜方肌疼痛、痉挛，颈部活动不利为主要症状。一般几天即可自愈。

（2）混合型颈椎病：除颈肩部痛还会出现神经受压、眩晕，甚者出现脊髓受压症状。CT、MRI可诊断。

【治疗】

1. 针灸治疗

治法：舒筋活血，通络止痛。

主穴：大椎、天柱、颈百劳、后溪、阿是穴、肩井。

配穴：风寒痹阻加风门、风府；劳损血瘀加膈俞、合谷；肝肾亏虚加肝俞、肾俞、足三里。

操作：毫针常规针刺，平补平泻，针灸并用。

2. 推拿治疗

治法：舒筋活血，通络止痛。

手法：按揉法、滚法、四指推法、拿法。

取穴与部位：大椎、天柱、颈百劳、后溪、阿是穴、肩井、颈肩部。

操作：

（1）患者取坐位，术者位于患者后侧，用掌根在患者颈肩、肩背部疼痛部位按揉3～5分钟，以放松局部肌肉。

（2）术者用四指推法，在患者颈部两侧疼痛部位，轻柔施术3～5分钟，用力不宜过重。

（3）术者用滚法在患者两侧肩颈、肩背部反复施术3～5分钟。

（4）点按大椎、天柱、颈百劳、后溪、阿是穴、肩井，每穴1分钟。

（5）用拿法在患者肩颈部操作3分钟，力度宜轻柔、缓和。

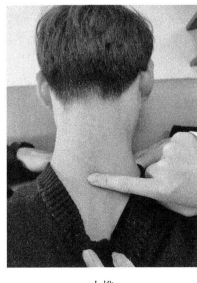
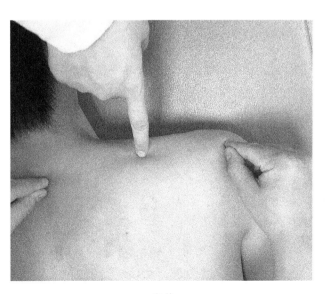

大椎　　　　　　　　　　　　　　　　肩井

【医嘱和护理】

(1) 对于比较严重的急性损伤，可以先局部稍稍冷敷以缓解疼痛，后进行进一步检查以确诊。

(2) 若患者疼痛剧烈或头颈部活动显著受限，应先拍颈椎张口位片排除寰枢关节半脱位或脱位可能。

(3) 治疗时，手法力度务必轻柔，更不能用扳、牵、拉等暴力手法。

【病例】

关某，男，36岁。外伤后头颈部疼痛伴活动障碍2周。患者2周前外伤后出现头颈部、颈背部疼痛，可伴有头痛及颈部旋转障碍。颈部X线片未见明显异常。诊为斜方肌损伤。针灸取大椎、天柱、颈百劳、后溪、阿是穴、肩井。针刺得气后留针20分钟，大椎加灸。取针后推拿15分钟，先以掌根在患者颈肩、肩背部疼痛部位按揉，以放松局部肌肉，再用四指推法，在患者颈部两侧疼痛部位，轻柔施术，用力不宜过重。然后用㨰法在患者两侧肩颈、肩背部反复施术，点按大椎、天柱、颈百劳、后溪、阿是穴、肩井，每穴1分钟，最后用拿法在患者肩颈部操作3分钟，力度宜轻柔、缓和。治疗5次后痊愈。

第四十七节　腓总神经损伤

【概述】腓总神经损伤多因外伤或卡压造成，伸趾功能丧失，足下垂畸形，以小腿前外侧伸肌群麻痹，轻微的肌无力甚至完全缺失运动功能为临床表现，严重影响患者的日常生活。本病属于中医学"足痿"范畴。

【病因病机】由于腓总神经在腓骨颈部，位置表浅，周围软组织少，易在该处损伤。外伤可导致腓骨头骨折或神经牵拉导致腓总神经损伤；受到腓骨小头或腓骨颈部长期的压力也可导致本病；长期存在代谢性疾病，如糖尿病的慢性神经病变，也会出现本病。

中医学认为本病多因跌打损伤、瘀血阻络、新血不生、经气运行不利而发为痿证。

【临床表现】

1. 病史

多有外伤挤压史。

2. 症状

(1) 足下垂，不能自主抬起，行走步态不正常。

(2) 小腿外侧和足背皮肤感觉障碍。

【辅助检查】肌电图检查多为失神经电位。

【鉴别诊断】

(1) 神经肿瘤：也会有一侧足下垂症状，MRI、肌电图和超声检查均有助于鉴别。

(2) 腓骨肌萎缩症：多为家族性的周围神经病变，好发于儿童及青少年。表现为慢性进行性的腓骨肌肉的萎缩。

【治疗】

1. 针灸治疗

治法：行气活血，舒筋通络。

主穴：血海、阳陵泉、足三里、解溪、委中、承山。

配穴：脾胃虚弱加脾俞、胃俞；肝肾亏虚加肝俞、肾俞；脉络瘀阻加膈俞。

操作：毫针常规针刺，平补平泻，针灸并用。

2. 推拿治疗

治法：行气活血，舒筋通络。

手法：滚法、指揉法、拿法、弹拨法、抹法、摇法、擦法。

取穴与部位：血海、阳陵泉、足三里、解溪、委中、承山、小腿前侧。

操作：

（1）患者取仰卧位，术者位于患者患侧。用滚法施于患肢小腿前外侧，以胫前肌为主要治疗部位，由近端向远端直至足背部进行操作，上下往返5～6分钟。

（2）术者用拇指按揉患者血海、阳陵泉、足三里、解溪、委中、承山等穴3～5分钟，以达活血行气之功。

（3）拿委中、承山各1分钟，弹拨胫前肌3分钟。

（4）摇踝关节并用擦法施于胫前肌，以透热为度。

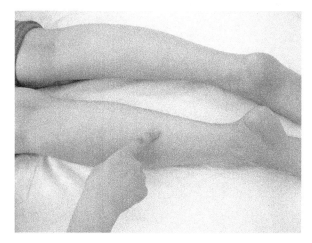
承山

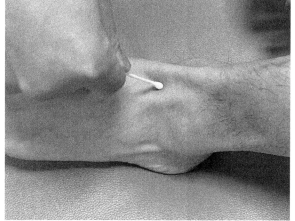
解溪

【医嘱和护理】

（1）此症为神经系统疾患，治疗过程及时间相对较长，患者要树立信心。

（2）加强锻炼，尤其是脚掌心前部用力锻炼。行走、踩踏时防止跌倒，并可用支架防止足下垂。

（3）可以配合用专科医师开具的中药外用熏洗、热浴治疗，以加强和巩固疗效。

（4）对后期不能修复的神经损伤，可考虑做手术治疗。

【病例】

陶某，男，66岁。外伤后出现左侧行走欠利，左足下垂明显1个月。查患者左足下垂，不能自主抬起，行走步态不正常，左小腿外侧和足背皮肤感觉障碍。诊为腓总神经损伤。针灸取血海、阳陵泉、足三里、解溪、委中、承山。针刺得气后留针20分钟，解溪加灸。取针后推拿15分钟，先用滚法施于患肢小腿前外侧，以胫前肌为主要治疗部位，由近端向远端直至足背部进行操作，上下往返，再用拇指按揉患者血海、阳陵泉、足三里、解溪、委中、承山等穴3～5分钟，以达活血行气之功。然后拿委中、承山各1分钟，弹拨胫前肌，最后摇踝关节并用擦法施于胫前肌，以透热为度。治疗10次后较前缓解明显。

第四十八节　肋软骨炎

【概述】肋软骨炎分为非特异性肋软骨炎和感染性肋软骨炎，临床中最常见的是非特异性肋软骨炎，是肋软骨的非特异性、非化脓性炎症，为胸骨与肋骨交界处的软骨发生的炎性反应，是表现为前胸壁处局限性疼痛伴肿胀的自限性疾病。多发于25～35岁成年人，女性居多。好发于第2～5肋软骨交界处，一般为多发性，见于一侧胸骨旁，或为两侧对称性，单发者以第2肋软骨常见。感染性肋软骨炎又称化脓性肋软骨炎，是一种较少见的外科感染。属于中医学"胁痛"范畴。

【病因病机】非特异性肋软骨炎多由病毒感染、胸肋关节韧带慢性劳损、免疫或内分泌异常引起的肋骨营养障碍、胸部撞击伤、剧烈咳嗽损伤等引起。原发性感染性肋软骨炎较为少见，一般经血运途径而感染，多由胸部外科手术感染而引起。

中医学认为主要病因为风热犯肺，客入经络，气血壅遏局部，不通则痛。久之节隙淤塞而致隆突肿胀，或积劳损伤，气血瘀滞节窍为病。

【临床表现】

1. 病史

一般有胸部挫伤或慢性劳损史。

2. 症状

（1）胸前区疼痛，尖锐性疼痛或隐隐作痛。

（2）疼痛部位会出现隆起肿胀，按压、深呼吸或咳嗽时疼痛加重。

（3）感染性肋软骨炎见局部红肿热痛，以胸痛为主，易引起全身感染症状。

【辅助检查】X线片：非特异性肋软骨炎一般无明显改变；感染性肋软骨炎可显示局部软组织肿胀和骨质破坏。

【鉴别诊断】

（1）冠心病：胸痛服用硝酸甘油有效，心电图及其他心脏检查可明确诊断。

（2）隐性肋骨骨折：疼痛部位为肋骨处，X线片或CT可明确诊断。

【治疗】

1. 针灸治疗

治法：舒筋通络，活血止痛。

主穴：阿是穴、膻中、紫宫、璇玑、华盖、玉堂、天宗、合谷。

配穴：风热犯肺加肺俞、大椎；肝郁气滞加太冲、章门；气滞血瘀加膈俞、血海；肝肾两虚加肝俞、肾俞。

操作：常规毫针针刺，肝肾两虚用补法，其他用泻法。

2. 推拿治疗

治法：舒筋通络，活血止痛。

手法：一指禅推法、点按法、梳肋法、大鱼际揉法、擦法。

取穴与部位：阿是穴、膻中、紫宫、璇玑、华盖、玉堂、合谷、天宗、胸骨部。

操作：

（1）患者取仰卧位，术者右手五指稍分开，以梳肋法沿着疼痛的胁肋部，反复治疗 3～5 分钟，用力不宜过重。

（2）用一指禅推法在患者阿是穴施术 3～5 分钟。

（3）患者取俯卧位，术者在疼痛一侧的天宗穴，用右手大鱼际进行揉推治疗 3～5 分钟。

（4）患者仰卧，术者用右手掌心在患者疼痛区域和阿是穴处轻轻掌擦治疗 1～3 分钟。

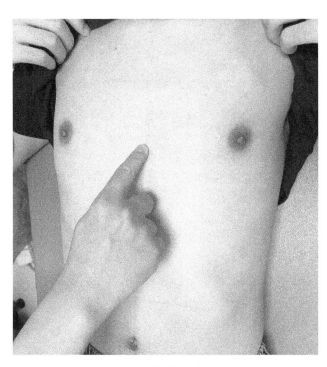
膻中

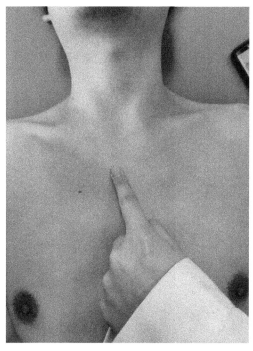
璇玑

【医嘱和护理】

（1）胁肋部疼痛可因多系统疾病引起，治疗前应明确诊断，以免漏诊、误诊。

（2）可配合适当热敷，但时间不宜过长，以皮肤感觉温热为好。防止烫伤。

（3）适当做扩胸运动和深呼吸锻炼，注意保暖。

【病例】

韩某，女，69 岁。右侧前胸部针刺样疼痛 1 周。患者 1 周前运动后出现右侧前胸部针刺样疼痛，局部轻度肿胀，未见皮疹，按压时疼痛加重，胸片未见明显异常。诊为肋软骨炎。针刺取阿是穴、膻中、紫宫、玉堂、天宗、合谷，针刺得气后留针 20 分钟。取针后推拿 15 分钟，先以梳肋法沿着疼痛的胁肋部，反复治疗 3～5 分钟，用力不宜过重，再用一指禅推法在患者阿是穴施术 3～5 分钟，接着在疼痛一侧的天宗穴，用右手大鱼际进行揉推治疗，最后用掌心在患者疼痛区域和阿是穴处轻轻掌擦治疗。治疗 3 次后痊愈。

第四十九节　股外侧皮神经炎

【概述】 股外侧皮神经炎又称感觉异常性股痛，以股前外侧下 2/3 区感觉异常为主，如麻木、蚁行感、刺痛、烧灼感等，以麻木最多见，多表现为一侧受累。多见于 20～50 岁较肥胖的男性。本病属于中医学"肌痹、皮痹"范畴。

【病因病机】常见病因有股外侧皮神经受压及感染等，如脊椎畸形、盆腔肿瘤、腹股沟疝、椎间盘突出、盆腔炎、神经梅毒、阑尾炎、带状疱疹后遗症等。

中医认为，本病由局部受压、经气不利、运行不畅，或跌仆闪挫、气血瘀滞而成。部分病人有外伤史及久卧湿地史，大腿外侧部出现感觉异常（灼热、麻木、痒感或针刺样疼痛）。久站久立或行走路程较长后症状加重。股外侧区痛觉、触觉减退或消失。

【临床表现】

1. 病史

常有外伤或感染病史。

2. 症状

(1) 多表现为一侧股前外侧下 2/3 区感觉异常，如麻木、蚁行感、刺痛、烧灼感等，以麻木最多见。

(2) 部分可见腹股沟外侧压痛，但不伴有肌无力或肌萎缩等运动神经受累症状。

(3) 本病通常为单侧性，少数双侧发病。慢性病程，时轻时重，常数月至多年不愈。

【辅助检查】本病以皮节刺激体感诱发电位检查为主，尤其两侧对比更有诊断意义。

【鉴别诊断】

(1) 股神经病变：本病可同时累及感觉支和运动支。

(2) L2 神经根病变：本病临床少见，感觉障碍主要以大腿前内侧为主，同时可伴髂腰肌和股二头肌无力等。

【治疗】

1. 针灸治疗

治法：舒筋通络，行气活血。

主穴：阿是穴、风市、血海、伏兔。

配穴：气滞血瘀加膈俞；肝肾亏虚加肾俞、足三里；血虚风燥加曲池、三阴交。

操作：常规毫针针刺，气滞血瘀以针刺治疗，泻法为主；肝肾亏虚、血虚风燥多用补法。

2. 推拿治疗

治法：舒筋通络，行气活血。

手法：点按法、大鱼际揉法、擦法、叩法。

取穴与部位：阿是穴、风市、血海、伏兔、大腿外侧部。

操作：

(1) 患者取仰卧位，在患侧膝关节下垫一枕垫。术者在患者患侧大腿外侧或痛处进行掌根揉，自上而下反复施术 3～5 分钟。手法宜轻柔和缓，持久。

(2) 术者用双手多指揉法在患侧阿是穴、风市、血海、伏兔进行施术，持续 3～5 分钟。

(3) 上法做完后，术者可用掌心擦法在患肢大腿外侧施术，以局部皮肤温热为度。用力不宜过猛、过重，免得揉伤皮肤。

(4) 对于感觉麻木较甚患者，术者可用双手指尖在局部进行指叩法治疗 3～5 分钟。

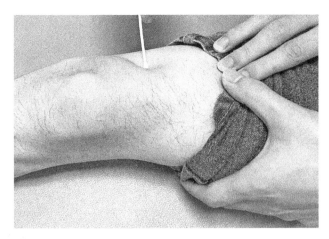

血海

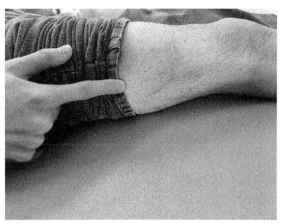

风市

【医嘱和护理】

（1）此症注意加强保暖。保证充分的休息和规律的生活。

（2）尽量避免长时间处在潮湿环境中，加强居所和衣物干燥。

（3）饮食宜清淡，少食辛辣刺激食物。若有原发病，须积极治疗原发病。

（4）注意腰部健康调护及下肢其他疾患的积极诊治。

【病例】

曹某，女，70岁。左大腿前外侧麻木、蚁行感3个月。患者3个月前腰部手术后出现左大腿前外侧麻木、蚁行感，3个月来麻木感渐重，无明显腰痛等其他不适。诊为股外侧皮神经炎。针刺取阿是穴、风市、血海、伏兔、委中，针刺得气后留针20分钟。取针后推拿15分钟，先在患者患侧大腿外侧或痛处进行掌根揉，自上而下反复施术3～5分钟，手法宜轻柔和缓、持久。后用双手多指揉法在患肢阿是穴、风市、血海、伏兔进行施术，上法做完后，术者可用掌心擦法在患肢大腿外侧施术，以局部皮肤温热为度，用力不宜过猛、过重，免得揉伤皮肤。治疗10次后痊愈。

第五十节　前列腺肥大

【概述】前列腺肥大又称前列腺增生。病理表现为前列腺组织及上皮细胞增生，腺泡囊性扩大，结缔组织及平滑肌呈结节样增生。多见于50岁以上的中老年人。本病属于中医学"癃闭"范畴。

【病因病机】本病病因至今尚未阐明。可能由于上皮和间质细胞增殖和细胞凋亡的平衡遭到破坏或其他相关因素，如雄激素及其与雌激素的相互作用、前列腺间质与腺上皮细胞的相互作用、生长因子、炎症细胞、神经递质及遗传因素等。

中医学认为膀胱气化不利是导致本病的根本原因，湿热下注、肝郁气滞、尿路阻塞和肾气亏虚是引起本病的具体原因。

【临床表现】

1. 病史

多有排尿困难史。

2. 症状

（1）早期可有尿频、尿急、夜尿增多，后期出现排尿困难、排尿不尽等症状。

（2）会并发血尿、泌尿系统感染、膀胱结石、肾功能损害、疝气、脱肛等症状。

【辅助检查】前列腺 B 超可观察前列腺的大小、形态、结构及有无异常回声、突入膀胱的程度。

【鉴别诊断】

前列腺癌：会出现下尿路梗阻症状，直肠指检和血清前列腺特异性抗原和活检可明确诊断。

【治疗】

1. 针灸治疗

治法：调理膀胱、行气通闭。

主穴：关元、三阴交、阴陵泉、膀胱俞。

配穴：湿热下注加中极、行间；肝郁气滞加太冲、支沟；瘀浊闭阻加血海、膈俞；肾气亏虚加肾俞、太溪。

操作：常规毫针针刺，湿热下注、肝郁气滞、瘀浊闭阻者，针刺为主，泻法；肾气亏虚者，针灸并用，补法。

2. 推拿治疗

治法：调理膀胱，行气通闭。

手法：按法、揉法、擦法。

取穴与部位：关元、气海、三阴交、阴陵泉、膀胱俞、八髎、小腹部、腰骶部。

操作：

（1）患者取仰卧位，术者位于其右侧。术者先用掌根揉患者小腹部 3～5 分钟，以局部皮肤感觉温热为度。

（2）紧接上法，术者可用右手的中指指端为着力点，稍用力按揉气海、关元、三阴交、阴陵泉等穴 3～5 分钟，用力由轻渐重。

（3）患者俯卧，术者用右手掌根在患者腰骶部稍用力掌揉治疗 3～5 分钟。

（4）术者用双手多指揉在患者尾骶部进行揉推治疗，并按揉患者八髎、膀胱俞 3～5 分钟。

（5）横擦腰骶，以透热为度。

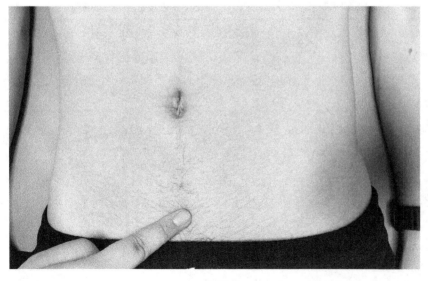

关元　　　　　　　　　　　　　　膀胱俞

【医嘱和护理】

（1）此症为退行性病变，治疗需按一定疗程进行，应树立信心。

（2）前列腺肥大症状严重时，可在以上治疗的同时，配合药物进行治疗。

（3）忌食辛辣刺激食物，禁烟、酒。适当多饮水，多排尿。

（4）避免长时间久坐。可做收腹、提肛锻炼。

【病例】

舒某，男，70 岁。尿频、尿急、夜尿增多 5 年，偶有排尿困难。前列腺 B 超示：前列腺肥大。诊为前列腺肥大。针灸取关元、三阴交、阴陵泉、复溜、膀胱俞，针刺得气后留针 20 分钟，关元加灸。取针后推拿 15 分钟，先用掌根揉患者小腹部以局部皮肤感觉温热为度。接着用右手的中指指端为着力点，稍用力按揉气海、关元、三阴交、阴陵泉等穴，用力由轻渐重。然后用双手多指揉在患者尾骶部进行揉推治疗，并按揉患者八髎、膀胱俞，最后横擦腰骶，以透热为度。治疗 10 次后症状明显缓解。

第五十一节　慢性前列腺炎

【概述】 慢性前列腺炎指各种病因引起前列腺组织的慢性炎症，是泌尿外科最常见的疾病，包括慢性细菌性前列腺炎和非细菌性前列腺炎两种，以尿道刺激症状和慢性盆腔疼痛为主要临床表现，而且常合并精神心理疾病，临床表现多样。本病病程缓慢，迁延不愈。诱发因素为性生活过度，反复突然中断性交，下半身感受寒湿、精神刺激等。本病属于中医学"淋浊、精浊"范畴。

【病因病机】 本病病因十分复杂，存在很多争议，多数学者认为其主要病因可能是病原体感染、炎症和异常的盆底神经肌肉活动等的共同作用。中医学历代对淋证的分类都有所不同，根据病因病机及症状的不同，可分为热淋、石淋、血淋、气淋、膏淋和劳淋。本病病位在肾与膀胱，且与肝脾二脏密切相关，主要为湿热蕴结下焦，导致膀胱气化失司；或年迈天癸不足，肾气亏虚；或肝郁气滞、阴虚火旺等所致。

【临床表现】

1. 病史

多有尿频、尿急、淋沥不尽等病史。

2. 症状

（1）疼痛：常见于尿道口灼热，阴囊、睾丸、小腹、会阴、腰骶、股内侧等部位的疼痛、坠胀或不适感。

（2）排尿异常：多表现为晨起时尿道处常有稀薄似水样分泌物，尿频、尿急、尿道有灼热感或有排尿困难。

（3）精神或神经症状：可见遗精、阳痿、早泄、头痛、头胀、头昏、情绪不佳等。

【辅助检查】 目前缺乏 B 超诊断前列腺炎的特异性表现，建议前列腺 B 超结合尿常规分析及尿沉渣检查，排除尿路感染等其他疾病，诊断前列腺炎。

【鉴别诊断】

（1）尿道炎：仅有尿频、尿急与尿痛，无会阴部不适及坠胀等。

（2）精囊炎：除慢性前列腺炎的相关症状外，还伴有血精、射精疼痛等特点。

【治疗】

1. 针灸治疗

治法： 清热化湿，利水通淋，通调气机。

主穴： 中极、膀胱俞、足三里、阴陵泉、三阴交。

配穴： 热淋加行间；石淋加委阳；气淋加肝俞、肾俞；血淋加血海、膈俞；膏淋加气海；劳淋加肾俞、脾俞。

操作： 常规毫针针刺，清热化湿、利水通淋、健脾益肾、通调气机，以针刺为主，补虚泻实。

2. 推拿治疗

治法： 清热化湿，利水通淋，通调气机。

手法： 按法、揉法、点法。

取穴与部位： 中极、膀胱俞、足三里、阴陵泉、三阴交。

操作：

（1）患者取仰卧位，术者先用右手掌心，在患者下腹部用掌心揉推3～5分钟，以局部皮肤红润为度。

（2）紧接上法。术者用点抖法在患者下腹部进行点抖治疗1～3分钟。

（3）术者用右手中指指端按揉患者气海、关元、中极穴3～5分钟。

（4）患者俯卧位，术者用掌根揉法在患者尾骶部掌揉治疗3～5分钟，以局部感觉温热为度。

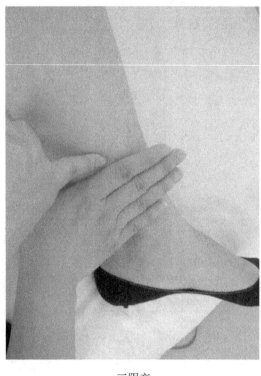
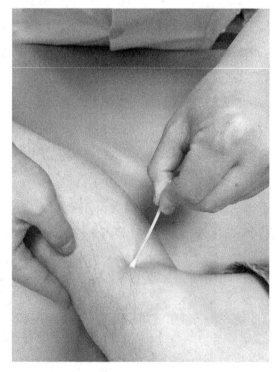

三阴交 　　　　　　　　　　　　　　　　阴陵泉

【医嘱和护理】

（1）慢性前列腺炎在急性发作时，可在手法等物理治疗的同时，配合药物治疗。

（2）慢性前列腺炎患者应避免久坐，平时注意多饮水，饮食宜清淡。

（3）适当加强户外运动和锻炼，提高机体免疫力。

（4）注意保暖，尤其是腰部和下肢部。适当控制和节制性生活频率。

【病例】

甘某，男，43岁。尿道口灼热，阴囊、睾丸坠胀1周，尿常规提示尿路感染。诊为慢性前列腺炎。针刺取中极、膀胱俞、足三里、阴陵泉、三阴交，针刺得气后留针20分钟。取针后推拿15分钟，先在患者下腹部用掌心揉推，以局部皮肤红润为度，再用点抖法在患者下腹部进行点抖治疗，然后用右手中指指端按揉患者气海、关元、中极穴，最后用掌根揉法在患者尾骶部掌揉治疗，以局部感觉温热为度。治疗5次后痊愈。

第八章

妇科疾病

第一节　月经不调

【概述】月经不调是以月经的周期及经期、经色、经质、经量异常为主症的病证。本病主要包括月经先期（经早）、月经后期（经迟）、月经先后无定期（经乱）。本病可见于排卵型功能失调性子宫出血、盆腔炎性疾病、发育异常、肿瘤等，以及脑垂体前叶病变、卵巢功能异常等疾病。

【病因病机】其发生常与感受寒邪、饮食伤脾或情志不畅等因素有关。病位在胞宫，与冲、任二脉及肾、脾、肝三脏关系密切。基本病机是冲任失调，脏腑功能失常，气血不和。

【辨证】

1. 月经先期

主症：月经周期提前7天以上，甚至10余日一行，连续2个月经周期以上。

兼见月经量多，色深红或紫红，经质黏稠，面红口干，心胸烦热，小便短赤，大便干燥，舌红，苔黄，脉数，为实热。

兼见月经量少色红，经质黏稠，潮热盗汗，手足心热，腰膝酸软，舌红，苔少，脉细数，为虚热。

兼见月经量多，色淡质稀，神疲肢倦，心悸气短，纳少便溏，小腹下坠，舌淡，脉细弱，为气虚。

2. 月经后期

主症：月经周期推迟7天以上，甚至3～5个月一潮，连续2个月经周期以上。

兼见月经量少，色淡或暗有血块，小腹冷痛，得热则减，畏寒肢冷，面色苍白，苔薄白，脉沉紧为实寒。

兼见月经量少，色淡而质稀，小腹隐痛，喜热喜按，小便清长，大便溏薄，舌淡苔白，脉沉迟，为虚寒。

兼见月经量少，色淡黯，质清稀，腰酸腿软，面色晦暗，舌淡黯，苔薄白，脉沉细为肾虚。

兼见月经量少，色淡质稀，小腹空痛，头晕眼花，心悸失眠，面色苍白或萎黄，舌淡，苔薄，脉细无力为血虚。

兼见量少，经色暗红或有血块，小腹胀痛，精神抑郁，胸闷不舒，舌苔正常，脉弦为气滞。

兼见量少，色淡，质黏，头晕，心悸气短，脘闷恶心，形体肥胖，带下量多，舌淡胖，苔白腻，脉滑为痰湿。

3. 月经先后无定期

主症：月经周期或提前或延后7天以上，并连续3个月经周期以上。

兼见经色紫黯，经行不畅，胸胁乳房胀痛，喜太息，苔薄白，脉弦，为肝郁；经量少，色淡质稀，腰膝酸软，头晕耳鸣，舌淡苔白，脉沉细弱，为肾虚；经量多，色淡质稀，神疲乏力，纳少腹胀，舌淡，苔白，脉缓，为脾虚。

【检查】

1．月经先期

（1）妇科检查：一般无明显盆腔器质性病变。

（2）辅助检查：基础体温（BBT）监测呈双相型，但黄体期少于 11 天，或排卵后体温上升缓慢，上升幅度<0.3 ℃；月经来潮 12 小时内诊断性刮宫，子宫内膜呈分泌反应不良。

2．月经后期

（1）妇科检查：子宫大小正常或略小。

（2）辅助检查：① 尿妊娠试验阴性。② B 超检查了解子宫及卵巢的情况。③ BBT 低温相超过 21 天。④ 生殖激素测定提示卵泡发育不良或高泌乳素、高雄激素、FSH/LH 比值异常等。

3．月经先后无定期

（1）妇科检查：子宫大小正常或偏小。

（2）辅助检查：生殖激素测定有助于诊断，常可表现为黄体不健或伴催乳素升高。

【鉴别诊断】

（1）月经先期：应注意与经间期出血相鉴别。后者发生在两次月经之间，出血量较月经量少，持续数小时至 2～7 天自行停止，或为带下中夹有血丝。BBT 和月经来潮 12 小时内诊断性刮宫有助于鉴别。

（2）月经后期：应与早孕、胎漏、异位妊娠等相鉴别。

本病既往有月经不调史，月经周期延后 7 天以上，连续 3 个月经周期以上。辅助检查生殖器无器质性病变；妊娠试验阴性；BBT 低温相超过 21 天；生殖内分泌功能检测提示卵泡发育不良等。

① 早孕：育龄期妇女月经过期未潮。尿或血检查妊娠试验阳性；B 超检查见宫内孕囊；早孕反应；子宫体增大。

② 胎漏：月经逾期后又见阴道少量出血，或伴轻微腹痛。辅助检查妊娠试验阳性；子宫增大符合妊娠月份；B 超检查见宫内孕囊。

③ 异位妊娠：月经逾期后又见阴道少量出血，或突然出现一侧下腹部撕裂样剧痛，甚至出现昏厥或休克。辅助检查妊娠试验阳性；B 超检查宫内未见孕囊，或于一侧附件区见有混合性包块。

（3）月经先后无定期：应与崩漏相鉴别。后者多有月经不调史或不孕史，多发生于青春期和绝经前后，表现为子宫不规则出血，周期、经期、经量皆紊乱。辅助检查：生殖器官无明显器质性病变，性激素检查雌、孕激素及垂体激素异常；基础体温（BBT）单相；子宫内膜诊刮可帮助诊断。

【治疗】

（一）针灸治疗

1．体针

（1）月经先期

治法：理气调血，固摄冲任。

主穴：关元、血海。

配穴：实热配太冲、曲池；虚热配三阴交、然谷；郁热配行间、地机；气虚配足三里、脾俞；心烦加间使；盗汗加阴郄、后溪；腰酸痛加肾俞、腰眼；胸胁胀痛加内关、期门；腹胀痛加气海、气穴；瘀血加中极、四满；月经过多加隐白。

操作：实证用泻法，虚证用补法，隐白用灸法。

（2）月经后期

治法：益气和血，调畅冲任。针灸并施。

主穴：气海、气穴、三阴交。

配穴：实寒配归来、天枢；虚寒配命门、太溪；血虚配足三里、脾俞、膈俞；气滞配蠡沟；小腹冷痛加关元；心悸失眠加神门；腹胀痛、经血有块加中极、太冲。

（3）月经先后无定期

治法：调补肝肾，调理冲任。酌情补泻。

主穴：关元、三阴交。

配穴：肝郁配太冲、肝俞、期门；肾虚配肾俞、太溪、水泉；经行不畅加蠡沟；胸胁胀痛加支沟、太冲；腰脊酸软加肾俞、曲泉。

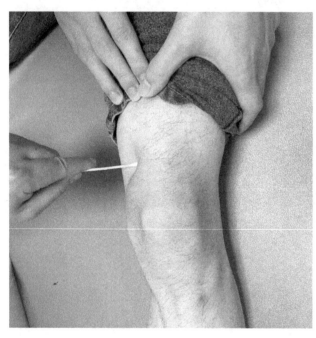 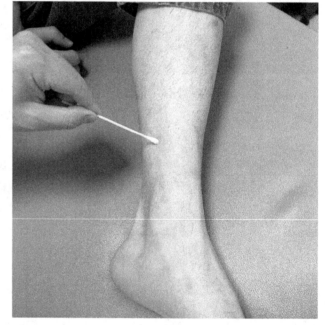

血海　　　　　　　　　　　　　　　　　三阴交

2. 耳针法

子宫、内分泌、卵巢、皮质下、肾、肝、脾。毫针刺，或用压丸法或埋针法。

3. 皮肤针法

选背腰部夹脊穴或背俞穴，下腹部任脉、肾经、脾经、胃经，下肢足三阴经。用皮肤针叩刺，至局部皮肤潮红。

4. 头针法

取双侧生殖区，留针30分钟。

（二）推拿治疗

1. 基本手法

（1）患者俯卧，医者立其侧，以双掌相叠按揉八髎穴部位3～5分钟，在患者能耐受的情况下，加重按揉力度；以㨰法在脊柱两旁肌肉往返操作3～5分钟，重点在肝俞、脾俞、肾俞穴上；双手拇指点按命门穴各 1 分钟，使之有沉胀感，并向小腹传导。

（2）患者仰卧，医者以拇指置股上部外侧，其余四指置股内侧，自股内上方阴廉、足五里穴向下拿揉，经阴包、血海穴至阴陵泉穴止，操作 3～5 分钟；往返推擦大腿内侧，以热为度；点按、弹拨三阴交穴 1 分钟；以气海穴为圆心，做单掌环形摩法 5～10 分钟。

2. 随证加减

（1）月经后期量少寒凝型以基本手法加：① 推擦小腹两侧及腹股沟处，以热为度；② 双掌指捏、拿肩井穴处肌肉 5～10 次，力量稍重；③ 沿脐以掌分推腹、腰一周，以热为度。

（2）月经后期量少气滞型以基本手法加：① 点按膻中穴 1 分钟；② 双掌从腋下向下推擦至腰骶部 15～20 次；③ 双掌前后交替推擦胸、腹部 10～15 次。

【医嘱和护理】

（1）针灸对月经不调有较好的疗效，但首先要对器质性病变引起的月经不调加以鉴别，并及早做适当处理。

（2）针灸治疗一般多在经前 5～7 天开始，至月经来潮停止，连续治疗 3 个月为 1 个疗程。若经行时间不能掌握，可于月经净止之日起针灸，隔日 1 次，直到月经来潮为止，连续治疗 3～5 个月。

（3）经期注意卫生，少进生冷及刺激性饮食，避免精神刺激，适当减轻体力劳动强度。

【病例】

兰某，女，18 岁，2023 年 6 月 14 日初诊。

主诉：月经不调 3 月余。

现病史：患者 13 岁月经初潮，开始周期不定，量较多，后经期正常，量中等，色黯红，无血块。今年 1 月份因考试压力大，纳差，寐不安，月经 40 天始来，量少而清，小腹绵绵作痛，连续 3 个月都如此，最近 3 次月经分别于 2 月 24 日、4 月 3 日、5 月 14 日来潮。现精神食饮仍差，面色苍白，唇舌淡，苔薄白，脉细弱。

诊断：月经后期（血虚证）。治宜温中补虚，补血调经。

处方：针灸加推拿治疗。

（1）体针取穴气海、三阴交、血海、归来。一般多在月经前 3～5 天开始针刺，连刺 3～5 天，下次月经来潮前再针。针刺后可加用悬灸，使热深透于内。

（2）耳针取卵巢、肾、内分泌、子宫等耳穴。毫针刺，或用压丸法或埋针法。

（3）头针取双侧生殖区。

（4）上述推拿治疗 30 分钟左右。

第二节　闭　经

【概述】闭经古称"月事不来""经水不通"等，指女子年过 16 周岁而月经尚未来潮，或经行又复中断 6 个月以上的病证（妊娠或哺乳期除外）。本病属疑难性月经病，病程较长，病机复杂，治愈难度较大。西医学病理性闭经，可参照本病辨证治疗。

【病因病机】闭经以持续性月经停闭为特征，病位主要在胞宫，肾—天癸—冲任—胞宫轴功能失调，而以肾虚为主。基本病机是血海空虚或脉道不通，前者为"血枯经闭"，后者为"血滞经闭"。禀赋不足、产育失血、精血亏虚，冲任不充，血枯经闭；七情所伤、感受寒邪、素体肥胖，邪气阻隔，血滞经闭。

【辨证】

主症：女子年逾16周岁尚未初潮或经行又复中断6个月以上。

（1）血枯经闭：兼见头晕耳鸣、腰膝酸软、口干咽燥、五心烦热、潮热盗汗，舌红、苔少、脉弦细，为肝肾不足；头晕目眩、心悸气短、神疲肢倦、食欲缺乏、舌淡、苔薄白、脉沉缓，为气血亏虚。

（2）血滞经闭：兼见情志抑郁或烦躁易怒、胸胁胀满、小腹胀痛拒按，舌质紫暗或有瘀斑、脉沉弦，为气滞血瘀；小腹冷痛、形寒肢冷、喜温暖，苔白、脉沉迟，为寒凝胞宫；形体肥胖、胸胁满闷、神疲倦怠、白带量多，苔腻、脉滑，为痰湿阻滞。

【检查】

（1）检查有无先天性生殖器官发育异常，有无后天器质性损伤。观察患者体质和精神状态，形态特征和营养状况，全身毛发分布和身高、体重，女性第二性征发育情况等。妇科检查了解内外生殖器官发育情况，有无缺失、畸形、肿块或萎缩。先天发育不良、原发性闭经者，尤需注意外阴发育情况，可查及子宫偏小、畸形等；子宫过早萎缩，多见于下丘脑、垂体病变或卵巢功能早衰；同时应注意有无处女膜闭锁及阴道、卵巢等病变。

（2）辅助检查

① 血清激素，如卵巢激素（E2、P、T）、促性腺激素（FSH、LH）、催乳素（PRL）及甲状腺、肾上腺功能测定，对于诊断下丘脑－垂体－卵巢性腺轴功能失调性闭经具有意义。

② 基础体温（BBT）测定、宫颈黏液结晶和阴道脱落细胞检查，有助于诊断卵巢性闭经。

③ 超声及影像学检查、B超检查，可了解子宫、卵巢大小及卵泡发育、内膜厚薄等情况；子宫输卵管碘油造影可间接了解内生殖器情况及其病变；必要时可行CT、MRI检查。

④ 诊断性刮宫手术，或宫腔镜、腹腔镜检查等，均可协助判断闭经的原因。

【鉴别诊断】

（1）生理性闭经：妊娠期、哺乳期月经停闭多属于生理性闭经。年龄在12～16岁的女性，月经初潮1年内发生月经停闭，或44～54岁之间的妇女出现月经停闭，无其他不适症状，可不作闭经论。

（2）多囊卵巢综合征：症状为闭经，痤疮多毛，带下量多，脘腹胀满，大便不爽，舌肥嫩暗苔白腻。检查显示基础体温单相；血清睾酮异常升高；B超检查一侧或双侧卵巢内小卵泡≥12个。

（3）卵巢功能早衰：症状为闭经，伴烘热汗出、烦躁抑郁、失眠多梦、阴道干涩、脉沉细或细弦。检查显示基础体温单相；卵泡刺激素异常升高；B超见卵巢无窦卵泡或减少；生殖器萎缩。

（4）闭经泌乳综合征：症状为闭经，或溢乳、头痛、复视、脉弦。检查显示基础体温单相；催乳素异常升高；检查头颅CT或MRI，除外垂体腺瘤等病变。

（5）希恩综合征：症状为产后有大出血史，闭经，毛发脱落，畏寒肢冷，性欲淡漠，舌淡，脉沉低。检查显示基础体温单相；促性腺激素（FSH、LH）水平降低；B超检查可见生殖器萎缩。

【治疗】

闭经虚者补之，实者泻之，皆以恢复月经周期为要。

（一）针灸治疗

针刺对精神因素及功能性病因所致的闭经疗效较好。

1. 体针

（1）血枯经闭

治法：调补冲任，养血通经。以任脉及足阳明、足太阴经穴为主。

主穴：关元、足三里、归来。

配穴：肝肾不足配太溪、肝俞；气血亏虚配气海、脾俞。

操作：毫针，补法，可灸。

（2）血滞经闭

治法：通调冲任，活血通经。以任脉及足太阴、手阳明经穴为主。

主穴：中极、血海、三阴交、合谷。

配穴：气滞血瘀配膈俞、太冲；寒凝胞宫配子宫、命门、神阙；痰湿阻滞配阴陵泉、丰隆。

操作：毫针，泻法。

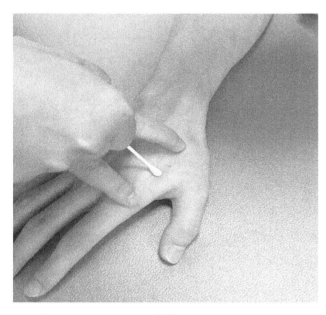
合谷

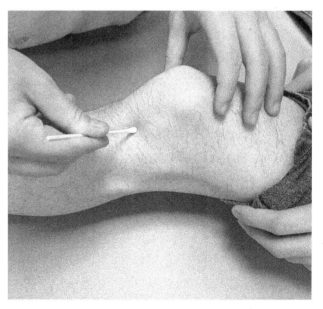
足三里

2. 耳针法

内分泌、内生殖器、皮质下、肝、肾、脾。毫针刺，也可用压丸或埋针法。

3. 皮肤针法

腰骶部相应背俞穴及夹脊穴，下腹部任脉、肾经、胃经、脾经、带脉等。用皮肤针从上而下，用轻刺激或中等刺激，循经每隔 1 厘米叩刺一处，反复叩刺。

（二）推拿治疗

患者取仰卧位，术者先用掌根揉法在患者下腹部顺时针方向治疗，反复操作 3～5 分钟，以局部感觉温热为度；术者再用中指指端点抖法在患者腹部进行点抖治疗，并按揉患者神阙、气海、关元、中极穴 3～5 分钟；紧接上法，术者再在患者下肢用㨰法自上而下治疗，并用拇指按揉患者归来、血海、足三里、三阴交、涌泉穴 3～5 分钟。

患者俯卧，术者用右手掌心揉法在患者脊柱自上而下揉推，并用多指揉法在患者心俞、膈俞、肝俞、胆俞、胃俞、脾俞、肾俞、三焦俞、八髎等穴治疗 5～10 分钟。

【医嘱和护理】

（1）本病病因复杂，诊断需考虑除外妊娠，同时需通过血清激素测定、B 超检查、头颅 CT、头颅

MRI 等，做出相应的西医诊断，明确病位病性和疾病特点，提高疗效。治疗期间应注意患者证候变化，借助测量基础体温，定期复查激素，B 超监测卵泡发育及有无排卵等，观察疗效。情志、环境等诸多因素均可导致疾病反复。

（2）注意情绪调节，保持乐观豁达心态，加强体育锻炼，增强体质，劳逸结合及生活起居规律。

【病例】

患者张某，女，35 岁，以停经半年为主诉。患者诉近两年来工作、生活压力大，情绪急躁易怒，月经量渐少、月经欠规律，半年前月经来潮后再未行经。患者来诊时无明显腹痛，胸闷太息，情志不舒，乳房胀痛，有时感腰背酸痛，胃口不佳，夜寐欠安，小便正常，大便时溏。舌淡紫，苔薄白，脉沉弦。否认性生活史。诊断：闭经（气滞血瘀）。治以理气活血。处方：平衡推拿手法配合针灸。患者仰卧，针刺膻中、气海、中极、合谷、血海、三阴交、太冲、行间，留针 30 分钟，TDP 照射腹部以中极为中心点。起针后继续保持仰卧位，采用摩法、推法和揉法在其小腹部治疗 5 分钟左右，再用四指摩按顺时针方向以神阙为中心在小腹部治疗 3～5 分钟。然后用双手自两肋缘下至两髂前上棘处从上而下梳推两侧小腹部 3～5 遍。最后在小腹部行擦法治疗，以患者感局部温热为宜。患者俯卧位，在其腰骶部行揉法、㨰法治疗 5 分钟左右。再擦八髎穴治疗，以腰骶部皮肤红润为度。点穴：气海、关元、子宫穴、归来、肝俞、膈俞、脾俞、肾俞、志室、八髎、内关、血海、足三里、三阴交、太冲、涌泉等穴。

第三节　痛　　经

【概述】痛经，又称"经行腹痛"，是指女性正值经期或经行前后，出现周期性小腹疼痛，或伴腰骶酸痛，甚至剧痛晕厥，影响正常工作及生活的疾病。现代医学将痛经分为原发性痛经和继发性痛经。原发性痛经多见于未婚女性；继发性痛经多见于子宫内膜异位症、急慢性盆腔炎、子宫颈口狭窄及阻塞等。

【病因病机】本病病位在胞宫，与冲、任二脉及肝、肾关系密切。痛经病因病机可概括为"不荣则痛"或"不通则痛"，因经水为血所化，血随气行，气充血沛，气顺血和，则经行畅通、无疼痛之感。治疗以止痛为核心，通调气血为主，经期调血止痛以治标，平素辨证求因以治本。

【辨证】

1．实证

主症：经前或经期小腹剧烈疼痛，痛处拒按。

兼见小腹冷痛，可放射到股内侧及阴道和肛门，得热则舒，经血量少，色暗有块，畏寒肢冷，面色青白，舌淡苔白脉沉紧，为寒凝血瘀；小腹胀痛，可放射到胸胁、乳房，经行不畅，经色紫暗有块，块下痛减，舌紫暗或有瘀点，脉弦涩，为气滞血瘀；小腹灼痛拒按，经色紫红，质稠或有血块，舌红，苔黄腻，脉滑数或濡数，为湿热蕴结。

2．虚证

主症：经期或经后小腹或腰骶部绵绵隐痛，痛处喜按。

兼见腰骶部隐痛，经行量少、色红，伴头晕耳鸣，舌淡苔薄，脉沉细，为肾气亏损；小腹绵绵作痛，空坠不适，月经量少、色淡，伴神疲乏力，头晕眼花，心悸气短，舌淡苔薄，脉细弱，为气血不足。

【检查】

（1）妇科检查：原发性痛经者，检查多无明显异常，部分患者可见子宫体极度屈曲，或宫颈口狭窄。

子宫内膜异位症者多有痛性结节，子宫粘连，活动受限，或伴有卵巢囊肿；子宫腺肌病者子宫多呈均匀性增大，或伴有压痛；盆腔炎性疾病可有子宫或附件压痛等征象。

（2）盆腔 B 超有助于诊断，必要时行腹腔镜检查。

【鉴别诊断】

（1）月经不调：月经不调指月经周期提前或延后，无疼痛的表现。而痛经则在经期前后出现小腹及腰部疼痛，甚至剧痛难忍等症状。

（2）闭经：闭经是指年逾 16 岁，月经尚未来潮，或曾来而又中断，达 6 个月以上者，称为"闭经"，亦无小腹及腰部疼痛等症状。

（3）崩漏：指妇女不在行经期间，阴道突然大量出血，或淋沥下血不断。

（4）异位妊娠：是月经量突然减少，小腹突发疼痛，检查血 HCG 阳性，宫内无妊娠囊，宫旁有包块。而痛经是在经期前后出现小腹疼痛，甚至痛引腰骶，原发性痛经无器质性病变。

（5）宫内妊娠流产：为小腹坠痛，阴道少量流血，有停经史，检查 HCG 阳性，超声检查宫内有妊娠囊。

（6）黄体破裂：为排卵后期，下腹一侧突发疼痛，血 HCG 阴性，下腹压痛、反跳痛。

（7）卵巢囊肿蒂扭转：为既往囊肿，体位改变时下腹一侧突发剧烈疼痛，血 HCG 阴性，下腹压痛、反跳痛，超声提示附件包块。

（8）盆腔炎性疾病：为下腹疼痛，伴有阴道分泌物增多，宫颈举摇痛，子宫压痛，附件增厚、压痛，或扪及痛性包块。

（9）急性阑尾炎：为上腹转至右下腹持续性疼痛，伴恶心呕吐，右下腹压痛、反跳痛，肌紧张。

【治疗】 原发性痛经经及时有效治疗，可以痊愈。

（一）针灸治疗

1. 体针

（1）实证

治法：行气活血，调经止痛（以任脉、足太阴经穴为主）。

主穴：中极、三阴交、地机、次髎、十七椎。

配穴：寒凝血瘀配关元、归来；气滞血瘀配太冲、血海。

操作：毫针刺，用泻法，寒凝者加艾灸。

（2）虚证

治法：调补气血，温养冲任。以任脉、足阳明、足太阴经穴为主。

主穴：关元、足三里、三阴交、次髎、十七椎。

配穴：肾气亏损配太溪、肝俞、肾俞；气血不足配气海、脾俞、胃俞。

操作：毫针刺，用补法，可加灸。

2. 耳针法

内生殖器、内分泌、神门、交感、皮质下、肾、骶腰椎。毫针刺可用中等刺激，也可用压丸或埋针法。

3. 皮肤针法

选背腰部夹脊穴或背俞穴，下腹部任脉、肾经、脾经、胃经，用皮肤针叩刺，中等刺激至局部皮肤潮红。

（二）推拿治疗

治疗原则：以"通调气血"为主。如因虚而致痛经者，以补为通；气滞者以行气为主，佐以活血；寒湿凝滞者，以温经化瘀为主。

部位及穴位：气海、关元、章门、期门、足三里、肾俞、八髎、肝俞、腰俞、脾俞、胃俞等穴位。

手法：一指禅推、摩、按、揉、擦等法。

操作：

（1）患者仰卧，术者以掌摩法顺时针方向摩小腹部5分钟，再以一指禅推气海、关元穴，每穴约2分钟。

（2）患者俯卧，术者用擦法作用于腰部脊柱两旁及骶部5分钟，然后按揉肾俞、八髎穴，每穴1～2分钟，随后用掌擦法横擦八髎穴，使之有温热感。

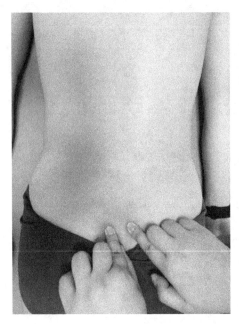

次髎

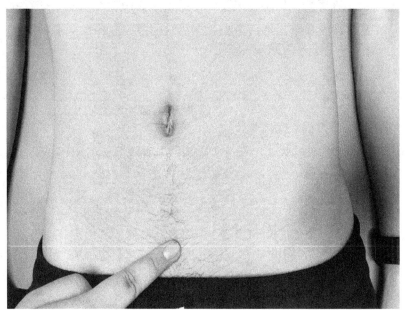

关元

【医嘱和护理】

平时起居有规律，情绪安定，避免暴怒；经期注意卫生，避免重体力劳动、剧烈运动和精神刺激，防止受凉、过食生冷。

【病例】

谭某，女，32岁，2023年4月5日初诊。

主诉：经期腹痛2年。

现病史：患者2年前行流产术，术后痛经至今，月经前后腰腹痛甚拒按，痛时欲滚，自汗如珠，经量少，色紫黑，有血块，血块下后痛减，舌暗淡，苔薄白，脉弦。

诊断：痛经（气滞血瘀型）。治宜行气活血，化瘀止痛。

辨证：患者流产后痛经，痛势剧烈，属宿瘀未清，阻于经脉，不通则痛，冲任郁滞故经少色黯有块，血块排出后，气血暂通而痛减，舌脉均属气滞血瘀之证。

处方：针灸加推拿治疗。体针取气海、太冲、三阴交，用泻法；灸气海、行间、三阴交、血海；耳针取子宫、内分泌、交感、肾，用毫针刺、压丸或埋针。推拿治疗15分钟左右，使患者仰卧，术者立于其右侧，自膻中至中极，抹其任脉，继之顺摩少腹部5分钟，再指推，按揉关元、中极、拿揉章门、期门，掐太冲，然后令其俯卧，按揉肝俞、脾俞、膈俞、肾俞及八髎穴，擦八髎穴及腰骶部。

第四节　产后尿潴留

【概述】产后尿潴留又称"产后小便不通""产后癃闭"，是指产妇新产后膀胱内存留尿液无法自主排出，发生排尿困难，小便点滴而下，甚或闭塞不通，小腹胀急疼痛者。本病是产科常见的并发症之一，以难产、产程长及剖宫产者多见。

【病因病机】中医学认为其发生与滞产、膀胱受压过久等有关，主要病机是膀胱气化失司，病位在膀胱，脏腑经脉上与肺、脾、肾相关。治疗以通利小便为主。

【辩证】

主要临床表现：产后小便不通，小便胀急疼痛。

兼见精神萎靡，气短懒言，倦怠乏力，面色少华，舌淡，苔薄白，脉缓弱，为气虚证；兼见坐卧不宁，腰膝酸软，面色晦暗，舌淡，苔白，脉沉细无力，尺脉弱，为肾虚证；兼见情志抑郁，或胸胁、乳房胀痛，烦闷不安，舌淡红，苔薄白，脉弦，为气滞证；产程不顺，产时损伤膀胱，产后小便不通或点滴而下，尿色略混浊带血丝，小腹胀满刺痛，乍寒乍热，舌暗，苔薄白，脉沉涩，为血瘀证。

【检查】

（1）腹部检查：下腹部膨隆，膀胱充盈，可有触痛。

（2）妇科检查：无异常。

（3）辅助检查：尿常规检查多无异常。

【鉴别诊断】本病应与小便生成障碍和其他因素导致的小便不通相鉴别。

（1）小便生成障碍：主症为产后无尿或少尿，腹软无胀急疼痛，膀胱不充盈，行导尿术无尿液排出。

（2）泌尿系结石所致的小便不通：主症为产后无尿或少尿，伴或不伴尿道刺激症状或尿血或肿瘤，采用B超、泌尿系统造影或膀胱镜、CT、MRI等检查可明确诊断。

【治疗】

（一）针灸治疗

1. 体针

主穴：肺俞、肾俞、膀胱俞。

配穴：气虚型配足三里、气海、关元、三阴交；肾虚型配关元、中极、三阴交；肝郁型配曲池、外关、阳陵泉、水道、至阴、太冲；血瘀型配血海、气海、足三里、三阴交、阴陵泉。

操作：患者取平卧位，选用0.35×（25～40）mm毫针，常规消毒后，中极和水道采用平刺法，针身与针刺部位皮肤呈15°左右进针，针尖朝下，深度1～1.2寸，得气后行捻转泻法，以针感向会阴部放射为度；其余穴位采用直刺法，得气后四关行捻转泻法，太溪、阴陵泉、足三里、三阴交行平补平泻法。留针30分钟，10分钟行针1次，若留针过程中患者尿意明显，则予拔针。若1次治疗后未自行排尿，1小时后再治疗1次。

2. 耳针法

选肾、膀胱、三焦、肺等穴；对耳郭进行严格消毒后，将王不留行籽按压在相应耳穴处，至有轻微胀痛感为度，并嘱咐自行按压，每次 5 分钟，每日 3～5 次。

3. 敷贴法

以盐炒热敷于下腹部或神阙穴。

4. 灌肠

枳实、厚朴、生大黄等水煎取汁，保留灌肠。

（二）推拿治疗

患者取仰卧位，术者在患者的腹部施以顺时针掌根揉推、指揉法 3～5 分钟，使之有温热感，接着在患者腹部施以振颤法约 3 分钟，然后术者以中指指端按揉患者气海、关元穴，并稍用力用拇指按揉法按揉患者足三里、三阴交穴 3～5 分钟。

患者取俯卧位，术者在患者腰骶部施以掌根揉法，并掌揉患者八髎穴 3～5 分钟。

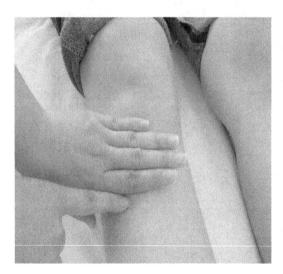

足三里

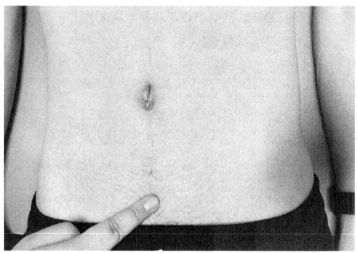

关元

【医嘱和护理】

（1）产后应鼓励产妇尽早自解小便，产后 4 小时即让产妇排尿。排尿困难者，应消除产妇紧张怕痛心理，多饮水，鼓励产妇坐起排尿。可用温开水冲洗外阴及尿道口周围诱导排尿。

（2）下腹部按摩或放置热水袋，刺激膀胱肌肉收缩。产后多虚，临症治疗以补元温阳、化气行水为主，不可滥用通利之品，以免伤正。必要时导尿治疗。

（3）保持心情舒畅，忌忧思恼怒；积极锻炼身体，注意起居饮食；勿过食肥甘、辛辣、醇酒，勿忍尿、纵欲，避免久坐少动。避免外邪入侵或湿热内生的有关因素。

（4）积极治疗淋证、水肿、尿路肿块、结石等疾患。尿潴留需进行导尿的患者，必须严格执行规范操作。保留导尿管的患者，应保持会阴部清洁，并鼓励患者多饮水，保证每日尿量；当患者能自动解出小便时，尽快拔除导尿管。

【病例】

阚某，女，已婚。2023 年 5 月 30 日初诊。

主诉：产后小便不利 5 天。

现病史：患者第一胎第一产，顺产，产程顺利，自产后起即小便淋漓不爽，排出无力，腹胀腰痛，气短乏力，面色少华，舌淡，苔薄白，脉缓弱。

查体：小腹膨隆，膀胱充盈，触之疼痛。

诊断：产后尿潴留（气虚证）。治宜补气温阳，通利膀胱。

中医辨证：患者素体虚弱，产时劳力伤气，肺脾之气益虚，上虚不能制下，通调水道之力减弱，膀胱气化不及则发生产后小便不通，欲解不能，尿液潴留，为产后尿潴留。气短乏力为气虚，面色少华为血虚，舌淡、苔薄白、脉缓弱为气血两虚，辨为气虚证。

处方：针灸治疗加推拿治疗。针刺取阴陵泉、三阴交、足三里、气海、膻中等穴，行补法，并用灸法。推拿治疗，即在关元穴推压并间断向耻骨联合方向下推，手法按逆时针方向，先轻后重，5～15分钟，以患者能耐受为度。

第五节　产后乳腺炎

【概述】产后乳腺炎又称"外吹乳痈"，是由热毒入侵乳房而引起的急性化脓性疾病，早期表现为乳房结块，红肿热痛，伴有或不伴有发热等全身症状，严重时可造成脓肿和败血症。常见于产后1个月以内的哺乳妇女，尤其是初产妇。

【病因病机】中西医均认为乳汁淤积、感染与哺乳期急性乳腺炎发生密切相关。外感病邪和各种原因导致的乳汁淤积化热，是诱发乳痈的主要原因。

女子乳头属肝，乳房属胃，情志不畅，肝气不舒，饮食不节，胃中积热，肝胃蕴热，乳络不通，或者新产伤血，冲任失调，易感外邪，乳汁淤积，气滞血瘀，阻滞乳络而成结块，郁久化热，热盛肉腐，形成乳痈。

【临床表现】

（1）初起：局部肿胀疼痛，乳汁排出不畅，或有结块，伴有恶寒发热、头痛、周身酸痛、食欲缺乏、白细胞计数正常或升高。

（2）乳腺炎炎症浸润发展期：高热不退，乳房肿痛，皮肤焮红灼热，全身症状加重。同侧腋窝淋巴结肿大、疼痛，白细胞计数明显升高。

（3）成脓期：乳房肿痛加重，肿块变软有应指感。B超检查证实或穿刺抽出脓液。

（4）溃后：破溃出脓后，一般热退，肿消痛减，逐渐愈合。若溃破后，脓出不畅，肿痛不减，身热不退，属脓液波及其他乳络，而成"传囊"之变。

【检查】辅助检查：血常规、C反应蛋白（CRP）、脓液培养等检查有助于明确诊断。B超检查有助于确定脓肿形成与否和脓肿的位置、数目和范围。

【鉴别诊断】

（1）粉刺性乳痈：多发生于非哺乳非妊娠期，可伴有先天性乳头凹陷畸形，乳头常有白色粉渣样物溢出。初起肿块多位于乳晕部，局部红肿热痛程度和全身症状通常比乳痈轻。溃后脓液中夹有粉渣样物质，不易收口，可反复发作，形成乳漏。

（2）炎性乳腺癌：多见于青年妇女，尤其是在妊娠期或哺乳期。患乳迅速肿胀变硬，常累及整个乳房的1/3以上。病变部位皮肤颜色暗红或紫红色，皮肤肿胀，毛孔深陷呈橘皮样改变，局部不痛或轻压痛。同侧腋窝淋巴结明显肿大，质硬固定。一般无恶寒发热等全身症状，不化脓，抗炎治疗无效。疾病进展较快，预后不良。

【治疗】

（一）针灸治疗

1. 体针

治则： 清热解毒，散结消痈。以足阳明、足厥阴经穴为主。

主穴： 足三里、期门、膻中、内关、肩井。

配穴： 肝气郁结配太冲；胃热蕴滞配曲池、内庭；火毒凝结配厉兑、大敦点刺放血。乳房痛甚配少泽、梁丘；恶寒发热配合谷、曲池；烦躁口苦配行间。

操作： 毫针刺，用泻法。膻中可向乳房中心方向平刺。

2. 三棱针刺血

取穴： 乳上型，膏肓、魄户、附分；乳中型，膏肓、魄户、神堂；乳下型，膏肓、神堂、譩譆。

操作： 三棱针法点刺，每穴放血3滴，每日1次。

3. 灸阿是穴

用葱白或大蒜捣烂，铺于乳房患处，用艾条熏灸10～20分钟，每日1～2次。用于乳痈初起未成脓时。

（二）推拿治疗

（1）初起

① 乳房按摩：局部肿痛、乳汁不通，可行乳房按摩，使积滞的乳汁得以疏通。先在患侧乳房涂上少许润滑油，患者自己或术者用五指由乳房四周轻轻向乳头方向按摩但不宜用力挤压或旋转按压，而是沿着乳络方向施以正压，把积滞的乳汁逐步推出。在按摩的同时可以轻揪乳头数次，以扩张乳头部的乳络。若在按摩前先做热敷，其效更好。

② 配合针刺疗法：取肩井、膻中、足三里、列缺、膈俞、血海、曲池等。

（2）成脓：宜切开排脓。

（3）溃后：用药线蘸八二丹或九一丹引流，外敷金黄膏；脓腔较大者可用红油膏纱布蘸八二丹或九一丹填塞；待脓净流出黄稠滋水，改用生肌散、红油膏或白玉膏盖贴。可配合垫棉法加快愈合。

（4）其他

① 若乳汁从疮口流出，可用坐棉法束紧，避免乳汁流入脓腔，促进愈合。停止哺乳，可用吸乳器吸出乳汁，用胸罩或三角巾托起乳房，以减少其活动和疼痛。

② 出现热毒内攻脏腑危象时须加用抗生素。

【医嘱和护理】

（1）妊娠后期，常用温水洗乳头；乳头内陷者，洗后轻柔按摩牵拉；或用75％酒精经常擦洗乳头。

（2）养成定时哺乳习惯，注意乳头清洁。产妇乳汁过多，哺乳后尚未排尽时，可用吸乳器或用手挤压按摩，使乳汁排出，防止淤积。

（3）如有乳头擦伤、皲裂，或身体其他部位有化脓性感染时，应及时治疗。

（4）忌食辛辣炙煿之品，不过食膏粱厚味。

（5）保持心情舒畅，起居适宜。

（6）高热时要卧床休息，必要时物理降温。若体温超过38.0℃，或乳汁色黄，应停止哺乳，但须用吸奶器吸尽乳汁或手法推拿排空乳汁。

（7）患乳用三角巾或乳罩托起，减少疼痛，防止袋脓。脓水淋漓或乳汁较多浸渍皮肤者，应及时换药清洁。有皮肤过敏时，注意更换外用药或胶布。

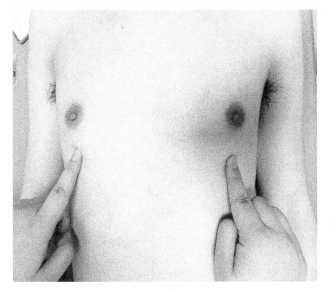

期门

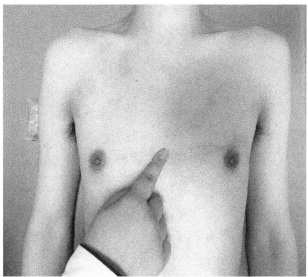

膻中

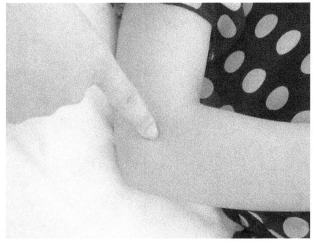

曲池

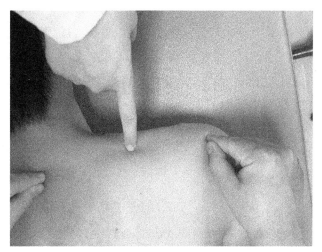

肩井

【病例】

王某，女，29岁，已婚。2022年11月5日就诊。

主诉：产后发热3天。

现病史：患者顺产，产程顺利，产后20天开始发热，发热3天，最高39.9℃，无恶寒，左侧乳房灼热胀痛，大便干，恶露多，色鲜红，有少量血块，无异味，无腹痛，无尿频尿急尿痛，舌淡红、苔薄白，脉弦数。

查体：患者左乳房外上方可触及硬结，肿胀红热，压痛明显，拒按，右乳房未见明显异常。

中医诊断：乳痈发热（肝胃郁热），治以疏肝清胃，通利乳络。

处方：

（1）针疗

取穴：足三里、乳根（左）、膺窗（左）、内关、肩井、膻中、风池。肩井、内关持续行针，用泻法。

耳针：乳腺、内分泌、脑垂体、胸。

（2）推拿

先在左侧乳房涂上少许润滑油，术者用五指由乳房四周轻轻向乳头方向按摩，沿着乳络方向施以正压，把积滞的乳汁逐步推出。在按摩的同时可以轻揪乳头数次，以扩张乳头部的乳络。

（3）放血

耳尖放血或大椎拔罐。

第六节　产后腹痛

【概述】产后腹痛是指产后小腹部疼痛，多因血虚胞脉失养，或血瘀、寒凝等瘀阻胞脉所致。其中瘀血阻滞胞脉而致腹痛者，又名儿枕痛，表现为分娩1周以上，小腹疼痛仍不消失，或产后不足1周，但小腹阵发性疼痛加剧，或伴有恶露异常。现代医学产后宫缩痛可参照本病辨证治疗。

【病因病机】产妇分娩后身体具有"多虚多瘀"的特点，产后腹痛主要病因为血虚和血瘀，不荣则痛或不通则痛。

【辨证】产后小腹疼痛，恶露量少为主症。分血虚、血瘀、热结3个证型，治疗以补血化瘀、调畅气血为主。

（1）血虚证：小腹隐隐作痛，喜按喜揉，恶露色淡红，质稀无块；面色苍白，头晕眼花，心悸怔忡，大便干结；舌质淡，苔薄白，脉细弱。

（2）血瘀证：小腹硬痛，拒按；恶露涩滞不畅，色紫暗有块，块下痛减，形寒肢冷，面色青白；舌质紫暗，苔薄，脉沉紧或弦涩。

（3）热结证：产后小腹疼痛拒按，或灼热疼痛；恶露初则量多，继则量少，色暗紫或如败酱，其色秽臭，高热不退，口渴欲饮，舌红绛，苔黄而燥，或起芒刺，脉弦数。

【检查】

（1）体格检查：可有子宫复旧不全。

（2）妇科检查：注意恶露的量、色、质、气味有无异常；有无伤口感染；宫颈口有无组织物嵌顿；盆腔有无触痛包块。

（3）辅助检查：① 血液检查：必要时行血常规检查、分泌物培养，排除产褥感染的可能。② B 超检查：了解子宫复旧情况。

【鉴别诊断】产后腹痛应与产褥感染腹痛、伤食腹痛等鉴别。

（1）产褥感染腹痛：有全身疾病、阴道流血、子宫复旧不良、恶露异常及伤口感染病史。腹痛持续不减而拒按，伴恶寒发热，恶露臭秽。血常规、分泌物涂片及培养、妇科检查、B超等检查，可资鉴别。

（2）伤食腹痛：有饮食失节史。疼痛部位多在胃脘部，伴有嗳腐吞酸、食欲缺乏、大便或秘或溏滞不爽等消化道症状。恶露可无改变。

【治疗】

（一）针灸治疗

1. 体针

主穴：关元、脾俞、肾俞、章门。

配穴：气血虚配足三里；寒凝血瘀配血海，神阙隔盐灸；气滞血瘀配膻中、太冲、内关。

2. 耳针法

取胃、肝、脾、交感、神门等穴。毫针刺，亦可用埋针法或压丸法。

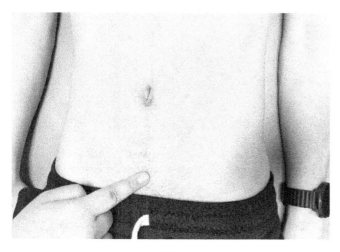

关元

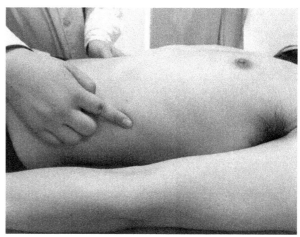

章门

（二）推拿治疗

1. 血虚

患者取坐位，术者以双手拇指按脾俞、膈俞、肓俞。再嘱患者仰卧，施用推脾运胃法，点按中极、中脘。

2. 血瘀

患者取坐位，术者以双手拇指点按肝俞，再嘱患者俯卧，点按中极、中脘；施用提拿足三阴法，点按太溪。

（三）拔罐疗法

取穴：关元、腰骶部两侧压痛点、足三里、归来。

方法：采用单纯罐法或留针罐法。

【医嘱和护理】

产后腹痛为产后常见病，经积极治疗后大多能痊愈，放松精神，注意保暖，切忌饮冷受寒。若失治、误治，瘀血日久而成瘀热；或瘀血不去，新血不生，血不归经，致产后恶露淋沥不尽，应引起重视。

【病例】

吴某，女，31岁，已婚。2022年7月2日就诊。

主诉：产后小腹痛10天。

现病史：患者于10天前足月顺产一男婴，产程顺利，产后小腹隐痛，时作时止，近日小腹疼痛绵绵不断，喜按喜热，小腹柔软，恶露量少，色淡红无块，畏寒肢冷，心悸失眠，舌质淡，苔薄白，脉细弱。

诊断：产后腹痛（血虚证）。治宜补气益血，缓急止痛。

中医辨证：素体血虚，复又因产失血，胞脉失养，则产后小腹隐痛，按之则减，小腹柔软；血虚气弱，故恶露量少，色淡红无块；血虚血不养神，故心神不安而心悸失眠；舌质淡、苔薄白、脉细弱，皆为血虚之征。

处方：

（1）针灸

针刺取穴：关元、气海、膈俞、三阴交、足三里。针、灸同施，针刺行补法。

耳针取穴：子宫、交感、皮质下、脾、神门。

（2）推拿

患者取坐位，术者以双手拇指按脾俞、膈俞、肓俞。再嘱患者仰卧，施用推脾运胃法，点按中极、中脘。

（3）上述拔罐疗法操作约 10 分钟。

第七节　产后身痛

【概述】产妇在产褥期内，出现肢体、关节酸痛、麻木、重着者，称为"产后身痛"，亦称"产后关节痛""产后遍身疼痛""产后痹证""产后痛风"，俗称"产后风"。

【病因病机】本病病因主要有血虚、外感与血瘀。主要病机为产后气血虚弱，风、寒、湿之邪乘虚而入，经脉痹阻，"不通则痛"；或经脉失养，"不荣则痛"。治疗以养血为主，稍参宣络。

【辨证】主症：产后遍身疼痛。

兼见肢体酸痛、麻木者，面色萎黄，头晕心悸，舌淡，苔薄白，脉细无力，为血虚证；兼见疼痛游走不定者为风，冷痛而得热痛减者为寒，肿痛灼热者为热，重着而痛者多湿，舌淡，苔薄白，脉浮紧，为外感证；兼见疼痛较重，痛有定处，关节刺痛，屈伸不利，恶露量少色暗，或小腹疼痛拒按，舌紫暗，苔薄白，脉弦涩者，属血瘀证。

【检查】

1. 病史

产时、产后出血过多，或产褥期汗出过多，或当风感寒，或居处环境潮湿阴冷，或有痹证史。

2. 症状

产褥期间出现肢体关节酸楚、疼痛、麻木、重着，甚至活动不利，关节肿胀；或痛处游走不定，或关节刺痛，或腰腿疼痛。可伴面色不华，神疲乏力，或恶露量少色暗，小腹疼痛拒按，恶风怕凉等。

3. 检查

（1）体格检查：关节活动度减低，或关节肿胀，病久不愈者可见肌肉萎缩、关节变形。

（2）辅助检查：血常规、血钙、红细胞沉降率、抗"O"类风湿因子等检查。

【鉴别诊断】

（1）痹证：产后身痛外感风寒所致者与痹证的发病机理相近，临床表现也相类似。但产后身痛只发生在产褥期，与产褥生理有关，痹证则任何时候均可发病。若产后身痛日久不愈，迁延至产褥期后，则不属产后身痛，当属痹证论治。

（2）痿证：产后身痛与痿证的症状均在肢体关节。产后身痛以肢体、关节疼痛、重着、屈伸不利为特点，有时亦兼麻木不仁或肿胀，但无瘫痪的表现；痿证则以肢体痿弱不用，肌肉瘦削为特点，肢体关节一般不痛。

【治疗】

（一）针灸治疗

1. 体针

血虚证：取脾俞、膈俞、阴陵泉、足三里等穴，行针用补法，加灸。

血瘀证：取膈俞、血海、气海等穴，行针用泻法，可灸。

外感证：取风池、曲池、膈俞、阴陵泉等穴，行针以泻法为主。

2. 耳针

取枕、肾上腺、神门、皮质下等穴，并配以相应部位的主治耳穴，如膝关节痛配膝眼、鹤顶穴，肩关节痛配颈椎、锁骨、耳大神经点等。

（二）推拿治疗

（1）患者取仰卧位，术者先用掌根揉法和㨰法，在患者肩部、上肢部和下肢部疼痛的部位和穴位上以放松性的手法治疗3～5分钟；接着，术者用拇指按揉法、多指揉法在患者阿是穴和痛点上进行操作，每个痛点操作1～3分钟。

（2）患者俯卧，术者在患者脊柱和脊柱两侧反复采用掌根揉法或多指揉法3～5分钟，用力不宜过重，并着重在患者脊柱的督脉、膀胱经和华佗夹脊上反复治疗5～10分钟。

【医嘱和护理】

注意起居之冷暖；加强孕期保护，多食容易消化且富含蛋白质、维生素及钙、磷的食物。若及时治疗，预后佳。如果失治、误治，日久不愈，正气愈虚，经脉气血瘀阻愈甚，转虚实夹杂之证，可致关节肿胀不消，屈伸不利，僵硬变形，甚则肌肉萎缩，筋脉拘急，而成痿痹残疾。

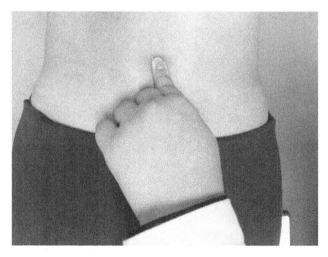

腰阳关

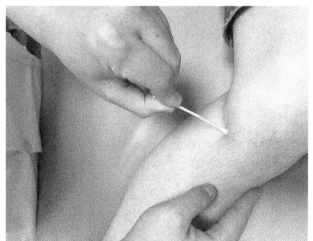

阴陵泉

【病例】

徐某，女，28岁，已婚。2023年2月17日初诊。

主诉：产后颈肩疼痛僵硬3个月。

现病史：患者于2022年10月剖宫产一女婴，产程顺利，待产时多次进入待产室尝试催产素催产未果，不慎受寒，产后颈肩部疼痛僵硬，不能右转，行推拿治疗后好转，现仍有右侧颈肩部僵硬不舒，头痛头晕。风湿四项无异常，纳眠可，二便调，月经未行，乳汁量可，时有腰痛，体倦乏力。舌淡红，苔薄白，脉细弱。

诊断：产后身痛（风寒证）。治宜养血祛风，散寒止痛。

处方：

（1）针灸治疗

体针取穴：后溪、肩髃、臑俞、肩外俞、风池、脾俞、肾俞、阴陵泉、足三里。针刺以补法为主，加灸。

耳针取穴：枕、颈椎、锁骨、耳大神经点、神门、皮质下。毫针刺，或埋针、压丸。

（2）推拿治疗

患者取坐位，术者站其身后。以㨰法、一指禅推法、拿捏法作用于颈项及肩部，点按风池、风府、天柱、肩井、肩外俞、天宗等穴。

第八节　产后便秘

【概述】产后便秘是指新产后或产褥期，饮食如常，大便数日不解，或艰涩难下，或大便不坚，努责难出。

【病因病机】产后多亡血伤津，肠燥失润，气血未复，脾肺气虚，传导无力，而成虚秘；或阳明积热，津液受灼，大便干燥而腑气不通，而成实秘。临证治疗时以养血润肠为主，或佐以滋阴，或佐以益气，如有腑实便燥，对苦寒峻泻之品需慎用，以免更伤阴血。

【辨证】主症：产后大便秘结不通。

1. 血虚津亏证

腹无胀痛，但觉小腹不舒；饮食正常，或伴心悸少寐，肌肤不润，面色萎黄；舌淡，苔薄白，脉细弱。

2. 脾肺气虚证

有便意而努责乏力；神倦乏力，气短汗多；舌淡，苔薄白，脉缓弱。

3. 阳明腑实证

大便干结不通，腹部痞满，按之有块作痛，或时有矢气臭秽，口臭，烦热口渴，面赤，舌红，苔黄或黄燥，脉弦数。

【检查】体格检查腹软无压痛，或可触及肠型；妇科检查无异常。

【鉴别诊断】

（1）痔疮：痔疮表现为无痛性、间歇性便血，大便疼痛，直肠坠痛，肿物脱出，肛门分泌物，肛门瘙痒；若孕前有痔疮病史，孕后或产后加重。检查示肛门有阳性体征。

（2）肠梗阻：肠梗阻表现为腹痛、呕吐、腹胀、排气与排便停止。检查示腹部膨胀，听诊腹部闻及肠鸣音亢进，呈高调金属音，亦可肠鸣音减弱或消失，见肠型或蠕动波。

【治疗】

（一）针灸治疗

1. 体针

实秘证：取中脘、合谷、曲池、腹结、上巨虚等穴，针刺行泻法。

虚秘证：取脾俞、胃俞、膈俞、大肠俞、三阴交、足三里、关元等穴，针刺行补法。

方义：腑会中脘，疏通腑气；合谷、曲池泻阳明之热；上巨虚是大肠的下合穴，配腹结行津液以疏通大肠腑气。脾俞、三阴交配胃俞、足三里，为表里配穴法，目的在于鼓舞中气，培生化之源，中焦健运。

2. 耳针

大肠、小肠、三焦、直肠、便秘点、腹、皮质下、内分泌，随证取穴。

（二）推拿治疗

患者取仰卧位，术者双手叠放按压在患者腹部，手心向肚脐，以肚脐为中心点，顺时针稍用力揉腹，再用拇指或中指端按揉患者大横、中脘、天枢、气海等穴，用力可逐渐由轻渐重，至皮肤出现温热感为宜。

患者俯卧，术者用掌心揉法和擦法，在患者背后沿脊柱自上而下操作 3～5 分钟，再用拇指按揉法在患者支沟、足三里、委中、三阴交、承山穴反复操作 3～5 分钟。

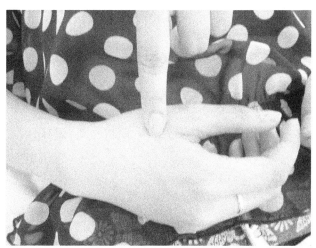
合谷

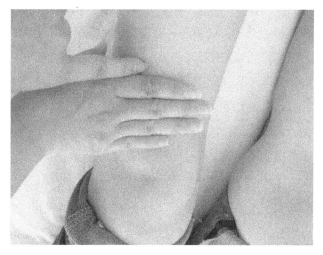
足三里

【医嘱和护理】

产后大便难是新产三病之一，要注意饮食，要多饮水，多食清淡新鲜蔬菜，少食辛辣之品；养成每日定时排便的习惯，如控制不佳，可继发肛肠疾病。同时，要注意产伤的护理，以免会阴肿胀影响产妇排便。

【病例】

廖某，女，27 岁，2022 年 11 月 20 日初诊。

主诉：产后便秘 1 月余。

现病史：患者孕 1 产 1，2022 年 10 月 18 日顺产一女婴，行会阴侧切＋缝合术。产后大便约七日一行，干结如羊屎，有排便不净感，口干，胸腹胀满，反胃，舌质暗红，苔薄白，脉细数。

诊断：产后便秘（血虚津亏证）。治宜滋阴生津，润肠通便。

中医辨证：患者产后津伤，阴虚火旺，肠道滞涩，腑气不行，故大便难，干结如羊屎，所谓"亡津液，胃中燥"也，余症、舌脉均为血虚津亏，阴虚内热之象。

处方：针刺加推拿治疗。针刺取天枢、腹结、上巨虚、膈俞、肝俞等穴；再行上述推拿治疗 15 分钟左右。

第九节　产后失眠

【概述】产后失眠，中医称为产后不寐，多表现为入睡困难，或易醒、多梦，或早醒，或醒后不能再寐，甚者彻夜不寐。

【病因病机】本病主要发病机制为产后多虚，心血不足，心神失养；或情志所伤，肝气郁结，肝血不足，魂失潜藏；或产后多瘀，瘀血停滞，上攻于心。

妇人新产之后，阴血骤亏，气随血耗，气血俱损，心失所养，神失所藏，心虚则神不守舍，神浮则肝魂无主，加之产后面临母乳喂养、心理压力、排尿困难、伤口疼痛等以致忧思劳虑伤脾，血虚气郁伤肝，又产后多瘀，瘀血停滞，上攻于心，致脏腑功能失调，营阴失充，卫阳失藏，阳盛阴衰，阳不入于阴，阴阳循行失司而寤寐不得安。

【辨证】

（1）心血不足证：产后失眠多梦，沉默寡言，情绪低落，悲伤欲哭，心神不宁，健忘心悸；恶露量多；神疲乏力，面色苍白或萎黄；舌质淡，苔薄白，脉细弱。

（2）肝气郁结证：产后心烦易怒，心神不安，夜不入寐，或噩梦纷纭，惊恐易醒；恶露色紫暗，有血块；胸胁、乳房胀痛，善太息；舌淡红，苔薄，脉弦或弦细。

（3）血瘀气逆证：产后失眠多梦，郁郁寡欢，默默不语，神思恍惚；或神志错乱，狂言妄语，如见鬼神，喜怒无常，哭笑不休；恶露不下，或下而不畅，色紫暗，有血块，小腹疼痛，拒按，面色晦暗；舌质紫暗，有瘀斑，苔白，脉弦或涩。

【检查】

（1）诊断要点：产后入睡困难，入睡时间超过 30 分钟；睡眠维持障碍，整夜觉醒次数≥2 次，早醒、睡眠质量下降；总睡眠时间减少，通常少于 6 小时。

（2）不寐的确诊可采用多导睡眠图来判断：① 测定其平均睡眠潜伏期时间延长，多于 30 分钟；② 测定实际睡眠时间减少，少于 6.5 小时/夜；③ 测定觉醒时间增多，多于 30 分钟/夜。

【鉴别诊断】

（1）暂时性失眠：在日常生活中常见，可因情志影响、生活环境改变，或因饮用浓茶、咖啡和服用药物等引起。一般有明显诱因，且病程不长。暂时性失眠不属病态，也不需任何治疗，可通过身体自然调节而复常。

（2）肿瘤疼痛、呼吸衰竭、心力衰竭、骨折等器质性病变：也可有失眠表现，临诊须详细询问病史，重视除失眠外的其他症状和阳性体征，必要时做相关检查。

【治疗】

（一）针灸治疗

1. 体针

治法：补血益气，安神利眠。

主穴：百会、神门、肝俞、照海、申脉、安眠。

配穴：心血不足配脾俞、肾俞；肝气郁结配心俞、内关；血瘀气逆证配血海、肾俞；噩梦多配厉兑、隐白；头晕配风池、悬钟；重度不寐配神庭、印堂、四神聪。

方义：督脉入络脑，百会为督脉穴，可调神安神、清利头目；心之原穴神门宁心安神；肝藏血，血舍魂，肝俞可滋脏腑，济心神；照海通于阴跷，申脉通于阳跷，针刺可以调和阴阳；安眠穴安神利眠，为治疗失眠的经验效穴。

操作：毫针刺，泻申脉，补照海，其他按虚补实泻操作。

2. 耳针法

取皮质下、心、神门、肝、肾、脾、垂前、交感等穴。毫针刺，或埋针、压丸。

3. 皮肤针法

从项部至腰部，沿督脉和足太阳膀胱经第1侧线，用皮肤针自上而下叩刺，以皮肤潮红为度。

4. 拔罐法

从项部至腰部，循足太阳膀胱经第1、2侧线，自上而下行走罐，以背部潮红为度。

（二）推拿治疗

（1）患者取仰卧位，术者用拇指按揉患者印堂、百会、太阳、内关、神门穴3～5分钟，用力要轻而柔和。

（2）紧接上法，术者用右手掌心在患者腹部顺时针摩推，并按揉患者神阙、气海、关元穴3～5分钟。

（3）术者左手固定患者脚踝，右手掌擦患者足底，并按揉患者涌泉穴3～5分钟，用力轻而柔和。

（4）患者俯卧，术者用掌根揉法在患者脊柱及脊柱两侧自上而下操作，并按揉患者心俞、膈俞、肝俞、胆俞、胃俞、三焦俞等腧穴5～10分钟。

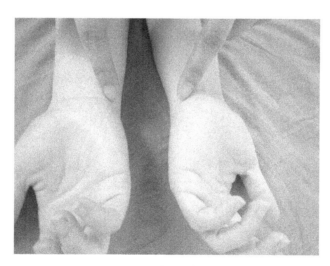

神门

【医嘱和护理】

（1）妊娠后期及产后避免精神紧张，保持心情愉悦，情绪稳定。

（2）针灸治疗产后失眠具有较好疗效，一般要求在睡前针灸，最好安排在下午或晚上治疗，留针时间稍长。

（3）嘱患者规律作息，适当锻炼，晚餐清淡，不宜过饱，更忌浓茶、咖啡及吸烟，睡前避免从事紧张和兴奋的活动，睡眠环境安静良好。

【病例】

患者高某，女，32岁，顺产，产后一个月。

主诉：入睡困难 1 周。患者产后 1 月，一周前出现心烦不能入睡，自觉梦多，被吵醒后难入睡，头晕耳鸣，胸闷心慌，口苦口干，小便频，大便尚可，舌红苔黄厚，脉弦数。

诊断：不寐（肝郁化火证）。

治以疏肝解郁，宁心安神。

操作：患者坐位，以一指禅推法自印堂向上推至神庭，操作 5～6 次，再从印堂→攒竹→鱼腰→丝竹空→太阳穴治疗 5～6 次。沿上述治疗部位用双手拇指施抹法治疗 5～10 次，同时配合按揉睛明、鱼腰穴等。以梳法、拿法先后沿神庭至风府、曲差至天柱、头临泣至风池、曲鬓至完骨，反复操作 5 次，拿揉、抹顺项部，拿肩井 5 次。顺时针摩腹 5 分钟，按揉中脘、气海、关元穴，每穴 1 分钟。患者俯卧位，在背部督脉、膀胱经施以掌根揉法、疏经推法，按揉心俞、膈俞、胃俞、肝俞、胆俞、肾俞、行间、太冲穴，最后搓摩两胁，横擦命门，直擦足底涌泉，均以透热为度。

第十节　妇人腹痛

【概述】妇女不在行经、妊娠及产褥期间发生小腹或少腹疼痛，甚则痛连腰骶者，称为"妇人腹痛"，亦称"妇人腹中痛"。西医学的盆腔炎性疾病及其后遗症、盆腔瘀血证、慢性盆腔痛等引起的腹痛可参照本病辨证治疗。

【病因病机】本病主要机制为冲任虚衰，胞脉失养，"不荣则痛"，及冲任阻滞，胞脉失畅，"不通则痛"。病机以血瘀为关键，病势缠绵，证候虚实错杂，以实证或虚实夹杂证多见。

【辨证】主症：小腹疼痛，或痛连腰骶，经行或劳累时加重。

1. 湿热瘀结证

少腹胀痛，带下量多，色黄，小便黄赤；舌暗红，苔黄腻，脉滑或弦滑。

2. 气滞血瘀证

情志不畅则腹痛加重，经行量多有瘀块，瘀块排出则痛缓，胸胁、乳房胀痛，舌紫暗或有瘀点，苔白或黄，脉弦涩。

3. 寒湿瘀滞证

下腹冷痛，得温则减，带下量多，色白质稀；经色暗或夹血块，形寒肢冷，大便溏泄；舌质淡暗或有瘀点，苔白腻，脉沉迟或沉涩。

4. 气虚血瘀证

小腹隐痛，缠绵日久，带下量多，色白质稀；经期延长或量多，经血淡暗，伴精神萎靡，体倦乏力，食少纳呆；舌淡暗，或有瘀点，苔白，脉弦细或沉涩。

5. 肾阳虚衰证

下腹绵痛遇劳累则加重，喜温喜按，头晕耳鸣，畏寒肢冷，或伴月经后期或量少，经血暗夹块，夜尿频多；舌暗淡，苔白，脉沉涩。

6. 感染邪毒证

小腹疼痛，或全腹疼痛，拒按，寒热往来，发热恶寒，或持续高热，日晡潮热，心烦口渴，大便秘结，小便短赤。舌红，苔黄而干，脉弦数。

【检查】

（1）妇科检查：子宫常后倾后屈，压痛，活动受限或粘连固定；宫体一侧或两侧附件增厚，或触及呈条索状增粗的输卵管，或触及囊性肿块，压痛；宫骶韧带增粗、变硬、触痛。

（2）辅助检查：① 实验室检查：白带常规、BV、宫颈分泌物检测及血沉、血常规检查等可有异常发现。② B超检查：可有一侧或两侧附件液性包块。③ 子宫输卵管造影检查：输卵管迁曲、阻塞或通而不畅。④ 腹腔镜检查：盆腔粘连，输卵管积水、伞端闭锁。

【鉴别诊断】

（1）子宫内膜异位症：子宫内膜异位症与盆腔炎性疾病后遗症相似，但常表现为痛经，进行性加重；盆腔炎性疾病后遗症疼痛不仅限于经期，平时亦有腹部疼痛，且可伴有发热，抗感染治疗有效。妇科检查、B超、腹腔镜检查有助于诊断。

（2）卵巢肿瘤：盆腔炎性疾病后遗症相关的输卵管积水或卵巢囊肿除有盆腔炎病史外，肿块成腊肠形，囊壁较薄，周围有粘连。而卵巢良性肿瘤以圆形或椭圆形较多，多为囊性，表面光滑，活动；卵巢恶性肿瘤在阴道后穹窿触及盆腔内硬结节，肿块多为双侧，实性或半实性，表面凹凸不平，不活动，常伴有腹水，晚期可有恶病质征象。

【治疗】清热利湿、活血化瘀、调理冲任为原则。

（一）针灸治疗

1．体针

主穴：气海、带脉、中极、阴陵泉、行间。

配穴：热毒内壅加大椎、曲池、合谷；瘀血内阻加膈俞、肝俞、血海、太冲；热毒伤阴加太溪、复溜、三阴交、肾俞；气血不足加足三里、三阴交、大赫、气穴。

操作：实证可用泻法，下腹部穴位注意针刺的深度，不可刺入发炎组织。

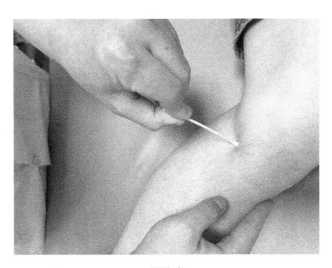

阴陵泉

2．耳针

取盆腔、子宫、肾上腺、卵巢、三焦、内分泌、肝、脾、肾等穴，埋针或压丸法。

3．皮肤针

取腰骶部膀胱经、夹脊穴；下腹部任脉、肾经、胃经、脾经；侧腹部胆经。每次以叩刺腰骶部穴位为主，再轮流辅以腹部穴位。

【医嘱和护理】

若输卵管积水、输卵管阻塞、盆腔炎性粘连严重影响生育，经药物治疗疗效不理想者，考虑手术治疗。

盆腔炎性疾病后遗症经积极、有效的治疗，大多可好转或治愈。因本病常反复缠绵，可导致月经不调、癥瘕、不孕症或异位妊娠，对患者生殖健康和生活质量有较大影响。若经期或产后摄生不慎，亦可急性发作。

【病例】

王某，43 岁，女，2022 年 5 月就诊。

主诉：下腹坠胀疼痛 2 年。

现病史：患者工作时久坐，2 年前开始出现下腹部坠痛，时轻时重，现下腹坠胀、疼痛，腰骶部酸痛，经行前后加重，月经量多，色暗有块，神疲乏力，面色苍白。舌淡苔白，脉沉细。

辨证分析：气滞血瘀，经脉不畅，故下腹坠胀、疼痛；气血瘀滞，不通则痛，故腰骶部酸痛；瘀血内阻，血不归经，故月经量多，色暗有块；气血亏虚，不能上荣于面，故面色苍白；舌淡苔白，脉沉细，均为气滞血瘀之象。

诊断：慢性盆腔静脉瘀血（气滞血瘀证）。

治法：行气活血，化瘀止痛。

处方：

体针：取气海、八髎、关元、三阴交、中极等穴。

第十一节　更年期综合征

【概述】 更年期又称围绝经期，是女性卵巢功能逐渐衰退到完全丧失的一个过渡时期，指在绝经前出现与绝经相关的迹象，至最后一次月经后 1 年。更年期综合征又称围绝经期综合征，指围绝经期中妇女所出现的一系列因性激素减少及机体衰老所引起的以自主神经系统功能紊乱为主的症状。中医称之为"绝经前后诸证"，认为妇女至绝经前后，肾气渐亏，天癸将竭，冲任二脉虚损，月经将断而至绝经，每可致阴阳不相协调，导致其他脏腑功能失常。

【病因病机】 "肾为先天之本"，又"五脏相移，穷必及肾"，其根本原因在于肾阴肾阳的平衡失调，本病发生以肾虚为本，调整肾之阴阳是治疗本病的根本大法。

西医学认为卵巢功能衰退、雌激素分泌减少是形成本病的主要原因。在此期卵巢功能逐渐衰退，卵泡发育不全，丧失排卵功能，致生育力低下、月经紊乱以致绝经。雌激素水平低下，对垂体的负反馈作用降低，出现了下丘脑和垂体功能亢进，导致内分泌功能失调、代谢障碍以及自主神经功能紊乱等一系列绝经期综合征症状。雌激素减少还干扰了中枢神经递质的代谢和正常分泌，成为绝经期妇女情感异常、精神行为改变、心理状态不稳定的基础。

【临床表现及辨证】 月经紊乱或停闭，随之出现烘热汗出，潮热面红，烦躁易怒，头晕耳鸣，心悸失眠，腰背酸楚，面浮肢肿，皮肤有蚁行样感，情志不宁等症状。

辨证：

1. 肾阴虚证

兼见腰酸腿软，五心烦热，失眠多梦，口燥咽干，月经经色鲜红，舌红，苔少，脉细数。

2. 肾阳虚证

兼见腰痛如折，腹冷阴坠，形寒肢冷，小便频数，月经色淡质稀，精神萎靡，面色晦暗，舌淡，苔白滑，脉沉细而迟。

3. 肾阴阳俱虚证

兼见健忘，腰背冷痛，舌淡，苔薄，脉沉弱。

4. 心肾不交证

兼见心悸易惊，甚至情志失常，月经经色鲜红，头晕健忘，舌红，苔少，脉细数。

【诊断及检查】

（1）凡更年期妇女出现上述症状，同时雌激素水平降低而促性腺激素升高，又无其他刺激性病变时，即可诊断为本病。手术或放疗后，失去卵巢功能的妇女，出现上述症状，亦可诊断为本病。

（2）注意与这一时期容易发生的其他疾病鉴别，如高血压、冠心病、生殖器官肿瘤，必须排除甲状腺功能亢进以及心血管、精神神经、泌尿生殖等系统的病变。

（3）辅助检查：血清 FSH 和 E2 值测定以了解卵巢功能，或行血清 AMH 检查了解卵巢功能。

【鉴别诊断】

（1）眩晕、心悸、水肿：绝经前后诸证的临床表现可与某些内科病，如眩晕、心悸、水肿等相类似，临证时应注意鉴别。

（2）癥瘕：绝经前后的年龄为癥瘕好发期，如出现月经过多或经断复来，或有下腹疼痛、浮肿，或带下五色，气味臭秽，或身体骤然明显消瘦等症状者，应详加诊察，必要时结合西医学辅助检查，明确诊断，以免贻误病情。

【治疗】

（一）针灸治疗

针灸操作时手法宜轻，疗程要长。

1. 体针

治法：滋补肝肾或补益脾肾。

处方：气海、关元、足三里、三阴交、太溪、太冲、肝俞、脾俞、肾俞、命门。

配穴：肝阳上亢加风池、百会；心神不宁加通里、神门、心俞；脾虚湿盛加中脘、阴陵泉、丰隆。

操作：毫针刺，用补法，可灸。

2. 耳针

取子宫、卵巢、内分泌、心、肝、肾、脾、皮质下、交感、神门等穴，可用耳穴埋针、压豆。

【医嘱和护理】

（1）健康教育：广泛宣传绝经前后卫生知识，消除不必要的思想顾虑。此期可出现烦躁不安、失眠心悸、月经失调等生理变化，可通过本人的心理调节和家庭、社会的关怀，帮助其适应此种变化。

（2）生活调理：注意劳逸结合，参加适当的劳动和活动，不可过度安逸少动，但也要避免过重的体力劳动，防止子宫脱垂。饮食起居有规律，多食豆类制品、牛奶、新鲜蔬菜、水果等，少食油腻、肥甘、辛辣等食物。

（3）定期体检：绝经前后是心脑疾病和妇科肿瘤的好发时期，此期女性每半年至1年需进行一次包括妇科检查在内的体格检查。

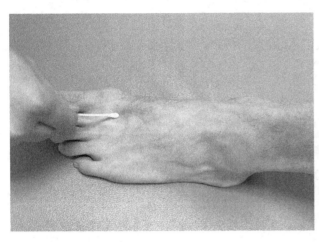
太冲

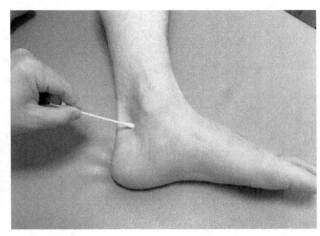
太溪

【病例】

陆某，女，49岁，2022年9月初诊。

主诉：烦躁、多汗2年。

现病史：患者已婚，育有一子，既往月经规律，无乳腺疾病及子宫肌瘤病史，2年前自然绝经，出现烦躁、多汗、阵热症状，每日发作数次，伴有面红汗濡，悸惕失眠，胸胁隐痛，腰膝酸软，舌红苔少脉细数。

诊断：绝经前后诸证，心肾不交证。

辨证分析：患者绝经，肾气渐衰，天癸渐竭，冲任二脉虚衰，阴阳失调，故出现潮热、盗汗、烦躁等症状；肝肾阴虚，腰膝酸软；心肾不交，心悸失眠；舌红，苔少，脉细数，为心肾不交之证。

诊断：绝经前后诸证（肝肾阴虚证）。

治法：滋阴补血，养心安神。

处方：

（1）体针：取气海、关元、足三里、三阴交、太溪、太冲、肝俞、脾俞、肾俞、命门等穴。

（2）耳针：取子宫、卵巢、内分泌、心、肝、肾、脾、皮质下、交感、神门等穴。

第九章

儿科疾病

第一节 小儿斜颈

【概述】斜颈是指头颈歪斜，可因骨性、炎性、结核、损伤性、痉挛性、眼源性、习惯性等原因引起，一般是指一侧胸锁乳突肌痉挛造成的肌性斜颈。

小儿肌性斜颈，又称先天性斜颈、原发性斜颈，是指婴儿出生时或出生后两周，一侧胸锁乳突肌纤维化挛缩，头颈转向患侧，脸和下颌转向对侧及颈部活动受限为特征的一种常见小儿疾病。

【病因病机】本病可归属于中医学"筋伤"范畴，主要是因小儿先天禀赋不足，生产时操作不当，气滞血瘀，瘀阻筋脉，属"筋缩"范畴，或者是由于孕妇在孕时失护，使胎儿颈部受损。

现代医学认为，肌性斜颈的病理主要是患侧胸锁乳突肌发生纤维性挛缩，起初可见纤维细胞增生和肌纤维变性，最终全部为结缔组织所代替。其病因尚不明确，一般认为多因产伤、异常分娩或胎位异常，引起胸锁乳突肌损伤、血肿肌纤维化、挛缩而致。也有由于婴儿睡姿不当，或在生活中头长期偏向一侧所造成。

【辨证】

（1）肿块型：患侧颜面小于正常颜面，头部畸形，下颌指向健侧。肿块位于患侧胸锁乳突肌的中下段，且肿块大小不一、质地坚硬，形状不一，有卵圆形，也有条索状。

（2）非肿块型：患侧胸锁乳突肌轻度痉挛，无肿块，头部畸形，下颌指向健侧，患侧颜面小于正常颜面，头部活动功能受限。

【检查】

（1）刚出生和出生后数月内发现头颈倾斜。

（2）患侧胸锁乳突肌触及硬结肿物。颈部彩超可见患侧胸锁乳突肌增厚，回声增强，患侧胸锁乳突肌较健侧发育不良。

（3）患儿颈项活动障碍，尤以向患侧旋转及向健侧侧屈受限明显。

（4）排除其他可引起斜颈的疾病。颈椎 X 片或 CT 未见颈椎及锁骨异常。视力检查未见异常。

【鉴别诊断】

（1）神经性斜颈：如颅后窝肿瘤、脊髓空洞和婴儿阵发性斜颈，同时有运动功能障碍、反射异常、颅内压升高，或 MRI 显示脑干位置下降。此外，颈部运动受限伴有疼痛、斜视、眼球震颤、眼外肌麻痹、肌肉僵硬、过度兴奋等均为颅内病变的重要体征。

（2）眼性斜颈：多为先天性斜视，眼球外上方肌肉麻痹致斜颈。通常在生后 9 个月以后，患儿能坐稳后才能诊断，因坐起后患儿试图自我纠正斜视或复视而出现斜颈症状。胸锁乳突肌无挛缩，斜颈可自动或被动矫正。

（3）骨性斜颈：如先天性短颈综合征，除颈部姿势异常，还有颈部活动受限。如颈椎"半椎体"畸形而引起斜颈，此为脊柱畸形引起，由颈椎正位X线片鉴别。

（4）寰枢关节半脱位：一般均有外力作用于头颈部史，可有上颈部疼痛，颈部僵硬，转动不灵，头偏斜。轻者可无神经系统症状及体征；较严重者可出现脊髓受压的症状和体征。颈椎张口位片及侧位片可见齿状突向一侧偏移或倾斜；MRI检查可检出脊髓受压情况。

（5）婴儿良性阵发性斜颈：婴儿期偶见，每次发作时间自几分钟至数天不等，同时可有躯体侧弯，本病预后良好，原因不明。有时发作停止后出现共济失调，似与小脑功能异常有关。

【治疗】

（1）治则：舒筋活血，软坚散结，纠正头歪畸形，改善和恢复颈椎活动功能。

（2）处方：患侧颈部，以及局部阿是穴与风池、耳后高骨等穴位。

（3）具体操作方法：患儿取仰卧位，术者用拇指或食、中指螺纹面推揉患侧的胸锁乳突肌、斜方肌、前中斜角肌、颈外侧肌等5～6分钟；拇指与食、中指相对，拿捏患侧胸锁乳突肌2～3分钟；需重点推揉、拿捏局部肿块与条索状挛缩部位。然后术者一手扶住患侧肩部，另一手扶住患儿头顶，使患儿头部渐渐向健侧肩部倾斜，逐渐拉长患侧胸锁乳突肌，反复进行8～10次；接着一手扶住患侧头部，一手托住健侧下颌部，将患儿面部慢慢向患侧旋转3～5次；然后再次推揉患侧胸锁乳突肌1～2分钟。最后用拇指按揉患侧的耳后高骨、风池、肩井及翳风等穴4～6分钟。如发育不良型斜颈，根据患儿体质状态，增加健运脾阳、补肾益精操作，补脾经、补肾经、推三关、揉二马、揉板门、掐揉四横纹、摩腹、揉足三里、捏脊等。局部操作时常常配合使用润滑剂。用力要轻柔和缓，不可过度牵拉。

（4）方义：推揉及拿捏患侧胸锁乳突肌，能活血化瘀与消肿散结，改善局部血运供给，缓解肌肉痉挛，促使肿物消散；推揉患侧颈肩背部肌群，辅助颈部运动及支撑，提高推拿效果；伸展扳拉患侧胸锁乳突肌，能改善和恢复颈部活动功能。

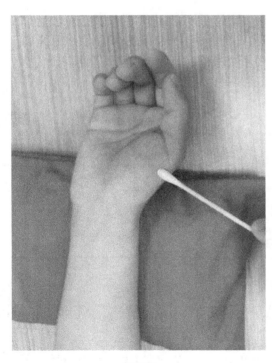

揉板门

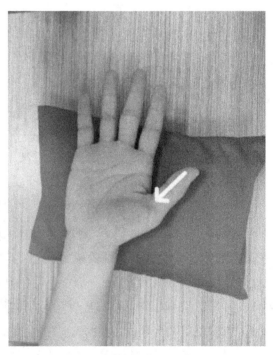

补脾经

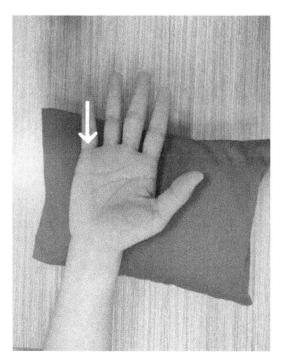

补肾经

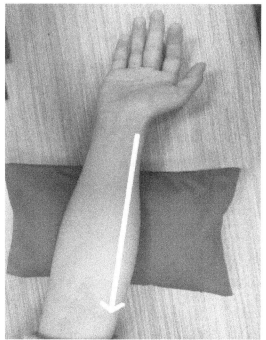

推三关

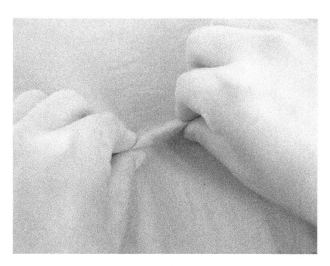

捏脊

【医嘱和护理】

（1）注意观察婴幼儿的日常活动，做到早发现、早诊断、早治疗、早康复。本病多发现于出生后2周左右，病程在3个月以内者治疗为佳，治疗越早，效果越好。

（2）经常做被动牵拉运动，动作要轻柔。

（3）随时纠正姿势，以助矫正。注意培养儿童良好的生活习惯，尽量采用与斜颈方向相反的动作和姿势，以利于矫正。如经常变换喂奶姿势；小月龄宝宝醒时多趴着玩，引逗宝宝头转向中立位；大月龄宝宝通过扶正训练使头在中立位；改变睡眠习惯和姿势。

（4）病程太长如超过1年且胸锁乳突肌挛缩严重，甚至纤维化，经推拿治疗半年无效者，应考虑手术治疗。

（5）临床注意与其他病证相鉴别，如因颈椎结核、肿瘤、炎症、骨及关节发育异常引起的斜颈和局部肿块，不能用推拿治疗，诊断时应加以注意。

【病例】

娄某，女，1岁。2023年11月7日初诊。

主诉（家长代诉）：发现运动落后11个月。独坐不稳，头向左侧歪斜。

现病史：患儿G1P1，足月剖宫产出，生后1个月发现运动能力下降，不会抓握，不能引笑，眼球震颤（＋），至外院做基因检测示CSPP1基因复合杂合，提示Joubert综合征21型，之后一直行康复治疗。现患儿12月龄，身高82 cm，体重13 kg，常吐舌，竖头欠平稳，头往左侧歪斜下颌旋向右侧，两侧颜面对称，不会翻身不能俯撑，能独坐但不稳，仅发"啊啊"音。饮食及二便正常。

查体：患儿拉起头跟差，俯卧不能肘撑，双手不能主动抓握，各方坐位平衡反应均无；下颌右偏，头歪向左侧，经提醒可短暂回正，颈部双侧旋转及侧屈未见受限，左侧肩胛区肌肉萎缩，可触及肩胛骨骨缘。

诊断：小儿发育不良型斜颈。

病机分析：患儿先天性小脑蚓部发育不全，肌张力减低，发育迟缓，左侧肢体较右侧肌力差活动少，左侧胸锁乳突肌、斜方肌、颈外侧肌、前中后斜角肌等颈部肌肉发育不良，从而颈部偏歪，支撑乏力。

治则：舒筋通络，补肾益精。

处方：

（1）局部推拿：患儿取仰卧位，充分暴露患处。医生用按揉法、拿法、捻法作用于患侧胸锁乳突肌，用揉法、拿法、捏法、搓法作用于颈外侧肌、斜方肌、前中后斜角肌，同时按揉人迎、肩贞、肩井、水突、天宗、扶突等穴位。医生一手固定患侧肩部，另一手放于患儿头部，将患儿头部渐渐向健侧肩部牵引，逐渐拉长患侧胸锁乳突肌、患侧颈肩后肌群，反复进行数次。

（2）改善体质：补脾经、补肾经、推三关、揉二马、揉板门、掐揉四横纹、摩腹、揉足三里、捏脊。

第二节　小儿厌食

【概述】 厌食是以较长时期厌恶进食、食量减少为特征的一种小儿常见病证。1～6岁儿童多见。患儿除食欲缺乏外，一般无其他明显不适，预后良好，但长期不愈者，则气血生化乏源，影响小儿营养与生长发育，从而转化为疳证。

【病因病机】 厌食病因有先天因素及后天因素，病变脏腑主要在脾胃，病机关键为脾胃失健，纳化失和。

小儿"脾常不足"，食欲不能自调，平素饮食不节，或因喂养不当、长期偏食等，损伤脾胃正常的运化功能，脾失健运，胃不思纳，脾胃不和，从而产生见食不贪，肌肉消瘦，影响正常的生长发育。

现代医学认为，厌食症是一种全身性慢性疾病，可以由多种全身性和消化道疾病，甚至心理、家庭等因素引起。以上致病因素导致患儿消化液分泌减少，酶活性下降和胃肠平滑肌舒缩功能紊乱，引起小儿对食物产生厌倦，消化吸收功能减低，进而影响其他系统，尤其是内分泌系统功能。患儿体内常缺乏多种微量元素，尤其是锌，若不及时补充，易诱发厌食。

【辨证】

本病主要从脾胃辨证，区别在于以脾主运化功能失健为主，还是以脾胃气阴亏虚为主。

凡病程短，仅表现纳呆食少，食而乏味，饮食稍多即感腹胀，形体尚可，舌苔薄腻者为脾失健运，治当运脾；病程长，食而不化，大便溏薄，并伴面色少华，乏力多汗，形体偏瘦，舌质淡，苔薄白者为脾胃气虚，治当健脾；若食少饮多，口舌干燥，大便秘结，舌红少津，苔少或花剥者为胃阴不足，治当养胃。

【检查】

1. 病史

有喂养不当、病后失调、先天不足或情志失调史。

2. 临床表现

（1）长期食欲缺乏，厌恶进食，食量明显少于同龄正常儿童。

（2）面色少华，形体偏瘦，但精神尚好，活动如常。

（3）除外其他外感、内伤慢性疾病。

【鉴别诊断】

（1）疰夏：为季节性疾病，有"春夏剧，秋冬瘥"的发病特点，临床表现除食欲缺乏外，可见精神倦怠，大便不调，或有发热等症，秋凉后则自行恢复正常。

（2）积滞：有伤乳伤食史，除不思乳食外，还有脘腹胀满、嗳吐酸腐、大便酸臭等乳食停聚、积而不消、气滞不行之症。

【治疗】

（一）针灸疗法

1. 体针

（1）取脾俞、足三里、阴陵泉、三阴交，用平补平泻法。用于脾失健运证。

（2）取脾俞、胃俞、足三里、三阴交，用补法。用于脾胃气虚证。

（3）取足三里、三阴交、阴陵泉、中脘、内关，用补法。用于脾胃阴虚证。

以上各证均用中等刺激。

2. 耳针

耳穴取脾、胃、肾、神门、皮质下。用胶布粘王不留行籽贴按于穴位上，隔日 1 次，双耳轮换，10 次为 1 个疗程。每日按压 3～5 次，每次 3～5 分钟，以稍感疼痛为度。用于各证。

（二）推拿疗法

（1）推拿治疗指征为非躯体疾病或其他精神疾病引起的厌食患儿。

（2）基本治法宜健脾和胃。脾失健运者重在运脾开胃，脾胃气虚者宜健脾益气，脾胃阴虚型佐以滋养胃阴。

（3）基本处方

① 揉板门 100 次，补脾经 300 次，清胃经 300 次；摩腹 3 分钟，揉脐及天枢 100 次；按揉足三里 100 次。

② 捏脊 3～5 遍；按揉脾俞、胃俞，每穴约半分钟。

（4）辨证加减

① 脾失健运：运内八卦 100 次，掐揉四横纹 100 次；摩中脘 2 分钟，逆时针方向摩腹 3 分钟，分腹阴阳 100 次。

② 脾胃气虚：补大肠 100 次，运内八卦 100 次，推三关 100 次，揉外劳宫 50 次；揉中脘 100 次，顺时针方向摩腹 3 分钟，揉气海及关元 100 次；揉龟尾 100 次，推上七节骨 100 次。

③ 胃阴不足：清肝经 100 次，运内八卦 100 次，揉外劳宫 100 次，揉二人上马 100 次；揉中脘 100 次，顺时针方向摩腹 3 分钟，揉丹田 100 次；按揉血海、三阴交，每穴约半分钟。

【医嘱和护理】

（1）注意饮食调节。禁止饭前吃零食，定时进食，食物营养易消化，勿随便服用补品补药。

（2）注意心理调适。尽量让患儿接受一些健康教育，让其认识到合理饮食的重要性，并保持良好的情绪，以增强食欲，但不可强迫患儿进食。

【病例】

王某，男，2 岁。2023 年 7 月初诊。

主诉（家长代诉）：厌食 5 个月。

现病史：患儿 G3P2 剖宫产出，家长诉自一年前行双侧耳蜗手术后，患儿只吃面条馒头，偶尔吃虾，不吃水果，不吃肉类，不吃蔬菜，大便常夹杂不消化食物，爱出虚汗。

查体：形体瘦小，面色黄白，舌质淡，舌苔薄白，脉细。

诊断：小儿厌食症。证属脾胃气虚。

病机分析：患儿行全麻下双侧耳蜗植入手术，气血受损，脾胃气虚，运化失职，故不思饮食，面粉可以健脾养胃，故偏嗜；兼水湿不运，则大便偏稀夹不消化食物。面色少华，形体偏瘦，舌质淡，苔薄白，脉无力均为脾胃气虚之证。

治则：健脾益气。

处方：

（1）推拿：补脾土，推大肠，补肾，运内八卦，揉足三里，摩腹，捏脊。

（2）针灸：取脾俞、胃俞、足三里、三阴交，用补法。

（3）耳穴压豆：取脾、胃、肾、神门、皮质下。

第三节 小儿疳积

【概述】疳证在古代被列为痧、痘、惊、疳中医儿科四大证之一，该病起病缓慢，病程迁延，病情严重者可影响小儿的生长发育，古人视之为恶候，现在发病率明显下降，少有重症。临床以精神萎靡、面黄发枯、腹部膨隆、纳呆便溏为主要表现，一般多见于 5 岁以下的婴幼儿。其发生常与喂养不当、病后失调、禀赋不足、感染虫疾等因素有关。西医学中，疳证多见于小儿严重营养不良、佝偻病以及慢性腹泻、肠道寄生虫病等。

【病因病机】疳证病变主要在脾胃，病机为脾胃亏损，津液耗伤。正如《小儿药证直诀·诸疳》所说："疳皆脾胃病，亡津液之所作也。"

小儿脾常不足，消化功能尚未健全，胃酸及消化酶活力低，乳食不知自节，若喂养不当或不足，饮食过量或不及，均损伤脾胃，积滞内停，水谷精微不能运化，积久成疳，正所谓"积为疳之母"也。因小儿久病吐泻，或反复外感，罹患时行热病、肺痨诸虫，迁延不愈，致脾胃受损，气液耗伤，肌肤、筋骨、经脉、脏腑失于濡养，而成营养障碍性疾病。

【辨证】

形体消瘦、毛发干枯、精神萎靡或烦躁易怒、饮食异常。

1. 疳气

起病初期，形体略瘦，面黄发疏，食欲缺乏，大便不调，精神欠佳，易发脾气。舌淡，苔薄或微黄，脉细，指纹淡紫。

2. 疳积

病情进一步发展，形体明显消瘦，肚腹膨胀，烦躁易怒，夜卧不安，食欲缺乏或善食易饥，伴揉眼挖鼻，咬指磨牙。舌淡红，苔腻，脉沉细，指纹紫滞。

3. 干疳

病程久延失治，形体极度消瘦，皮肤干瘪起皱，不思乳食，腹凹如舟，口唇干燥，精神萎靡，舌淡或光红少津，脉沉细弱，指纹淡红。

【检查】

（1）有喂养不当，或病后失调及长期消瘦史。

（2）形体消瘦（体重低于正常平均值15%～40%），毛发干枯，精神萎靡，饮食异常，纳呆便溏。兼有精神欠佳，或好发脾气，烦躁易怒，或喜揉眉擦眼，或吮指磨牙等症。

（3）因蛔虫引起者，谓之"蛔疳"，大便镜检可查见蛔虫卵。贫血者，血红蛋白及红细胞减少。出现肢体浮肿，属于疳肿胀（营养性水肿）者，血清总蛋白大多在 45 g/L 以下，人血白蛋白约在 20 g/L 以下。

【鉴别诊断】

（1）厌食：本病以长期食欲缺乏、食量减少、厌恶进食为主症，无明显消瘦，精神尚好，病在脾胃，不涉及他脏，一般预后良好。

（2）积滞：本病以不思乳食、食而不化，脘腹胀满，大便酸臭为特征，一般预后良好，与疳证的形体消瘦有明显区别。少数患儿可因迁延失治，进一步损伤脾胃，致营养及生长发育障碍，而转化为疳证，即"积为疳之母，有积不治，乃成疳证"。

【治疗】基本治法宜健脾和胃。根据疾病发展的不同阶段，则有疳气以和为主、疳积以消为主或消补兼施、干疳以补为要的具体治法。

治疗指征：非寄生虫病、非结核病或其他消耗性疾病引起的疳证。

（一）针灸治疗

1. 体针

以胃之募穴、下合穴为主。

主穴：中脘、足三里、四缝。

配穴：疳气配太冲、章门、胃俞；疳积配天枢、下脘、三阴交；干疳配神阙、气海、膏肓。

方义：脾胃乃后天之本，若脾胃功能旺盛，则生化之源可复。胃之募穴、腑之会穴中脘，可和胃理肠，足阳明合穴、胃之下合穴足三里扶土而补中气；四缝为奇穴，是治疗疳积的经验穴。

刺四缝的具体操作：常规消毒，用三棱针或采血针快速点刺四缝，出针后轻轻挤出黄白色黏液或血，并用无菌干棉球擦干。

2. 皮肤针法

脾俞、胃俞、夹脊穴（第7～12胸椎），从上到下轻轻叩刺，至局部潮红为度。

（二）推拿治疗

基本处方：补脾经 100 次，揉板门 100 次，掐四横纹各 5 次；摩腹 3 分钟，按揉足三里 100 次；捏脊 3～5 遍，按揉脾俞、胃俞，每穴约半分钟。

1. 疳气

清胃经 100 次，运内八卦 100 次；揉中脘 100 次，逆时针方向摩腹 3 分钟，按弦走搓摩 50 次；揉龟尾 100 次，推下七节骨 100 次。

2. 疳积

清胃经 300 次，清大肠 100 次，清心经 100 次，清肝经 100 次，退六腑 100 次，捣小天心 50 次，分手阴阳 50 次；开璇玑 50 次，揉中脘、分推腹阴阳、揉天枢各 100 次；揉龟尾 300 次，推下七节骨 100 次。

3. 干疳

在基本处方基础上将补脾经 100 次调整为补脾经 500 次，补肾经 300 次，揉肾顶 100 次，揉二马 100 次，推三关 100 次，揉外劳宫 100 次；摩中脘 2 分钟，顺时针方向轻摩腹 3 分钟，振法施于腹部 1 分钟；按揉肺俞、心俞、肝俞、肾俞、大肠俞，每穴约半分钟；按揉血海、三阴交，每穴约半分钟。捏脊法沿患儿背部脊柱及其两侧由下而上用拇指、食指捏起皮肤，一捏一放，交替向上，3～5 遍，每日 1 次。

（三）其他疗法

割治法：取鱼际部位，局部麻醉后，纵切约 0.4 cm，取出脂肪 0.3 g 左右，然后进行外科包扎。

【医嘱和护理】

（1）合理喂养。提倡母乳喂养，添加辅食应遵循先稀后干，先素后荤，先少后多，先软后硬的原则，乳食宜定时定量，注意营养搭配。

（2）合理安排生活起居。坚持户外活动，多晒太阳，多呼吸新鲜空气，保证充足的睡眠，纠正偏食、挑食、吃零食等不良的生活习惯。

（3）积极防治传染病和先天畸形，按时进行预防接种，对患有唇裂、幽门狭窄等先天畸形者应及时治疗原发病。

【病例】

薛某，男，2 岁。2023 年 7 月初诊。

主诉（家长代诉）：形体消瘦，便溏 1 年余。

现病史：患儿 G2P3，双胞胎，早产剖宫产出，出生体重 2 kg，饮食差，持续便溏，伴有未消化食物。

查体：身高 70 cm，体重 7.5 kg，运动正常，无法主动用语言表达，可以使用肢体交流。面色青黄，发色黄，鼻根青筋，腹膨腹软，无压痛，舌淡、苔白，脉沉细。

诊断：疳积，属脾胃虚弱证。

病机分析：小儿脾常不足，又先天禀赋不足，乳食及水谷精微无以运化，致营养失调，渐至身体羸弱，气液损耗，发为疳积；舌淡、苔白、脉沉细均为脾胃虚弱之征。

治则：温中健脾，补益气血。

处方：

（1）推拿：补脾经，运内八卦，掐揉四横纹，揉外劳宫，推三关，分手阴阳、腹阴阳，揉中脘，按揉足三里，捏脊。

（2）刺四缝：取穴四缝，常规消毒后，用三棱针或采血针在穴位上快速点刺，挤压出黄白色黏液或血少许。

第四节 小儿腹泻

【概述】腹泻是以大便次数增多，粪质稀薄或如水样为特征的一种小儿常见病。四时均可发生，尤以夏、秋两季为多。年龄愈小，发病率愈高。本病轻者如治疗得当，则预后良好；如治疗失当，耗伤气液，可见气阴两伤，甚至阴竭阳脱而成重症；迁延不愈者，则可影响小儿的营养和发育。

【病因病机】《景岳全书·泄泻》曰："泄泻之本，无不由于脾胃。"引起小儿腹泻的主要原因有感受外邪、饮食所伤和脾胃虚弱等。病变主脏在脾，脾虚湿盛、脾胃运化功能失调是导致腹泻的关键。胃主受纳，腐熟水谷，脾主运化水湿和水谷精微，若脾胃受病，则饮食入胃之后，水谷不化，精微不布，清浊不分，合污而下，致成腹泻。小儿脾胃薄弱，无论感受外邪、内伤乳食或脾胃虚寒，均可导致脾胃运化功能失调而发生泄泻。

【辨证】

本病以八纲辨证为主，次辨常证、变证。

凡暴泻者多实，久泻者多虚，迁延难愈者多虚中夹实；腹胀拒按者多实，腹胀喜按者多虚；粪便黄褐而臭者多属热，便稀如水、粪色淡黄、臭味不甚者多寒；舌苔厚腻者多属湿滞，舌质红、苔黄者多为热邪；舌淡胖边有齿印者为伤阳，舌红绛而干者为伤阴。

1. 风寒泻

泻下清稀，甚至如水样，色淡不臭，腹痛肠鸣，脘闷食少，或兼有恶寒发热，鼻塞头痛，小便清长。苔薄白或白腻，脉濡缓，指纹淡红。

2. 湿热泻

大便水样，或如蛋花汤样，气味秽臭，或见少许黏液，泻下急迫，势如水注，或泻而不爽，腹痛时作，食欲缺乏，或伴呕恶，神疲乏力，或发热烦躁，口渴，小便短赤。舌质红，苔黄腻，脉滑数，指纹紫。

3. 伤食泻

腹痛肠鸣，泻后痛减，大便稀溏，夹有乳凝块或食物残渣，气味酸臭，或臭如败卵，脘腹痞满，嗳气酸馊，或有呕吐，不思乳食，夜卧不安。舌苔垢浊或厚腻，或微黄，脉滑实，指纹滞。

4. 脾虚泻

大便时溏时泻，色淡不臭，多于食后作泻，时轻时重，反复发作，稍有饮食不慎，大便次数即增多，夹见水谷不化。饮食减少，脘腹胀闷不舒，面色萎黄，肢倦乏力，形体消瘦。舌淡苔白，脉缓弱，指纹淡。

【检查】

1. 病史

有乳食不节、饮食不洁，或感受外邪病史。

2. 临床表现

(1) 大便次数明显增多，严重者达每日 10 次以上。大便呈淡黄色或清水样；或夹奶块、不消化物，如蛋花汤状；或黄绿稀溏；或色褐而臭，夹少量黏液。同时可伴有恶心、呕吐、纳减、腹痛、发热、口渴等症。

(2) 重症泄泻，可见小便短少，精神烦躁或萎靡，皮肤干瘪，眼窝、囟门凹陷，啼哭无泪等脱水症状，以及口唇樱红、呼吸深长、腹部胀满、四肢逆冷等症。

3. 辅助检查

(1) 大便常规检查：可有脂肪球或少量白细胞、红细胞。

(2) 大便病原学检查：可有轮状病毒等病毒检测阳性，或致病性大肠杆菌等细菌培养阳性。

【鉴别诊断】

痢疾：泄泻与痢疾共同的特点是大便稀溏，大便次数增加，可伴有腹痛发作，完谷不化。但泄泻发作时大便中无脓血，不伴里急后重。而痢疾是以腹痛、便下赤白脓血、里急后重为特征。

【治疗】

（一）针灸治疗

治法：运脾化湿，理肠止泻。

主穴：足三里、中脘、天枢、脾俞。

配穴：发热加曲池，呕吐加内关、上脘，腹胀加下脘、公孙。实证用泻法，虚证用补法。

拔罐：取大肠俞（双侧），用闪罐疗法，3～5 分钟。

（二）推拿治疗

对于由于乳食所伤及病毒感染所引起的腹泻疗效较好。

1. 基础方

补脾经、补大肠、摩腹、揉天枢各 300 次，推上七节骨、揉龟尾各 100 次，以达理肠止泻之效。

2. 辨证加减

(1) 风寒泻：推三关、揉外劳宫、摩腹、补脾经、补大肠各 300 次，揉龟尾 100 次。

(2) 湿热泻：清小肠、清大肠、退六腑各 300 次，清补脾经、清胃经、揉小天心各 200 次，推下七节骨、揉龟尾各 100 次。

(3) 伤食泻：补脾经、运内八卦、摩腹 300 次，清胃、清大肠、退六腑、推板门各 200 次，揉中脘、揉龟尾 100 次。

(4) 脾虚泻：补脾经、补大肠、摩腹各 300 次，揉外劳宫、推三关各 200 次，推上七节骨、揉龟尾 100 次，捏脊 20 次。

【医嘱和护理】

(1) 避风寒，慎起居，调饮食，调情志。忌生冷油腻、肥甘厚味。注意保暖。

(2) 暴泻者要减少饮食，可给予米粥以养护胃气。若虚寒腹泻，可予姜汤饮之，以振奋脾阳，调和胃气。如有泄泻严重者，甚至一日十余次者，应及时就医，防止发生厥脱重症。暴泻停止后也要注意清淡饮食，调养脾胃至少一周时间。久泻者尤应注意平素避风寒，勿食生冷食物。脾胃素虚患者可食用药食同源的食疗方以健脾补气，如将山药、薏米、莲子、扁豆、芡实、大枣等熬粥，日常服用以调理脾胃，亦可艾灸或隔姜灸足三里、神阙等穴位，以温中健脾。

【病例】

郭某，男，1岁，2021年12月31日初诊。慢性腹泻一个月为主诉就诊。患儿奶奶口述，患儿一月前因天气变化受凉后导致频发腹泻，到医院多次就诊，检查未见异常，口服中药汤剂和西医输液治疗未愈，反复发作逐渐加剧。刻下仍日解6次，水样便夹有奶块，苔白腻。既往否认呕吐腹泻史，否认药食过敏史。辅助检查：大便常规提示：粪色绿、红细胞0—2，脓细胞0—5，少许黏液。

诊断：小儿慢性腹泻 脾胃虚弱证，治以温中散寒，化湿止泻。

拟阴阳面推拿治疗，以阴面为主，阳面为辅。

具体操作：一手以四指并拢，以上脘、中脘、下脘为主在患儿腹部摩推，以顺时针为序，而后用食指、中指、无名指在神阙、气海、关元等穴进行点抖，继则顺着下肢脾胃二经挤捏，并点揉足三里、三阴交穴以健脾胃、运水湿。然后，从右至左以指腹横抹患儿腹部，再从上至下采用拇指抹法反复几次，上法进行10分钟左右。最后一手持艾条悬灸患儿神阙为主，另一手食指、中指置于穴位两侧，调节距离，以有温热感为宜，谨防烫伤，灸至皮肤微微泛红即可，时间不宜过长。

第五节　小儿便秘

【概述】便秘是指大便秘结不通，排便时间延长，或便意频而大便艰涩排出困难。便秘病位在大肠，涉及脾、胃、肺、肝、肾等多个脏腑，基本病机为大肠传导失常。便秘可单独存在，又可继发于其他疾病的过程中。单独出现的便秘，其发病无明显季节性，也无性别和年龄的差别，但与体质、饮食习惯及缺乏活动有关。本病相当于现代医学中的功能性便秘。

【病因病机】便秘的病因包括饮食因素、情志因素、正虚因素及热病伤津。小儿脾常不足，乳食积滞，停滞中焦，燥热内结，积久化热，耗伤津液，肠道津少失濡，大便干结；肝气郁滞，则气滞不行，腑气不能畅通；气血亏虚，气虚则传导无力，血虚则肠道失润，大肠传导功能失常。冷秘、热秘以调理脾胃、消积导滞，气虚津亏以健脾益气、养血滋阴。

【辨证】

本病辨证，应首辨虚实，继辨寒热。

1. 辨别实证、虚证

实证多由乳食积滞、燥热内结和气机郁滞所致，一般病程短，粪质多干燥坚硬，腹胀拒按。食积者，不思进食，或恶心呕吐，口干口臭，面红身热，心烦不安，多汗，时欲饮冷，小便短赤，苔黄厚，指纹色紫；气机郁滞者，常胸胁痞满，腹胀嗳气。

虚证多因气血不足，肠失濡润，传导乏力，一般病程较长，病情顽固，大便虽不甚干硬，但多欲便不出或便出艰难，腹胀喜按。因气虚所致者，神疲气短，面白多汗，肢倦懒言，苔薄白，指纹色淡；由血虚引起者，面色无华，唇甲色淡。

2. 分清寒热

热证多身热面赤，口渴尿黄，喜凉恶热；寒证多面白肢冷，小便清长，喜热恶凉。

【检查】

(1) 有不同程度的大便干燥，或大便前部干硬，或大便坚硬，状如羊屎。

(2) 大便秘结，排便时间延长，或便意频而大便艰涩排出困难。

（3）伴有腹胀、腹痛、食欲缺乏、排便哭闹等症。可因便秘而发生肛裂、便血、痔疮。部分患儿左下腹部降结肠和乙状结肠部位可触及粪块，无压痛，可移动。

【鉴别诊断】

（1）先天性巨结肠：主要表现为顽固性便秘，新生儿有胎便排出延迟，小儿便秘症状进行性加重，伴有严重腹胀、消瘦、生长发育落后等。钡剂灌肠检查显示近直肠—乙状结肠处狭窄，上段结肠异常扩大。

（2）机械性肠梗阻：主要表现为急性便秘，伴阵发性剧烈腹痛腹胀、恶心呕吐、肠鸣音亢进，腹部 X 线检查显示多个扩张肠袢及较宽液平面，结肠远端及直肠无气。

【治疗】

（一）针灸治疗

治法：调理肠胃，行滞通便。以大肠的背俞穴、募穴及下合穴为主。

主穴：大肠俞、天枢、上巨虚、支沟、足三里。

配穴：燥热配合谷、内庭；气滞配中脘、太冲；气虚配脾俞、气海；血虚配脾俞、三阴交。

方义：大肠俞为大肠背俞穴，天枢为大肠募穴，两穴同用属俞募配穴法；上巨虚为大肠下合穴，三穴共用，通调大肠腑气，腑气通则大肠传导功能复常；支沟宣通三焦气机，三焦之气通畅，则肠腑通畅，便秘得愈；大小肠皆属于胃，足三里为足阳明胃经合穴、胃之下合穴，可调理胃肠，宣通阳明腑气而通便。

操作：毫针刺，按虚补实泻法操作。

（二）推拿治疗

对于单纯性便秘疗效较好。

1. 基础方

清补脾经（清后加补）、按揉足三里、摩腹 300 次，按揉膊阳池 100 次，捏脊 20 次，以达健脾调中、理气通腹之效。

2. 辨证加减

（1）实秘：基础方上增加调理脾胃，消积导滞。清大肠 300 次，退六腑、推下七节骨各 100 次，运内八卦 200 次，搓摩胁肋 20 次。食积证加清胃经、揉板门各 100 次；燥热证加清天河水 100 次；气滞证加推肝经、推四横纹、推肺经各 100 次。

（2）虚秘：基础方上增加健脾益气，养血滋阴，推三关 300 次，补肾经、清大肠各 200 次，揉上马 20 次。气虚证加揉中脘、脾俞、肾俞 2～3 分钟；血虚证加推四横纹 100 次。

（三）耳穴治疗

取大肠、直肠、交感、皮质下、便秘点，埋针或压丸。

【医嘱和护理】

（1）适量多饮水，多进食蔬菜、水果，尤其是粗纤维类蔬菜，少食辛辣香燥等易于上火之品。

（2）积极锻炼身体，避免久坐少动。

（3）对患儿进行排便训练。养成定时排便、专注排便习惯。

（4）大便干结临时对症处理，可用开塞露塞肛或肥皂条纳入肛门通便。

【病例】

薛某，男，2 岁。2023 年 11 月初诊。

主诉：大便不通5天。

现病史：患儿平素饮食均衡，近期因家中繁忙无暇顾及，饮食蔬菜比重减少，饮水量减少，大便从1天1次到3天1次，便软如常，现大便不通5天。

查体：患儿身热面赤，腹膨腹胀，拒按，左下腹可触及粪块，口臭，舌质红，苔黄厚，指纹色紫。

诊断：便秘，燥热便秘。

病机分析：患儿进食蔬菜、饮水大幅减少，肠道失润，燥热内结，故大便干结，可扪及粪块，腹胀拒按；腑气不通，积热熏蒸于上，则口臭；舌质红，苔黄厚，指纹色紫为燥热内结之征象。

治则：清热润肠。

处方：

(1) 推拿：清补脾经（清后加补），清大肠，退六腑，运内八卦，揉膊阳池，清天河水，摩腹，捏脊，揉足三里，推下七节骨，搓摩胁肋。

(2) 体针取穴：大肠俞、天枢、支沟、合谷、曲池。

(3) 耳穴压豆：选取大肠、便秘点，用生王不留行籽置于胶布中，贴压耳穴，并轻轻按压。

(4) 贴敷：大黄研细末，取药末10 g，加酒调糊，敷脐纱布覆盖，胶布固定。

(5) 嘱调整患儿喂养食物，多吃蔬菜多喝水。

第六节　小儿夜啼

【概述】夜啼是指婴儿入夜啼哭不安，时哭时止，或每夜定时啼哭，甚则通宵达旦，但白天如常的一种病证。多见于半岁以内婴幼儿。患此症后，持续时间少则数日，多则经月。多数预后都良好。

本病相当于现代医学的婴幼儿睡眠障碍疾病。夜啼是一种病态，是夜间不明原因的反复啼哭，婴儿因夜间饥饿或尿布潮湿啼哭，以及伤乳、发热或因其他疾病而突然引起啼哭者，不属本病范围。

【病因病机】本病病因主要有脾寒、心热、惊恐等。脾寒者不外先天受寒、生后感寒，脾寒内生，夜间属阴，脾为至阴之脏，阴盛则脾寒愈甚，寒滞气机，故入夜腹中作痛而啼。心热者不外先天受热，或后天将养过温，致心火上炎，积热上扰，则心神不安；心主火属阳，故夜间烦躁啼哭，彻夜啼哭之后，阳气耗损而日间精神不振，故白天入寐；入夜而心火复亢，故又烦啼。惊恐者多因乍闻异声、乍见异物，突然受惊，惊伤神，恐伤志，致使心神不宁，神志不安，故在睡眠中发生夜啼。总之，本病常因寒、因热、因惊而发病，病位主要在心、脾二脏，病性有虚有实而以实证居多。

【辨证】

小儿夜啼的辨证，以八纲辨证及脏腑辨证为主，重在辨别轻重缓急，寒热虚实。确认夜啼无原发性疾病者，方可按脾寒、心热、惊恐辨治。哭声响亮而长为实，哭声低弱而短为虚；哭声绵长、时缓时急为寒，哭声清扬、延续不休为热；哭声惊怖、骤然发作为惊。

1. 脾寒

睡喜伏卧，屈腰而啼，哭声低弱，时哭时止，腹喜摩按，四肢欠温，食少便溏，面色青白，唇舌淡白，苔薄白，脉沉细，指纹淡红。

2. 心热

睡喜仰卧，哭声响亮不休，见灯火则啼哭愈甚，烦躁不安，小便短赤或大便秘结，面赤唇红，舌尖红，舌苔白，脉数有力，指纹青紫。

3. 惊恐

夜间突然啼哭，神情不安，面色乍青乍白，哭声时高时低，时急时缓，时作惊惕，或有暴受惊恐史。

【检查】

（1）多见于6个月以内的婴幼儿。

（2）白天正常，入夜啼哭。

（3）难以查明原因，体格检查及相关检查正常。

（4）排除因夜间饥饿或尿布潮湿等引起的夜啼。

（5）排除伤乳、发热、口疮、肠套叠、寒疝等疾病引起的啼哭。

（6）辅助检查：各项检查无异常发现。

【鉴别诊断】

（1）生理性啼哭：小儿哭时声调一致，余无其他临床症状，在经过详细检查后未发现病理状态，此时应考虑为生理性哭闹。大多因喂养不当、奶水不足或护理不当引起。为本能性正常反应啼哭。

（2）病理性啼哭：因疾病引起患儿不适，日夜均可啼哭。如新生儿中枢神经系统感染或颅内出血，常有音调高、哭声急的"脑性尖叫"声；急腹症时（如肠套叠）可引起阵发性哭闹不安，伴面色苍白、出汗等症状；佝偻病及手足搐搦症患儿常烦闹不安、易哭。可查明原因。

（3）小儿习惯不良性夜啼：某些小儿的不良入睡习惯，如夜间开灯，摇篮中摇摆，怀抱，边走边拍等，否则无法入睡，烦躁不安而啼哭。

【治疗】调整脏腑的虚实寒热，使脏气安和，血脉调匀，是夜啼的治疗原则。

（一）针灸治疗

主穴： 取中冲（浅刺出血）、百会穴。

配穴： 热啼加大陵、少商；惊啼加神门、行间。

操作： 行泻法，不留针。

（二）推拿治疗

1. 基础方

清肝经、清肺经各300次，揉五指节20次，掐五指节5次。清肝经与清肺经可安魂定魄；揉掐五指节可镇惊安神。

2. 辨证加减

（1）脾寒：基础方加补脾经、推三关、揉外劳宫各300次，摩腹、揉中脘10分钟。

（2）心热：清心经、清小肠、清天河水各300次，揉内劳宫、揉总筋100次。

（3）惊恐：清心经300次，推攒竹20次，掐小天心5次，捣小天心20次。

【医嘱和护理】

（1）孕妇及乳母不宜过食寒凉与辛辣热性食物，孕期适当补充钙剂。

（2）新生儿注意保暖而不过热，腹部保暖。

（3）保持环境安静，睡眠时光线适度。

（4）乳儿喂食以满足需要而不过量为原则。

（5）不要将婴儿抱在怀中睡眠，不通宵开启灯具，逐渐减少夜间哺乳次数，养成良好的睡眠习惯。

（6）啼哭不止时，注意寻找啼哭原因，如饥饿、过饱、闷热、寒冷、虫咬、尿布浸渍、衣被刺激等，并予解决。

【病例】

孙某，女，3个月。2023年1月初诊。

主诉（家长代诉）：凌晨哭啼不眠约2小时，至今2个月。

现病史：患儿2个月前开始凌晨哭啼约2小时至今，排除因夜间饥饿、惊恐、尿布潮湿、衣被过热或过冷等，安抚亲昵仍不能止，咨询国际婴幼睡眠师并相应调整，啼哭开始时间推迟些许，仍然啼哭2小时。喜俯卧，屈腰而啼，下半夜尤甚，四肢欠温，食量尚可，小便清长。

查体：面色少华，舌淡红，苔薄白，脉沉细，指纹淡红。

诊断：夜啼，证属脾寒。

病机分析：小儿失慎，腹部中寒，寒伤中阳，凝滞气机，不通则痛，因痛而啼；夜间属阴，脾为至阴之脏，阴盛则脾寒愈甚，寒滞气机，故入夜啼哭不止；虚寒内盛，脾运失健，则睡喜蜷曲，四肢欠温，舌质淡，苔薄白，指纹淡红。

治则：温中健脾，养心安神。

处方：

（1）推拿：补脾土，推三关，分手阴阳，运八卦，平肝木，摩腹，揉中脘，掐揉小天心，揉一窝风，揉百会、安眠（翳风与风池连线之中点）、关元。

（2）艾灸神阙：将艾条燃着后在神阙周围温灸，不能触到皮肤，以皮肤潮红为度。

（3）热庵包：干姜粉、艾叶适量，炒热用布包，熨小腹，从上至下，反复多次。用于脾虚中寒证。

（4）敷贴：丁香、肉桂、吴茱萸等量，研细末，用醋调或水调直接敷于脐部，避免膏药损伤皮肤。

第七节　百日咳

【概述】百日咳，是由百日咳时邪（百日咳杆菌）引起的急性时行病，临床以阵发性痉挛性咳嗽，咳毕伴有特殊的鸡鸣样吸气性吼声为主要特征。本病一年四季均可发生，以冬春季节好发。患病年龄以5岁以下的小儿为多，年龄越小，病情越重。

古代医籍称本病为"顿咳""顿嗽""顿呛""鹭鸶咳"，因其具有传染性，又称"天哮呛""疫咳"等。西医学认为本病的病原为百日咳杆菌，发病以后分初咳期、痉咳期和恢复期，重症或体弱婴儿患病后易发生肺炎、脑病等并发症。传染源主要为百日咳患者，发病前1~2天至病程3周内传染性最强，带菌者及不典型病人均有传染性，通过空气飞沫传播，病程较长，可持续2~3个月，病后或接种疫苗后，都不能获得终生免疫防护效果。自广泛施行百白破疫苗接种以来，发病率明显下降。

【病因病机】本病主要病因病理是由外感时行疫气侵入肺系，夹痰交结气道，导致肺失肃降。

小儿时期肺气娇弱，易感时行外邪，故本病初起，先见肺卫表证，与伤风感冒咳嗽相似，继则郁而化热，痰热互结，阻塞气道，肺失清肃，气冲上逆，则咳嗽阵作，甚则连咳数十声，痰随气升，必待痰涎吐出后，气道才得通畅，咳嗽暂时缓解。但咳嗽虽在肺，久必殃及他脏。犯胃则胃失通降，而见呕吐；犯肝则肝气横逆，甚则肝郁化火而见胁痛胁胀、目睛出血；化火伤血络还可见衄血、痰中带血；肺为水之上源，肺逆则治节失司，膀胱、大肠失约，故疫咳时见二便失禁，面目浮肿。严重病例（多见于年幼儿）可造成痰热闭肺的喘咳证或痰热内陷心肝的昏痉证。

【辨证】

(1) 初咳期：自发病至出现阵发性痉挛性咳嗽，一般为7～10天。最初有上呼吸道感染的症状，如咳嗽、流涕、发热等，2～3天后，咳嗽逐渐加重，日轻夜重，脉浮有力。

(2) 痉咳期：出现明显的阵发性、痉挛性咳嗽，伴吸气性鸡鸣样吼声，一般持续2～6周，亦可长达2个月以上。痉咳可反复多次出现，直至咳出大量黏稠痰液，有时伴呕吐。间歇期无特殊表现。年幼体弱儿，常无典型痉咳，缺乏鸡鸣样吼声，表现为阵发性憋气、青紫，甚则窒息、惊厥。

(3) 恢复期：痉咳消失，咳嗽减少，病程为2～3周。并发肺炎、肺不张等其他病症者，可迁延不愈，持续数月。

【检查】

百日咳的诊断主要根据流行病学史、临床各期典型表现及实验室检查确定。

(1) 流行病学史：3周内接触过百日咳患者，或该地区有百日咳流行。

(2) 临床表现：① 阵发性痉挛性咳嗽，吸入性哮声；② 咳嗽后呕吐，伴面目浮肿、目睛出血、舌下系带溃疡；③ 新生儿或婴幼儿有原因不明的阵发性青紫或窒息者，多无典型痉挛性咳嗽；④ 持续咳嗽2周以上，能排除其他原因者。

(3) 实验室诊断：① 白细胞总数显著升高，白细胞计数$\geq 20 \times 10^9$/L，淋巴细胞占50％以上；② 鼻咽拭细菌培养阳性（发病前2周），聚合酶链式反应（PCR）测定阳性（未使用抗生素时检测，发病前4周），IgG抗体阳性（接种疫苗1年以后，2～8周）；③ 恢复期血清凝聚素抗体比急性期抗体呈4倍以上升高。

临床拟诊：具备上述四项临床表现的任何一项，或同时伴有流行病学史者。

临床诊断：临床拟诊加实验室诊断中的第一项。

确诊病例：临床拟诊加实验室诊断中第二项或第三项。

【鉴别诊断】

(1) 感冒：无明显逐日加重及日轻夜重的咳嗽症状，病程较短，易于康复。

(2) 支气管炎、肺炎：无鸡鸣样吸气性吼声，常伴发热，肺部听诊有干性或湿性啰音，胸部X线片有炎症改变。

(3) 气管、支气管异物：有异物吸入史，起病突然，无鸡鸣样吸气性吼声。

(4) 百日咳综合征：副百日咳杆菌、肺炎支原体、腺病毒、呼吸道合胞病毒、副流感病毒等引起类似百日咳的痉挛性咳嗽，称为百日咳综合征。但其血常规中淋巴细胞增高不如百日咳明显，依靠病原体分离或血清学检查可进行鉴别。

【治疗】

(一) 针灸治疗

初咳期祛风解表，宣肺止咳；痉咳期清热化痰，肃肺镇咳；恢复期健脾益肺。

1. 体针

主穴：定喘、天突、肺俞、大椎、合谷。

配穴：丰隆、风池、风门、尺泽、少商。

操作：毫针刺，初咳期、痉咳期用泻法，恢复期用补法，气虚者加灸。胸背部腧穴宜斜刺、浅刺，以防止刺伤内脏。每日1次，不留针。

2. 点刺法

取四缝穴，点刺出黏液。

3. 指针

用手按天突穴，方向向内，当患儿吸气时手指用力按压，呼气时放松，但不离穴位。

4. 三棱针

取身柱穴。用三棱针挑刺穴位局部，使之出血，用小火罐拔吸。

5. 皮肤针

取肺俞、中府、风门、脾俞、夹脊胸1～4椎、足三里、丰隆。每穴皮肤针轻叩弱刺激，以局部皮肤潮红为度。

6. 耳针

取气管、肺、交感、神门、平喘。每次选2～3穴，中等程度刺激，耳针或压丸。

（二）拔罐治疗

取脾俞、肺俞、身柱、风门、大椎、膻中、中府、璇玑、库房等穴用火罐吸拔，背部、胸部交替使用。

（三）推拿治疗

逆运八卦10分钟，退六腑10分钟，清胃5分钟，揉小横纹10分钟，每日1次。

【医嘱和护理】

（1）控制传染源，隔离患儿，尤其在传染性强的初咳期及痉咳期更有意义。对于密切接触患儿的易感儿应进行检疫观察21天。

（2）易感儿实行计划免疫，定期注射百日咳菌苗、白喉类毒素、破伤风类毒素三联制剂。

（3）与患儿有密切接触的易感儿，可用红霉素或复方新诺明药物预防，用药3～5天，也可口服大蒜，或用大蒜液滴鼻，均有预防效果。

（4）百日咳流行期间，易感儿少去公共场所。平时注意锻炼身体，加强户外活动。

（5）居室应阳光充足，通风良好，环境安静，避免尘埃、烟尘和进食刺激而诱发痉咳。

（6）患儿要注意休息，避免外出，保持情绪安定，避免情绪波动或刺激而诱发痉咳。保证充足睡眠，若因夜间咳频而影响睡眠者，可适当给予镇咳、镇静药物。

（7）调节饮食，宜食清淡、易消化，且富有营养的食物，忌食生冷、辛辣、鱼腥、肥甘之品。

【病例】

薛某，男，3岁。2023年11月初诊。

主诉（家长代诉）：咳嗽20多日，加重半个月。近则每次连续咳10～20声不等，日轻夜重，必待吐出痰涎或食物后，方可缓解，咳时面红流泪，俯首弯腰，满身大汗。

现病史：3周前患儿受凉后出现咳嗽，为阵发性连声咳嗽较剧烈，无昼夜变化，有黄色痰，无发热，在附近社区卫生院就诊给予口服头孢、止咳药物治疗1周，咳嗽无好转。后在医院就诊，诊断为"支气管炎"住院治疗，给予静脉注射氨曲南、美罗培南、阿奇霉素治疗10天，咳嗽无好转，来哮喘专病门诊就诊。

查体：患儿面红目赤，咽部充血。

辅助检查结果：皮肤点刺过敏原，正常。

血常规：白细胞 10.41×10^9/L，淋巴细胞比例 61%，嗜酸细胞比例 1.5%。

胸部 CT：双肺纹理重。

肺通气功能：正常、舒张试验阴性（一）。

呼出气一氧化氮（FeNO）10 ppb

支气管镜检查：双肺支气管各段黏膜充血、肿胀，可见纵行皱褶，支气管灌洗液浑浊。

诊断：百日咳，属痉咳期。

病机分析：疫邪化火，痰火胶结，气道阻塞，气冲上逆，而发痉咳，必待气道之痰涎咯出而暂得缓解，为百日咳之痉咳。小儿体禀不足，肺气娇弱，痰热蕴阻，肺气闭郁，可见咳喘气促。

治则：清热化痰，肃肺镇咳。

处方：

（1）体针：取定喘、天突、肺俞、大椎、合谷、丰隆、风池、风门、尺泽、少商等穴。

（2）推拿：推天柱骨，清补脾经，揉小天心，逆运内八卦，掐揉精宁，揉小横纹，退六腑。

（3）点刺四缝穴：点刺出黏液。

（4）指针天突穴：方法是用手按天突穴，方向向内，当患儿吸气时手指用力按压，呼气时放松，但不离穴位。

（5）三棱针：取身柱穴。用三棱针挑刺穴位局部，使之出血，用小火罐拔吸。

（6）耳针：取气管、肺、交感、神门、平喘等穴。

第八节　佝偻病

【概述】佝偻病系因缺乏维生素 D 引起体内钙磷代谢异常，导致生长期的骨组织矿化不全，产生以骨骼病变为特征的与生活方式密切相关的全身性慢性营养性疾病，是维生素 D 缺乏发展最为严重的阶段。以正在生长的骨骺端软骨板不能正常钙化，造成骨骼病变为特征，以多汗、夜啼、烦躁、枕秃、肌肉松弛、囟门迟闭，甚至鸡胸肋翻、下肢弯曲等为主要临床表现，是小儿时期常见的疾病之一。婴幼儿体格生长快，户外活动少，3～18 个月易发本病。本病一般预后良好，但易罹患其他疾病，常使病程迁延，或因病情较重，治疗失宜，可能残留终身骨骼畸形。

【病因病机】日照不足、母乳喂养、孕母缺乏维生素 D、早产/低出生体重、双胎/多胎等，均为本病高危因素。

中医认为本病病位主要在脾肾，先天之本不足、后天化生无力，病变亦可涉及五脏。肾为先天之本，肾虚骨弱，筋骨不坚，囟门迟闭，骨骼畸形，发育迟缓；脾为后天之本，气血生化之源，脾虚则无以化生水谷精微，四肢百骸失其充养，可见消瘦、肌肉软弱、毛发稀疏、纳差便溏；心阴不足，心火内亢，则夜啼、惊惕；肝阴不足，肝阳偏旺，则见抽搐。因本病造成体质虚弱，抗邪能力低下，又招致易感外邪，或易为乳食所伤，而形成反复感冒、肺炎喘咳、厌食、积滞、泄泻等病证。

【辨证】本病以虚为主，临证按脏腑进行辨证。

早产、双胎，以及孕期孕母患病等属先天因素；乳食喂养不当，生长发育，病后失调等属后天；初期病变脏腑以肺脾为主，激期累及心肝肾，恢复期骨骼改变虽近恢复，但仍可有肺脾等不同程度的虚证，后遗症期病变脏腑以肾脾为主。肌肉松弛、形体消瘦或虚胖、纳差便溏在脾；毛发稀软、面色欠华、多汗、易患伤风感冒在肺；坐迟立迟、行走无力、性情急躁、时有惊惕，甚或抽搐在肝；精神烦躁、夜啼、睡卧不安、语迟在心；囟门逾期不合、天柱骨倒、鸡胸龟背、下肢弯曲在肾。

本病当以调补脾肾为要，以健脾益气、补肾填精为基本治则。

【临床表现及检查】

（1）常有非特异的神经精神症状：如夜惊，经常于睡中惊跳，或轻微刺激即惊醒并常常哭闹，多汗，烦躁不安。

（2）骨骼变化：3～6个月重症患儿的头后部颅骨软化，压之如乒乓球样，称乒乓头。8～9个月患儿呈方颅、佝偻病串珠、佝偻病手镯或脚镯样改变，1岁左右的小儿可见鸡胸、漏斗胸，肋缘外翻。脊柱后侧弯如龟背。双下肢呈"O"形或"X"形，且出牙较迟，牙齿不整齐，容易发生蛀牙。

（3）辅助检查

① 血液生化检查：血清钙稍降低、血磷明显降低，钙磷乘积＜30；血清碱性磷酸酶明显增高。活动期$1，25-(OH)_2D_3$明显降低。

② X线摄片检查：常摄手腕部。可见干骺端模糊，呈毛刷状或杯口状改变，并可见骨质疏松，皮质变薄。

【鉴别诊断】

（1）软骨营养不良：是一种遗传性软骨发育障碍，出生时即可见四肢短、头大、前额突出、腰椎前凸、臀部后凸。根据特殊的体态及骨骼X线做出诊断。

（2）黏多糖病：黏多糖代谢异常时，常有多器官受累，可出现头大、头型异常、脊柱畸形、胸廓扁平等多发性骨发育不全的体征，临床主要依据骨骼的X线变化及尿中黏多糖的测定做出诊断。

（3）脑积水：中医称为解颅。生后数月起病者，头围与前囟进行性增大，以颅骨缝解开、头颅增大、叩之呈破壶音、目珠下垂如落日状为特征，多有神志呆钝，或烦躁不安，以及惊厥等症。头颅B超、CT检查可做出诊断。

此外，还要鉴别其他原因引起的佝偻病，如：低血磷抗维生素D佝偻病、远端肾小管酸中毒、维生素D依赖性佝偻病、肾性佝偻病、肝性佝偻病等。

【治疗】

（一）针灸疗法

1．体针

取印堂、神门、中冲、肾俞、脾俞、足三里、大椎、关元、气海等穴，可作调理、辅助治疗，亦可在易发季节前作预防性治疗。

2．耳针

取心、肾、脾、皮质下、脑干等穴，也可用王不留行籽贴压于上述耳穴，两侧交替进行。用于佝偻病脾虚肝旺证。

（二）推拿疗法

治则：健脾益肾，强壮筋骨。

采用常规手法，补脾胃，补肾经，揉小天心，揉中脘，摩丹田，捏脊，按揉脾俞、胃俞、肾俞，揉八髎，按揉足三里、三阴交。

【医嘱和护理】

（1）加强孕期保健，孕妇应有适当的户外活动，多晒太阳，增强体质，并积极防治慢性病。

（2）加强户外活动，多晒太阳，增强小儿体质。婴儿从 2 个月开始多晒太阳，每日平均 1 小时以上。

（3）提倡母乳喂养，及时添加辅食，多食富含维生素 D 及钙磷丰富的食物。

（4）患儿衣带应宽松，不要久坐、久立，防止发生骨骼变形。不系裤带，穿背带裤，防止肋骨外翻。帮助患儿做俯卧抬头动作，每日 2～3 次，防止鸡胸形成。

【病例】

薛某，男，2 岁。2023 年 7 月初诊。

主诉（家长代诉）：发现夜间多汗，枕秃两月余。

现病史：第二胎第二产，早产，出生时体重为 2.4 kg，生后母乳喂养，未加服维生素 D 制剂，户外活动少。平素夜间多汗，尤其后半夜枕部，易激惹，枕秃，走路不稳，在生长发育过程中未有骨折。

查体：患儿面色少华神疲，身高 76 cm，体重 8.5 kg，见轻度手镯，无 O 形腿及 X 形腿，四肢肌力肌张力正常，未见脊柱畸形，神经系统未见阳性体征。上肢 X 线检查：骨骺板预备钙化带不规则，干骺端增宽并有密度增高影像，腕关节尺骨干骺端近桡骨侧有钙化带密度降低、边缘模糊部分缺损。

诊断：佝偻病，属脾虚肝旺证。

病机分析：脾虚气弱，化生乏力，故面色少华，多汗，神疲；肝主筋，肝血不足，筋脉失养，故行走不稳，夜惊啼哭，属佝偻病之脾虚肝旺证。

治则：扶土抑木，理脾平肝。

处方：

（1）推拿：采用常规手法，补脾胃，补肾经，揉小天心，揉中脘，摩丹田，按揉脾俞、胃俞、肾俞，揉八髎，按揉足三里、三阴交，捏脊。

（2）耳穴压豆：取心、肾、脾、皮质下、脑干等穴。

（3）单方验方：紫河车 1 具，煅牡蛎、黄芪各 30 g，蜈蚣 10 条，青盐 10 g。焙干研为细粉，分 100 小包。每次 1 包，温开水冲服，1 日 2 次，连服 1 个月。

第九节　脑　瘫

【概述】小儿脑瘫为小儿脑性瘫痪的简称，是指出生前至出生后 1 个月内由于各种原因（如感染、出血、外伤等）引起的非进行性中枢性运动功能障碍，可伴有智力低下、惊厥、听觉与视觉障碍及学习困难等多种脑部症状的脑损伤后遗症。属中医学"五迟""五软"及"痿证"等范畴。

【病因病机】现代医学认为本病系先天性大脑发育不良或多种脑损伤而致的后遗症。

小儿脑瘫的发生与先天不足、产伤、后天失养、病后失调等因素有关。病位在脑，与五脏皆密切相关。基本病机是脑髓失充，五脏不足。中医多将之分为肝肾亏损、心脾两虚、痰瘀阻滞和脾虚肝旺。

【辨证】主症：智力低下，发育迟缓，四肢运动障碍。

兼见筋骨痿弱，发育迟缓，站立、行走或长齿迟缓，目无神采，面色少华，疲倦喜卧，舌质淡嫩，脉细弱，为肝肾不足；语言发育迟缓，流涎不禁，食少，便溏，舌淡，苔白，脉细弱，为心脾两虚；失语，痴呆，手足软而不用，肢体麻木，舌淡紫或边有瘀点，苔黄腻，脉弦滑或涩，为痰瘀阻络。

【临床表现】智力低下、发育迟缓、脑功能障碍为其主证。分先天因素和后天因素，询问产伤史及各种脑炎病史有助于诊断。

（1）运动发育落后或异常：主要表现在粗大运动与精细运动两个方面。

（2）肌张力异常：表现为肌张力增高、降低、不变与不均衡，同时伴有肌力的改变。

（3）反射异常：痉挛型脑瘫表现为深反射活跃或亢进，可引出踝阵挛及病理反射，但小年龄组患儿主要观察反射是否呈对称。反射异常主要表现为原始反射延迟消失，立直反射减弱或延迟出现，平衡反射延迟出现。

（4）姿势异常：脑瘫患儿的异常姿势主要表现为四肢和躯干的非对称性姿势，与肌张力异常、原始反射延迟消失有关。

【鉴别诊断】

（1）进行性肌营养不良：是一组原发于肌肉的遗传性疾病，大多有家族史。临床以缓慢进行性加重的对称性肌无力、肌肉萎缩为特征。个别类型可有心肌受累。不同类型往往表现为不同的发病年龄、临床特征和病肌分布。但多见于儿童和青少年。可见"翼状肩胛""游离肩""小腿肌肉假性肥大""Gowers 征"等特征性表现。以其进行性症状加重、发病年龄、临床特征及家族史可鉴别。

（2）精神发育迟滞：即所谓的"智力低下""弱智"，是指个体在发育时期内（18 岁以前），一般智力功能明显低于同龄水平，同时伴有适应行为的缺陷。早期症状往往表现为运动、认知、语言等能力普遍性发育落后，可能伴有肌张力偏低，但没有异常姿势以及病理反射。

（3）脊髓性肌萎缩症：脊髓前角运动神经元变性病。根据发病年龄及严重程度分为不同类型：婴儿型在新生儿期或稍后发病，哭声弱，咳嗽无力，肢体活动减少，进行性四肢无力，近端重、远端轻，对称性分布，可见肌束细颤，病情进展较快，往往因呼吸肌受累导致感染引起死亡。中间型起病稍晚、进展慢，早期腱反射消失为重要特点，肌电图检查可以确诊。

（4）肌营养不良：往往在 1～2 岁开始发病，患儿 1 岁前发育正常，1 岁会走后但长期走不稳，进行性肌无力，不能跑、跳，上、下楼梯困难，蹲、起困难等，后期不能行走，关节挛缩变形。

（5）遗传代谢病：涉及体内各种物质代谢，临床症状变化多样，早期诊断十分困难。该病通常有反复加重的特点，常因饮食因素或感染诱发，常因运动滞后而误认为脑瘫。

【治疗】以健脑益智、疏经通络为总的治疗原则。

（一）针刺治疗

1. 体针

主要取肩贞、手三里、内关、外关、合谷、梁丘、足三里、悬钟、昆仑、太溪、解溪、夹脊等穴。

肝肾不足配肝俞、肾俞；心脾两虚配心俞、脾俞；痰瘀阻络配膈俞、血海、丰隆；语言障碍配通里、廉泉、金津、玉液；颈软配天柱；上肢瘫配肩髃、曲池；下肢瘫配环跳、阳陵泉；腰部瘫软配腰阳关。

2. 头针

取百会、四神聪、运动区、语言区、平衡区、足运感区、四神针、智三针、脑三针、颞三针、顶颞前斜线、枕下旁线，伴有智力障碍可选取额中线、顶中线、顶旁 1 线、顶旁 2 线。采用平补平泻手法。

3. 耳针

取交感、神门、脑干、皮质下、心、肝、肾、脾等穴。上肢瘫痪加肩、肘、腕；下肢瘫痪加髋、膝、踝。耳穴压丸，两耳交替，3～4 天 1 次。

（二）推拿治疗

【医嘱和护理】

6 岁以上患儿以头部、背腰部及四肢部常规操作与点按穴位为主，还可配合牵伸肌腱与活动关节等手法。6 岁以下患儿在基本操作治疗的基础上，可以按中医辨证分型加用小儿推拿的一些特定穴。如肝肾不足者，兼以补益肝肾、养血滋阴，采用补肾经、补脾经的方法；如为脾胃虚弱者，兼以健运脾胃、益气养血，采用补脾经、摩腹的方法。在推拿时仍需配合功能训练等现代康复方法，还应重视针灸疗法及心理治疗。

【病例】

宗某，女，2 岁。2021 年 9 月初诊。

主诉（家长代诉）：2 岁 6 个月不会独站，仅会说简单叠词。

现病史：患儿 G2P2，因凶险性前置胎盘，32+5 剖宫产出，出生体重 1.96 kg，生后 Apgar 评分 1 分钟 7 分，5 分钟 8 分，至新生儿监护室治疗近 1 个月，头颅 MR 示侧脑室旁白质软化症可能，Gesell 评分示患儿发育指标延迟，间断行康复治疗。患儿现下肢肌张力高，可拱背独坐，可腹爬，可短暂四点支撑，不可四爬，可扶站，不可独站独走，双手抓握较灵活，手眼协调尚可，双眼内斜，仅会说"爸爸""妈妈""鸭鸭"等简单叠词，不会说多音节词，不会说简单句子。

诊断：脑瘫，证属肝肾阴虚。

病机分析：患儿先天禀赋不足，胎育不良，精血空虚、脑髓失养，故存在脑与肢体发育不全、功能障碍。筋骨痿弱，发育迟缓，站迟行迟，反应迟钝，疲倦喜卧，舌质淡嫩，脉细弱，为肝肾不足。

治则：健脑益智、疏经通络。

处方：针刺。

（1）头针：取百会、四神聪、运动区、语言区、平衡区、足运感区、四神针、智三针、脑三针、颞三针、顶颞前斜线、枕下旁线，采用平补平泻手法。

（2）耳针：取交感、神门、脑干、皮质下、心、肝、肾、脾、髓、膝、踝等穴。耳穴压丸，两耳交替，3～4 日 1 次。

（3）推拿：补脾经，补肾经，运土入水，按揉小天心、二人上马；点按肩贞、手三里、内关、外关、合谷、梁丘、足三里、悬钟、昆仑、太溪、解溪、肝俞、肾俞、阳陵泉、腰阳关穴，按经络走向拿捏四肢，捏脊。

（4）配合功能训练等现代康复方法。

第十节　积滞

【概述】 积滞是指小儿内伤乳食、停聚不化、气滞不行所形成的一种胃肠疾患，以不思乳食、食而不化、腹部胀满、大便不调等为特征。其发生常与素体虚弱、饮食不节、喂养不当等因素有关。相当于西医学的功能性消化不良。该病一般预后良好，若积久不消，迁延失治，影响小儿的营养和生长发育，形体日渐羸瘦，可转化成疳证。

【病因病机】 本病的病因主要是乳食内积，损伤脾胃。其中有乳食不化和脾虚夹积之别。

小儿脾常不足，肠胃嫩弱，若喂养不当，则易为乳食所伤。伤于乳者，多因哺乳不节，过频过量，冷热不调；伤于食者，多由偏食嗜食，暴饮暴食，杂食乱投，生冷不节，或过食肥甘，或贪食坚硬难化之物。乳食内积，损伤脾胃，以致受纳运化失职，升降失调，宿食停聚，积而不化，而成积滞。食积日久，损伤脾胃，脾胃虚弱，运纳失常，复又生积；亦有先天不足，病后失调，脾胃虚弱，胃不腐熟，脾失运化，而致乳食停滞为积。

【辨证】主症：不思饮食，胃脘胀满，呕吐酸馊，大便溏泻、臭如败卵或秘结。

兼见腹痛胀满拒按，烦躁多啼，夜卧不安，小便短黄如米，手足心热，舌红，苔白厚或黄腻，脉滑数，指纹紫滞，为乳食内积；兼见面色萎黄，形体较瘦，困倦乏力，夜卧不安，腹满喜按，大便稀溏，夹有乳食残渣，唇舌淡红，苔白腻，脉细滑，为脾胃虚弱。

【临床表现】

（1）有伤乳、伤食史。

（2）乳食不思，脘腹胀满，呕吐酸馊，大便溏泻、臭如败卵或便秘。

（3）可伴有烦躁不安、夜间哭闹，或有发热等症。

（4）大便检查，可见不消化食物残渣或脂肪球。

【鉴别诊断】

（1）厌食：因喂养不当，脾胃失运所致，以长期食欲缺乏、厌恶进食为主症，一般无脘腹胀满、大便酸臭等症。

（2）疳证：由于喂养不当，或因多种疾病的影响，导致脾胃受损、气液耗伤而形成的一种小儿慢性病证。以形体消瘦，面黄发枯，精神萎靡或烦躁，饮食异常，大便不调为特征。积滞与疳证二者有密切的联系，积滞日久可致疳证，疳夹有积滞者，称为疳积。

【治疗】

（一）针灸疗法

治法：健脾和胃，消食导滞。

取穴：以胃、大肠的募穴、下合穴为主；中脘、天枢、足三里、上巨虚为主穴。

1．体针

主穴：足三里、中脘、梁门。

配穴：乳食内积者，加里内庭、天枢；积滞化热者，加曲池、大椎；烦躁加神门；脾虚夹积者，加四缝、脾俞、胃俞、气海；呕吐配内关。

操作：每次取3～5穴，中等刺激，实证用泻法为主，辅以补法。虚证用补法为主，辅以泻法。

2．耳针

耳穴取胃、大肠、神门、交感、脾。每次选3～4穴，毫针刺法，或压丸法。

3．点刺四缝

取穴四缝，常规消毒后，用三棱针或采血针在穴位上快速点刺，挤压出黄白色黏液或血少许。

4．皮肤针法

取脾俞、胃俞、三焦俞、华佗夹脊穴、足三里、四缝穴。皮肤针轻叩，以皮肤潮红为度。

（二）推拿疗法

治则：健脾助运，消食导滞。

1．基础方

补脾经100次，按揉足三里100次，以健脾助运；顺时针摩腹300次，揉板门200次，推四横纹100次，运内八卦，捏脊，以消食导滞、理气调中。

2．辨证

乳食内积则清胃经、清大肠各300次，清脾经300次，揉按中脘、天枢各300次，推下七节骨，分腹阴阳；脾虚夹积者推三关300次，摩中脘200次。

3. 捏脊法

沿患儿背部脊柱及其两侧由下而上用拇指、食指捏起皮肤，一捏一放，交替向上，3～5遍，每日1次。

【医嘱和护理】

（1）提倡母乳喂养，乳食宜定时定量、富含营养、易于消化，不宜过食生冷、肥腻之品。

（2）随着婴儿年龄的增长，逐渐添加相适应的辅助食品，不偏食、杂食，不妄加滋补。

（3）积滞患儿应暂时控制乳食，给予调理，积滞消除后，逐渐恢复正常饮食。

（4）应保持大便通畅，养成良好的排便习惯。

【病例】

薛某，男，3岁。2023年10月初诊。

主诉（家长代诉）：口臭、手足心出汗2月余。

现病史：患儿平素饮食不节，爱吃零食。现面色暗黄无光泽，口气酸馊，手足心热，腹部胀实，夜卧不安，大便臭秽。指纹紫滞，舌质红，舌苔白腻，脉滑数。

查体：腹部膨隆，叩诊鼓音。

诊断：小儿积滞，证属乳食内积。

病机分析：患儿饮食不节、饮食偏嗜，乳食宿久停滞不消，故腹部胀实，口臭手足心热，胃肠不适则夜卧不安，指纹紫滞，舌质红，舌苔白腻，脉滑数均为乳食内积之征。

治则：消积导滞，理气调中。

处方：

（1）推拿：清补脾经，清胃经，清大肠，清心平肝，揉板门，推四横纹，逆八卦，退六腑，分腹阴阳，揉中脘，按揉足三里，推下七节骨，捏脊。

（2）体针：足三里、中脘、梁门、里内庭。

（3）耳针：耳穴取胃、大肠、神门、交感、脾。

（4）点刺四缝：常规消毒后，用三棱针或采血针快速点刺四缝穴，挤压出黄白色黏液或血少许。

（5）贴敷：玄明粉3g、胡椒粉0.5g共研细粉，置于脐中，外盖纱布，用胶布固定。每日换药1次。

第十一节　生长发育迟缓

【概述】生长发育迟缓是指运动、语言、认知发育指标延迟，属中医五迟、五软。五迟指立迟、行迟、齿迟、发迟、语迟；五软指头项软、口软、手软、足软、肌肉软。本病多源于先天禀赋不足，可见于西医学之脑发育不全、脑性瘫痪、智能低下等病症。五迟、五软诸症既可单独出现，也可同时存在。本病若证候较轻，早期治疗，疗效较好；若证候复杂，病程较长，属先天禀赋不足引起者，往往成为痼疾，采用中西医结合的综合康复方案可改善其部分功能。

【病因病机】五迟、五软病位主要在脾肾，可累及心肝。病机包括正虚和邪实两方面，正虚即五脏不足，气血虚弱，精髓亏虚；邪实为痰瘀阻滞心经脑络，心脑神明失主。

孕期调护失宜、药物损害、产伤、窒息、早产，以及喂养不当史，或有家族史，父母为近亲结婚或低龄、高龄产育者，先天精气不足，髓脑未充，脏气虚弱，筋骨肌肉失养而成五迟、五软；脾胃亏损，气血虚弱，精髓不充，而致生长发育障碍，皆可致五迟、五软。

【辨证】

（一）诊断要点

1. 病史

可有孕期调护失宜、药物损害、产伤、窒息、早产，以及喂养不当史，或有家族史，父母为近亲结婚或低龄、高龄产育者。

2. 临床表现

（1）小儿2～3岁还不能站立、行走为立迟、行迟；初生无发或少发，随着年龄增长，仍稀疏难长为发迟；12个月时尚未出牙以及此后牙齿萌出过慢为齿迟；1～2岁还不会说话为语迟；小儿半岁前后头项软弱下垂为头项软；咀嚼无力，时流清涎为口软；手臂不能握举为手软；2岁后还不能站立、行走为足软；皮宽肌肉松软无力为肌肉软。

（2）五迟、五软不一定悉具，但见一二症者可分别做出诊断。

3. 辅助检查

可行血液生化、头颅CT、染色体等检查，寻找病因。

【鉴别诊断】

（1）佝偻病：见于3岁以下婴幼儿，多有维生素D摄入不足史，虽可见五迟、五软症状，但程度轻，伴多汗、易惊等表现，并有明显的骨骼改变，但无智力低下，预后好。

（2）解颅（脑积水）：亦可有五迟、五软见症，但多伴有智力低下，以颅骨骨缝解开，头颅增大、叩之呈破壶音、目珠下垂如落日状为特征。

【治疗】

1. 辨轻重

五迟、五软仅见一二症，智力基本正常为轻；病程长，五迟、五软同时并见，且见肢体瘫痪、手足震颤、步态不稳、智能低下、痴呆、失语、失聪者为重。

2. 辨脏腑

五迟、五软以脾肾病变为主，心肝次之。若表现为立迟、行迟、齿迟、头项软、手足软，则为脾肾不足及肝；发迟、语迟、肌肉软、口软、智力低下，则为脾肾不足及心。

3. 治疗原则

以补为其治疗大法，着重补肾填髓，养肝强筋，健脾养心，补益气血。

4. 推拿疗法

推拿头部、躯干、肢体有关经穴，以通经活血、荣筋养肌，缓解筋脉挛缩、恢复正常的运动功能。

（1）头面部：揉瞳子髎、颊车、地仓、风池、哑门、百会、天柱等穴。

（2）颈及上肢部：取天柱至大椎、肩井，用推揉法，并推揉肩关节周围以及肱三头肌、肱二头肌至肘关节，向下沿前臂到腕部，往返数次。

（3）腰及下肢：从腰部起向下到尾骶部、臀部，循大腿后侧往下至足跟，用推法；配合肾俞、脾俞、肝俞、环跳、殷门、委中、承山等穴，用按法；接着取仰卧位，从腹股沟向下经股四头肌至小腿前外侧配合按伏兔、足三里、阳陵泉、解溪等穴，用揉法，往返数次。

5. 针灸疗法

（1）体针：可选用肩髃、曲池、外关、合谷、环跳、足三里、阳陵泉、承山、三阴交等肢体穴位交替使用，采用提插及捻转法，不留针，以促进肢体功能恢复；智力低下、语言迟缓，可选百会、风池、神门、哑门等穴。

（2）耳针：可选心、肝、肾、胃、脑干、皮质下等，用短毫针，留针 15～20 分钟，并间歇捻针，隔日 1 次，15 次为 1 个疗程。

【医嘱和护理】

（1）注意孕妇保健，防止外感、药物损害；避免早产、难产、产伤；预防新生儿黄疸、硬肿症、肺炎等。

（2）提倡优生优育，杜绝近亲结婚。

（3）合理喂养，加强营养，积极预防及治疗各种急、慢性疾病。

（4）加强肢体功能锻炼及语言智能训练。

【病例】

姚某，女，10 个月。2013 年 10 月初诊。

主诉（家长代诉）：10 个月不能独坐。

现病史：患儿 G1P1，足月剖宫产出。家长诉 5 个月方可竖头，未予重视，现因 10 个月不能坐前来就诊。

查体：患儿表情淡漠，不易逗笑，可有眼神交会，目光偶尔追物，双手可短暂抓握不能拿取物品。肌肉软肌力差，喜躺卧，拉起头跟可，俯卧胸部可离床，不会翻身，弓背坐，无坐位平衡反应。质淡，苔少，指纹淡。头颅核磁未见异常。

诊断：生长发育迟缓，证属心脾两虚。

病机分析：患儿竖头晚，现 10 个月不能独坐，为生长发育迟缓。脾主四肢肌肉，脾虚则肌肉软肌力差，多卧少动，心主血脉、神明，心血不足，神明失主，则表情淡漠。质淡、苔少、指纹淡为心脾两虚之征。

治则：养心健脾，益气养血。

处方：

（1）推拿：补脾，补肾，平肝，按揉小天心，摩腹，分腹阴阳，点揉中脘，天枢；点按肩髃、曲池、外关、合谷、环跳、足三里、阳陵泉、承山、三阴交等，并顺经络走向拿捏四肢；令患儿独坐，点按大肠俞至肾俞上下连线的某一点，使患儿直立坐；捏脊。

（2）针灸：速刺百会、四神聪、上星、印堂、风池、风府、大椎至腰阳关的督脉腧穴及五脏背俞穴、天突至中极的任脉腧穴、天枢、悬钟、申脉、照海。

（3）耳穴压豆：取穴心、脾、肾、脑。

（4）康复：PT 大运动疗法，做翻身、手支撑、直坐、坐位平衡等训练；低频理疗，促进增强肌肉力量。

附

录

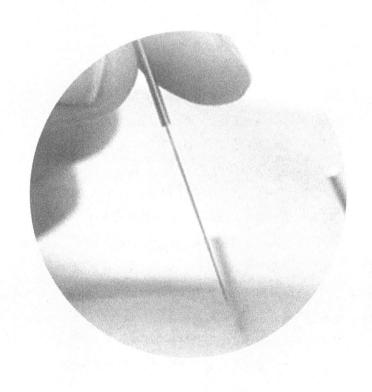

附录一

周华龙教授学术思想选萃

我的从医之路

南京市中医院　周华龙　整理：周　伟

听众朋友们，你们好！首先我给朋友们拜个年，祝愿听众朋友们新年愉快，身体健康，万事如意！应南京广播电台之邀，请我讲讲"成功之路"。其实谈不上什么成功之路，只是把我十余年来从事推拿医学所走过的路，跟朋友们交流交流。我的情况可归纳为三句话：领导培养，导师引路，个人努力。

一、立志学医

这得从头说起：我是1974年担任教师工作，1976年考入南京市中医院卫校（原南中医专科学校），1978年底毕业，随后跟朱老学习。1980年进行了拜师仪式。1983年被领导正式定为省名老中医、享受国务院政府特殊津贴的老中医朱金山导师的学业继承人，又正式随师从医6年。当时学习推拿是有些想法，别的同学将来都想干针灸、肛肠、内科，轻松得多，而推拿的确比较辛苦，既是体力劳动，又有脑力劳动，许多推拿医生都改行了。当时朱老就是送给了我们这样几句话：推拿工作人人都不想干，主要问题是流汗。能干不能干，以后走着看。开始就像小朋友学走路一样，边"走"边看，看哪些人改行了，当然有的是由于工作需要吧！这时，我就暗下了决心，既然干了推拿就要把它干好，加上当时推拿医师少，而需要推拿进行治疗的病人却很多。记得1997年的时候，挂推拿号的病人往往在清晨四点钟就要排队了。有一位老先生干脆就把席子放在医院门口，睡在那儿排队挂号，这充分说明当时病人的痛苦和无奈。从那时起，我就暗暗地下了决心，不但要做一名推拿医生，而且要做一名好的推拿医生。

二、导师引路

在1980年我出席了江苏省名老中医的经验继承讲习会，随即进行了拜师仪式，在给导师磕头时我就暗自下了决心，我一定要把推拿学好。从此以后，我就虚心向导师求教，虚心向科内的老师学习，虚心向省内外推拿界的老前辈学习，博采众方，博览群书，取各家之长，取各师之长。当时，朱老领着我们去拜访省中医院的施和生老先生，还去扬州拜访了丁鸿山老先生。1983年，我随朱老去上海讲学；去参加北京的全国骨伤推拿名老中医学术研讨会；去安徽、湖北、福建、天津等省市，拜访了罗有名、陶甫、吴英华、尚天裕等老一辈，并进行学术交流。因为，推拿在全国有十几个流派，朱老也是其中之一，所以我们在学习朱老流派的同时，还要取各家之长，甚至还要取世界之长。推拿起源于中国，但是有的国家推拿学科发展比较快，如美国有十几所推拿学校和学院，因此，要想学到知识，为更多的病人解除痛苦，就应该注意汲取众家之长，真正做到"取其精华，弃其糟粕，去伪存真，去粗取精"。通过近十余年的工作，我深深体会到，推拿学是一门科学性很强的学科，要真正学好还是不容易的，也是有条件的，一定要有很高的悟性和坚忍不拔、锲而不舍的吃苦耐劳的精神，并且要求理论与临床实际相结合，手法与诊断相结合，手法与治疗相结合，中医与西医相结合，传统与现代相结合，四诊与特殊检查相结合等。

三、个人努力

学习推拿的确是一件不容易的事，而学好推拿就是更不容易的事情。当时是上午半天门诊，下午半天练功，学理论，晚上还得自学，写读书笔记。一开始练手法，十分钟下来就满头大汗，两三天下来就腰酸背痛，几天就把手部皮肤磨破了。主要的几个㨰法，全靠手背力量，稍用力手背的皮肤就破了，血就会流出来。可真要有不小的毅力。学治疗时，首先学的第一个病就是推拿治疗小儿腹泻，我们就学着朱老的方法，在腹部和背部摩几下，揉几下，小孩就不拉肚子了，简直太有意思，太好了。还有小儿牵拉肘，治疗就像变魔术一样，一会儿就治好了，还学习了治疗高血压、推拿治疗面瘫等。在1985年，我去福建省邵武市讲学，并针对高血压与面瘫开设专家门诊，这两个病的治疗效果很快就得到邵武市病人和邵武市中医院同行的好评。

我们推拿治疗消化系统的疾病也是很受欢迎的。比如说腹泻、便秘等都可以用推拿的方法进行治疗，用手法技巧来抑制和兴奋肠蠕动。如国际拳王乔杜里先生来南京交流工作时，可能是水土不服而导致肠胃不适，国家体委便请朱老和我给他治疗，效果很好，他也很满意。

在临床治疗方面，我们设有面瘫专病门诊、腰腿痛专病门诊和小儿推拿专病门诊。经过多年观察，还是很受欢迎的。像推拿治疗腰椎间盘突出症的效果十分明显，无需手术治疗而临床痊愈。

更重要的一点，近几年来，我们注重把心理学与推拿学紧密结合起来。从1990年开始，我选择了一个研究课题：心理推拿疗法的临床运用。几年来，我就着重在这方面下功夫，用"心理推拿疗法"治愈了许多病人，创造了不可估量的精神和物质财富。我用心理推拿法治疗神经症、忧郁症、颈椎病、胃病等病症。如1993年有位高考落榜生，由于高考未被录取，整日闷闷不乐，忧心忡忡，不思茶饭，最后酿成疾病。经中、西药治疗后症状仍得不到改善，后经人介绍来我们科就诊，我用心理推拿的方法很快治愈了他的疾病。诸如此类的病例很多，心理推拿疗法的研究课题，在1992年发表于《按摩与导引》期刊，1993年被评为"世界传统医学优秀成果！"1994年元月二日接到大奖赛组委会及美国中医药研究院的邀请。

四、领导培养

这些年来，我除了工作在医学领域一线以外，自1981年起还担任各种教学任务，不仅担负着国内中医学院、大学的教学任务，还担负着许多国外留学生的教学任务。这些年来由于领导的培养，1986年我担任了南京讲师团讲师，1992年八月我被聘为中国名医疑难杂病研究所特约副教授、特约副研究员，被破格晋升职称。我先后为福建、安徽、盐城、南京等省市的高校学生讲学，曾为日本、美国、澳大利亚、韩国等国的留学生授课，为国内外培养了上千名推拿专业的医师和相关从业者。特别是国外的学员，对推拿专业非常感兴趣。1993年我为日本的留学生讲了一百五十学时的推拿课程，他们非常高兴，留学生在给我的留言簿上写道：非常感谢！从周先生这里学到了很多知识。回国后一定继续努力，争取早日学成。我们对先生终生难忘，也希望先生不要忘记我们。美国西雅图的留学生也是一样，总觉得学习推拿的时间太少，非常感谢老师的教导。

这些年来，我在医疗、教学的同时，还和全科的同志一起搞科研。1986年，在市领导和院领导的重视下，成立了推拿研究室，并选送我参加江苏省卫生厅主办的"科研管理学习班"，还送我去北京科技干部管理局主办的"高级研修班"学习，在高研班中得到了中国中医研究院尚天裕等十多名教授的指点和教导，为我们搞科研、撰写论文奠定了坚实的理论基础。

自1980年以来，我在导师的指导下，撰写并发表了70多篇学术论文；合著了《朱金山推拿集锦》一书，由江苏科技出版社出版，在全国发行；独著了《中老年保健医术》一书，由江苏省科协出版（内部出版）；独著了《家庭推拿保健医术》一书，由东南大学出版社出版，全国发行；还合著了《特效按摩加小方治病》一书，并由中国中医药出版社出版，全国发行。其中，《家庭推拿保健医术》一书，1993年被译成日文，作为日本留学生的教材，并选送香港参加书展。随后在2002年至2004年分别主编了五部专业书籍，分别在天津科技出版社、江苏科技出版社出版。以上是我从事推拿医学的一些工作情况，是我应该做的一些事情，也是很平凡的事情，但是这些平凡而平常的事情，得到了各级领导的关心，尤其是学术界的老前辈的关心和重视，我分别在 1977 年和 1986 年被团市委评为优秀共青团员。在 1991 年被评为江苏省优秀青年中医，受到有关部门的奖励；1991 年 12 月 22 日的《新华日报》刊登了照片和事迹；1991 年被《中国名医良药》刊登，并载入《中国骨伤名录》且被载入《名医辞典》；1995 年被推荐参加了江苏省选拔优秀中青年破格晋级高级职称的考试和考核；1996 年入选《世界名医大全》中，并受聘为香港新闻出版社的名誉顾问；被邀请参加美国、澳大利亚、马来西亚、中国香港等国家和地区的学术交流会和专家门诊及讲学。

目前，在经济建设的大潮中，我们推拿科的全体同志还是坚定不移地在推拿专业的这块土地上辛勤耕耘，因为病人们需要这种治疗方法。市中医院推拿科现有 10 名医师，有门诊，有病房，大多还是比较齐心协力，勤勤恳恳地工作着。最后用一句通俗语言表达我们普通医生的心里话：用我们推拿医生的汗水和辛苦，换来病人的高兴和欢乐！好，朋友们，再见。

1994 年 2 月 18 日南京人民广播电台"成功之路"广播稿

周华龙学术思想简介

周华龙是中国名医疑难病研究所特约研究员，中华临床医学会常务理事，《中华推拿医学杂志》专家编委，江苏省推拿专业委员会副主任委员，南京市针灸学会副理事长，南京市卫生系统213人才，南京市医疗事故鉴定委员会专家，南京中医药大学副教授，南京市中医院推拿科主任、副主任医师、院学科带头人。从事医疗、教学、科研30余年，主编及参编专著10余部，发表学术论文70篇，获世界传统医药突出贡献奖等。曾载入《世界名医》大辞典及全国推拿知名专家名录中。

一、学术历程

周华龙主任1974年任教师工作，1976年考入原南京中医专科学校，1978年以优异的成绩毕业分配在南京市中医院，1978年随近代名老中医朱金山先生学习，随后被领导定为朱老学业的继承人，分别在1983年、1986年举行了两次拜师仪式。由于周老刻苦学习领悟，尽得真传，颇受朱老器重，成为续其绝学之人。周老积极参与江苏省推拿学会的组建，1983年4月成立了江苏省推拿学组，并担任学组秘书，1983年2月23日写了《我的一点意见：建议出版中国推拿医学杂志》给前中央卫生部，后前卫生部将该文转发给《健康报》，并在1983年6月16日刊登了该文，随即1984年5月在湖北东湖宾馆召开会议，会议决定由重庆市科委创办《推拿医学杂志》。1985年成立江苏省推拿专业委员会，其担任秘书，积极倡导创建全国推拿学会，并出席了成立大会。1986年，周华龙参与创立南京市中医院推拿研究室并被任命为推拿研究室主任。周老博学多才，中医专业毕业后，随师研习正骨推拿，深感理论贫乏，又于北京中医函授学院和南京中医药大学研究生班继续学习、深造，去北京科技干部管理员研修班及江苏省卫生厅科研管理研修班再次学习，为以后打好了坚实的基础。由于专业理论基础深厚，分别被南京中医药大学和南京市中医院多次派遣去马来西亚等国家和地区讲学和开设专家门诊，深得学员及病人的一致好评。

二、学术精华

周老随师多年，深得朱老的真传，刚从师时，就随朱老在北京、天津、上海、江苏等地拜访了国内著名的尚天裕、罗有名、陶甫、李默林、施和生等老一辈宗师，有的放矢地吸取精华，把老一辈的理论和手法进行研究，加以揣摩，以传习朱老的流派为主，探求各流派的学说。广采众流派之长，从各流派中熟悉共性的理论和手法，抓住个性的理论和实践，找出有特性的推拿理论和临床经验。

1. 独创"平衡推拿法"

多年来，周老大胆探索、实践，勇于创新。针对许多疾病都是源于脏腑、气血、阴阳等失去平衡，而创立了"平衡推拿法"。周老"平衡推拿法"是医者通过各种不同的推拿手法，按仰卧位、俯卧位、坐位等体位，自上而下、从左到右进行平衡推拿手法的顺序，达到调整人体阴阳平衡、脏腑平衡、气血平衡等，起到治疗、预防和保健的作用。

周老"平衡推拿法"里提出了"上病下治""左病右治""前病后治""内病外治"，通过近30年的临床应用和研究，"平衡推拿法"用于临床，不但能诊治多系统的疾病，还可以改善和缓解许多疑难杂病，更可以用于亚健康状态的群体，对其进行适时调整及预防保健。

周老对"平衡推拿法"的步骤、方法、辨证应用、要求、注意事项进行研究、总结，阐明仰卧位、俯卧位、坐位的方法、手法，及呼吸系统、循环系统、消化系统、生殖泌尿系统、神经和运动系统的辨证、辨病、辨位论治；并对手法基本功的训练、手法力量与技巧等进行严格的要求和有机地整合，突破前人，创立了一个新的推拿流派。该法的创立得到国际、国内的好评和认可。

2. 推拿镇痛法的临床应用和研究

该研究课题针对临床中疼痛范围甚广、病人极为痛苦而设立。该课题以"以痛为腧"和"痛点转移"为中心思想，从疼痛的发生、发展及发病规律到治疗，全面展开研究，并寻找多系统疾病疼痛的病因，各内脏患病时疼痛所牵涉的脊髓节段及疼痛的反射点等。周老根据病情，选择性地采用"以痛为腧"和"痛点转移"的方法进行研究，治愈或改善了成千上万的病例，深得国内外同行的认可，曾获得科技成果奖，并在《科技成果》杂志转载。

3. 推拿心血管部分疾病的临床应用与研究

该研究针对以往心血管疾病是推拿治疗的禁忌证而设。周老打破常规，拓展思路。心血管疾病是心脏和血管病的合称，属循环系统疾病。周老从 20 世纪 70 年代末就开始该课题的研究，采用推拿前后血压值的对比，推拿前测血压，推拿后再测血压，通常可以下降 20 mmHg。坚持按疗程治疗，有些初、中期病人可以临床痊愈。针对不同分级的病人采用不同的推拿方法和步骤，进行研究、观察、对照，收到良好的效果。

推拿治疗心血管神经症的研究是针对社会、工作压力越来越大病人越来越多而选定的。该病是以心血管、呼吸和神经系统症状为主要表现的临床综合征，临床和病理均为器质性病变。本症也称神经性血循环衰弱症、焦虑性神经症。本病在用手法的同时，配以心理推拿疗法，二者结合，收效较为满意。

4. "脊柱平衡推拿法"的临床应用与研究

该研究项目针对许多疾病都与脊柱的变化有关而设。随着年龄的增长，椎体、椎间盘、韧带发生退变，所属神经节段的脏器也随之发生改变。中医认为脊柱上的督脉是阳脉之海，脊旁为膀胱经，五脏六腑背俞穴所在，所以采用"脊柱平衡推拿法"，可以调控神经节段，选择左右调脊、上下调脊、前后调脊、旋转调脊进行辨病、辨证、辨位施用，治疗多系统的疾病，病人乐于接受。但值得注意的是，此方法是一种力量与技巧高度结合的方法和调控，是一种高级肢体运动形态，是通过手法的刺激，激活经络系统的潜在功能，达到治病和保健的作用。

5. 补患泻健推拿法治疗面瘫的临床研究

该研究项目主要针对 Bell's 面瘫。Bell's 面瘫发病率高，任何年龄、任何季节都可以发病，治疗方法也是仁者见仁，智者见智。周老所创立的"补患泻健法"在临床治疗和研究中，获得满意的疗效和推广的价值。其方法如下。

补患法：患者取仰卧位，医者立于患者头部，施术于患者面部，先用掌擦法在患者面部摩擦，以面部红润为度，在患侧的穴位用轻而柔和的手法和力量进行施术，每次 4～5 分钟。

泻健法：用重而有力的、作用较强的手法在健侧面部施以手法和点揉穴位，每次 5～6 分钟。

牵正法：在上法做完后，配以牵正法。在患者的口角一侧用一手指牵拉住，在另一侧用食指、中指、无名指螺纹面用力向患病一侧推动，牵正 3～4 分钟。经过系统的观察，治愈率达 80.9%，有效率在 95% 以上。该研究得到国内外同行的认可和肯定，曾参加国际学术研讨会，在大会进行交流和手法表演，收到与会者的一致好评。

6. "平衡推拿法"治疗小儿腹泻的临床研究

小儿腹泻是婴幼儿一年四季均可以发生的一种消化系统常见病、多发病，特别是夏、秋之际尤为多见。为了克服患儿服药不便、打针痛苦等而设立该项目。该项目在治疗前要化验患儿粪便，然后施以"平衡推拿法"，推拿以后再查大便，用治疗前后大便化验结果进行疗效比较。122 例小儿腹泻，对阴阳面进行推拿（所谓阴面即胸腹部，阳面即脊背部），虚寒型泄泻 9 例，实热型腹泻 3 例；其中有肠炎 9 例，痢疾 16 例，消化不良 34 例，霉菌性肠炎 3 例；经一次治愈的 35 例，两次治愈的 44 例，三至四次治愈的有 37 例，好转及治疗中断的 4 例。通过临床观察和研究表明，推拿手法不但可以促进肠管的蠕动和吸收，而且可以抑制肠蠕动，还可以提高机体的免疫功能和改善肠功能。

7. "五点推拿法"治疗的临床研究

腰椎间盘突出症，近年来据有关资料报道，国内发病率已达 1‰，而国外发达国家的发病率在 1.5‰。自 20 世纪 80 年代末周老就根据腰椎间盘突出症多发、好发的特征，在免除病人手术之苦的前提下，特研制了"五点推拿法"治疗本病。

所谓"五点推拿法"，即腰点：通常在 L4、L5 棘突旁，相当于人体腰线的中点，通常为黄金分割点的腰部点；臀点：即环跳穴；大腿点：即承扶穴；腘窝点：即委中穴；小腿点：即承山穴等。一般 5 次为一疗程，每次治疗 20～25 分钟。临床观察 76 例腰突症，经 CT 确诊，60% 需手术治疗，经过"五点推拿法"治疗后，临床痊愈者占 67%，显效者占 17%，好转者占 13%，经治无明显改善者占 3%。

8. "心理推拿法"的临床应用与研究

"心理推拿法"是以一定的理论体系为指导，以良好的医患关系为桥梁，应用心理学的理论和推拿的方法和技能，通过医生的语言、认识疏导，加之较好的推拿手法，达到治疗和预防疾病的目的。周老根据以上宗旨，通过几十年的研究，掌握病人的心理，应用"祝由"的理论和方法创立了一套独特的理论体系。真正做到治病的医生和治病人的医生紧密结合。"心理推拿法"的应用，对人体的身体和心理都有益，而且是任何药物所不能替代的，也是手法无法替代的。采用"心理推拿法"，从临床多年的观察和研究来看，不但治愈了多学科、多系统的常见病、多发病，还治愈了许多的疑难杂病。该研究项目论文被《按摩与导引》杂志发表后，随即被首届国际自然疗法研讨会邀请去香港做报告并获奖。

9. 独创教学的"悟"

周老在 1974 年就任教师工作，他的宗旨为：十年树木，百年树人，把教书育人放在首位。他不但教育学生钻研业务，更重要的教育他们如何做人，先做人后做学问。他一贯主张和倡导：同行是一家，为人要多做技术，少做玩术，反对门户之见，广泛吸取同仁学术的精华。

周老在 20 世纪 80 年代就担任南京讲师团讲师，担任特约副教授、副研究员，南京中医药大学讲师、副教授，担任南京盲校名誉教授、首席顾问等。他一贯主张教学要"群言谈"，反对"粉笔式的演讲"，注意老师、学生一起提问，按照以问题为中心的教学形式。80 年代初就为国内的福建省、江苏省、四川省、香港及国外的美国、澳大利亚、加拿大、韩国、日本、马来西亚等地学生和医生讲学，得到一致的好评。推拿学科是实践性很强的学科，许多奥秘与真谛必须在临床中体会和积累。比如周老在香港讲学考核毕业生时，出了这样一道考题："'一旦临证，机触于外，巧生于内，手随心转，法从手出。'请解释该文。"一位学生回答："医生给病人看时，要用心去对待病人。"随即周老祝贺他题目答对了。诸如此类，医学生对课本要精读而不要照本宣科，要多读书、会读书，但不要死读书、读死书，要做到上课是学习，看书是学习，上临床见习、实习更是学习，要学书本上没有的知识和技能。

10. 善治疑难杂病

通过几十年的临床实践，周老遵循辨证、辨病、辨位的整体论治原则，即要应用所学的理论，再结合临床，反复推敲疾病的病因、病机、治疗方法，尤其是对疾病的预后，又要有目的地利用现有的科学，特别是现代医学的方法和手段，取长补短，不但要诊断和治疗常见病、多发病，更重要的是要治疗疑难杂病。他常教导学生，也是鞭策自己：要多看病，会看病。看别人看不出来的病，看别人看不好的病。经过几十年的日积月累，不断总结，不断提高，独创了许多特殊的治疗方法和经验，刻苦努力，潜心思考，揣摩悟出了一些看似很玄其实十分科学的真理。被病人和同行们肯定为与导师的手法"形神兼备"，被国内外的病人和朋友誉为"仁心仁术的好医生"。

在医疗疑难杂病方面，提出了许多独创的方法，创立了上病下治、下病上治、左病右治、前病后治等独特的、颇有建树的治疗方法。80 年代初就为国际友人及国务院和省市领导看病。用望诊和触诊的治疗方法，诊断和治疗了许多疑难杂病和恶性病人，被称为"铁掌周"。用"心理推拿法"将许多面临死亡的病人，从死神手中夺了回来，被誉为妙手回春的"神手"。

11. 创立了独特的诊疗方法

他重视诊断，而望诊则是诊断中的首关。他诊断常奉：中医学的望诊诊法正是通过观察患者外在气血、征象、神色等来研究其内脏的活动规律，并认识内脏的实质以及疾病的发展与顺逆和转归。所谓"视其外应，以知其内脏"。

问诊是医者语言在临床中的主要表现，是医者"声"与患者"心"的交流和沟通的重要途径和传达方式。恰当、合适的问诊可以达到以"心"治"身"的功效。他一贯主张和重视"愈身先愈心，愈病先愈人"。从 1990 年开始，就在临床上创立了独特的"心理推拿法"，选择了一个研究方向——心理推拿法的临床应用，将心理学结合推拿学运用于临床，治愈了许多患者。如挽救对人生失去希望的高考落榜生，拯救将要失去家庭的抑郁症患者。该课题获得首届国际自然疗法成果奖项。

他在前人的基础上，将具有代表性的腹部三抖法进一步运用于临床。点抖法：通过在腹部以快速、柔和、均匀而深透的手指指端点压抖动，达到疏通经络、行气活血、调节脏腑平衡的目的。运用此法能准确诊断出胃癌患者。按抖法：是在腹部"以按为抖，以抖为按"的手掌按压抖动法，具有温中散寒、活血化瘀、行气消积的作用。主治胃肠功能紊乱、消化不良、痛经、盆腔炎、前列腺炎等。环形抖法（亦称球形抖法）：通过在腹部"以掌为球，以指而抖"的掌虚指实的环形抖动法，达到行气活血、调理脏腑、消积导滞、化瘀止痛的作用。主治消化不良、腹部手术后肠粘连、腹泻、不完全肠梗阻、痛经、盆腔炎、前列腺炎等。

他创立了许多独特的手法，有着自己独特的手法观，总结出具有学术代表性的"平衡推拿八法"，得到业内行家和专家的认可和称赞。如对手法形态的全新诠释："似撒非撒，似握非握"的擦法。对手法力度有着深刻见地的"轻而不浮，重而不板"的要求，并尊崇手法是力度与技巧的完美结合，以心指导手，"心手结合"。

12. 独特治法

他取穴遵循少而精的原则，可达到多而广的疗效，并以"阴阳相配"和"正奇互辅"达到事半功倍之效。如头部取太阳配率谷；面部取地仓透颊车；肩部取肩内俞配肩髎；颈部取风池配肩井；肘部取曲池配手三里；腕部取外关配内关；腹部取大横配天枢；腰部取肾俞配腰眼；腿部取足三里配三阴交；足部取太冲配历兑。他遵循文献有关论述，参考近代的远端取穴、局部取穴、对症取穴的一般规律，遵循病症之虚实、新久、动静、缓急，经过数十年的临证探索，总结了"虚则补上""实则泻下""新则取末""久则取本""动则求远""静则求近""急则治标""缓则治本"的原则。

他继承出新创立了新的手法体系。如头部的啄法、面部的牵正法、颈部的端提法、咽部的合喉法、脊柱部的通督法、腹部的三抖法、四肢部的三擦法、四肢部的挤捏法等。在业内享有盛名，该疗法的创立得到国际、国内同行的好评和认可。意大利等国中医学校曾于 2013 年专程来南京学习"平衡推拿疗法"。

他的独特针法包括疾刺法和集刺法。疾刺法是用 0.35 mm×75 mm 的毫针，快速在体表穴位、皮肤、浅表神经等病变和相应部位与区域，进行快速而较为强烈的针刺操作，刺而不留。疾刺法在治疗临床儿科、外科、神经科、五官科疾病中有着独特的疗效。集刺法：集刺法是根据治疗部位和病证，用 0.35 mm×25 mm、0.35 mm×40 mm 或 0.35 mm×75 mm 的毫针在施术区域进行补、泻或平补平泻的密集针刺法进行治疗，临床多用于头部、面部、颈部、脊柱部以及腹部和骶尾丛神经，屡获奇效。临床施术于八髎穴，对前列腺炎、尿频尿急、小儿遗尿、小儿腹泻等有独特疗效。通过临床观察，采用集刺法治疗妇科常见疾病，应用长强穴配合气海、关元、中极穴，能够达到较为满意的临床效果。

13. 独特的医学观

他历经 40 余年医、教、研之路，上承大师之精，下启自家之萃，总结出独到的医学观：医者能看多远，靠的不仅是双眼，更是胸怀。医者能登多高，靠的不仅是身躯，更是意志。医者能做什么，靠的不仅是智慧，更是双手。医者能走多久，靠的不仅是理想，更是双脚。

周华龙"平衡推拿八法"的临床应用

南京市中医院　周　伟　指导　周华龙

推拿疗法是祖国医学的重要组成部分，由于它具有简便、易行、速效的特点，一直深受广大患者的欢迎。推拿手法是推拿疗法的精髓，是检验临床疗效的直接和重要标准之一。

近代著名推拿、正骨专家朱金山先生勤奋研究，创立了"四应六法"等推拿手法，并将武术结合手法应用于临床，在全国形成一个流派，在国内外同行中享有较高声誉。

周华龙主任在朱老手法的基础上，潜心研究，独创了平衡推拿八法，并广泛应用于临床，治愈了大量的内、妇、儿、伤科患者和诸多疑难杂症，现将其手法及应用介绍如下。

一、头部的啄法

【形态】患者取坐位或仰卧位，医者取立位或坐位，用单手五指指尖或双手十指指尖弯曲并拢呈鸟喙状在施术部位进行反复啄击，形同梅花针敲叩。要求力量因人、因病而异，由轻渐重，循序渐进。且各部用力不同，不宜用猛力，以患者能够接受而辨证施治。

【部位】头部和脊柱。

【作用与功效】头部可以逐瘀通络，开窍醒脑，行气活血。脊柱部能够通督整脊，振奋阳气，调理脏腑。

【主治】血管、神经性头痛，眩晕，中风后遗症，帕金森病，小脑萎缩，脑瘫，失眠等症。

二、面部的牵正法

【形态】患者通常取仰卧位或端坐位，医者取坐位或立位均可，医者用左或右手拇指或中指牵住患侧的特定施术部位，右或左手施以各种不同的手法进行操作或左右手交替。以施牵正，达到平衡目的。

【部位】多用于面部。通常先配用平衡擦法施之。

【作用与功效】牵引矫正，以达平衡。

【主治】面神经瘫痪。

三、咽喉部的合喉法

【形态】患者通常取仰卧位，医者拇指、食指和中指分别从咽喉部的两边夹住喉结，通过腕关节上下抖动带动喉结运动，要求速度快而力量均匀。

【部位】咽喉部。

【作用与功效】活血行气，清利咽喉，促进局部的血液循环。

【主治】急性失音，急、慢性咽喉炎。

四、颈部的端提法

【形态】患者取坐位，医者侧立于其背后，用左手掌心贴于前额，右手五指分别置于颈后两侧风池穴部（拇指在左侧，其余四指在右侧）向上进行端提，并点揉风池穴及风府穴，力量不宜过重。颈椎有器质性病变时禁用。

【部位】颈部。

【作用与功效】松弛颈椎，滑利关节，减轻颈椎间盘的压迫，改善神经根和血管的压迫症状。

【主治】颈椎病。

五、腹部的三抖法

1. 点抖法

【形态】患者通常取仰卧位，医者手掌弯曲呈弓形，用中指、食指、无名指尖端着力于患者的体表，通过腕关节有频率地上下抖动来达到施术和治疗目的。要求速度快而力量均匀、柔和，并有深透内部的感觉。

【部位】腹部。

【作用与功效】疏通经络，行气活血，内动脏腑。增强脏腑功能，调节脏腑平衡。

【主治】胃肠系统相关病变、便秘、肠易激综合征、小儿肠系膜淋巴结炎、痛经等多系统疾病。

2. 按抖法

【形态】患者取仰卧位，医者用右手掌贴按于施术部位，通过上肢做一定频率的上下快速抖动，以上臂之力带动手部运动达到施术与治疗目的。

【部位】腹部。

【功用】温中散寒，活血化瘀，行气消积。

【主治】便秘、胃肠功能紊乱、消化不良，痛经、盆腔炎、阳痿、前列腺炎等多系统疾病。

3. 环形抖法

【形态】患者取仰卧位，医者的手掌卷曲呈半圆形，施术从掌根开始到小鱼际，再到小指、无名指、中指、食指、大拇指，最后到大鱼际，又回到掌根，如此反复，呈圆环形抖动反复操作。

【部位】腹部。

【功用】调理脏腑，消积导滞，行气活血，化瘀止痛。

【主治】便秘、消化不良、腹部手术后肠粘连、腹痛、腹泻、不完全性肠梗阻、痛经、盆腔炎、前列腺炎、阳痿等。

六、脊柱部的通督法

1. 五指撒揉（五指通督法）

【形态】患者通常取俯卧位，医者五指撒开，以手指螺纹面为着力点，以脊柱为中心，平衡性地按一定施力方向，自上而下进行揉动。要求五指柔和而有力、深透而均匀。

【部位】督脉及两侧。

【作用与功效】疏通督脉，平衡脏腑。

【治疗】脊柱及脊柱相关性疾病，脑瘫。

2. 疏经揉法（疏经通督法）

【形态】患者取俯卧位，医者用拇指、食指、中指尖端为着力点，分别在脊柱或脊柱两侧，以督脉、足太阳膀胱经、华佗夹脊为主自上而下平衡连续性地揉动。要求力量均匀，两侧、上下平衡。

【部位】督脉、膀胱经、华佗夹脊。

【作用与功效】疏经活络，调理阴阳，平衡脏腑。

【主治】脊柱与脊柱相关疾病，相关脏腑疾病。

七、腰腿部的三㨰法

1. 撵㨰法

【形态】患者通常取卧位，医者微握拳，以掌指关节为着力点，贴附于施术部位，以0.5寸的距离向前㨰动。要求动作均匀协调，轻重适宜。

【部位】背腰及四肢部。

【作用与功效】疏经活血，通经止痛，缓解痉挛。

【主治】风寒湿痹证，腰腿痛、腰椎间盘突出症、下肢运动系统疾病等。

2. 滑㨰法

【形态】患者取俯卧位，医者以小鱼际为着力点，贴附于体表，以2寸的距离向前㨰动。

【部位】下肢部。

【作用与功效】疏经活络，行气活血，滑利关节，促进和改善血液循环。

【主治】风寒湿痹证，腰腿痛、腰椎间盘突出症、下肢运动神经系统疾患等。

3. 吸定㨰法

【形态】患者取俯卧位，医者以四指和掌指关节尖端置于患者的某个部位或压痛点上，有节奏地进行㨰动。要求㨰动时，手法吸定的部位须紧贴体表，不能晃动。

【部位】腰及上肢部。

【作用与功效】温经散寒，疏调经络，活血化瘀止痛。

【主治】腰椎间盘突出症、梨状肌综合征、坐骨神经痛、臀上皮神经炎、上肢运动系统疾患等。

八、四肢部的挤捏法

1. 挤法

【形态】患者取坐位或卧位均可，医者分别将左右手拇指、余四指分开，以手指指腹为着力点，自上而下或自下而上辨证施治进行挤捏施术。

【部位】上、下肢部。

【作用与功效】引血下行，引火归原，疏经通络，行气止痛，活血化瘀。

【主治】肢体麻木酸痛，血脉不和，以及高血压、失眠等症。

2. 捏法

（1）捏穴法

【形态】医者用手指指端捏按住患者某一穴位或痛点处，以有酸胀感为度。

【部位】四肢部的主要腧穴。

【作用与功效】行气止痛。

【主治】常见痛症、高血压、失眠等症以及运用于临床急救。

（2）捏经络法

【形态】患者取仰卧位或坐位，医者以手指指腹捏住肢体的有关经络部位，沿着其循行方向边捏边行。

【部位】常对称运用于四肢部的手、足阴阳经络部位。

【作用与功效】疏经活络，温经散寒，理气止痛，调节、平衡阴阳。

【主治】经络相关疾病。

周华龙主任临床"望神"诊治疑难杂病集萃

作者：周　伟　指导：周华龙

【摘要】　周华龙主任通过"望神"途径，运用哲学思维，以整体观察的方法来认识脏腑的生命活动规律和病变过程以及病理状态。"望而知之谓之神也"即是对望诊的肯定，也是对望诊提出的要求。

【关键词】　望诊望神诊治疑难杂病

周华龙主任系南京市中医院推拿科主任，副主任中医师。全国推拿学会理事，中国名医疑难病研究所特约研究员，南京中医药大学副教授，江苏省推拿专业委员会副主任委员，江苏省针灸学会理事，南京市针灸学会副会长、南京市医疗事故鉴定委员会专家，南京市名中医。作者系江苏省暨南京市第四批名老中医药专家学术学业继承工作学员，师承于周华龙主任。

"望诊"是中医四诊法的重要组成部分，而"望神"则是望诊之首。中医学不仅通过解剖分析的直接观察方法认识脏腑的形态和功能，更通过"望神"途径，运用哲学思维，以整体观察的方法来认识脏腑的生命活动规律和病变过程以及病理状态。"望而知之者谓之神也"即是对望诊的肯定，也是对望诊提出的要求。周华龙主任集 40 余年临床医疗、教学、研究经验之精华，总结并独有见树地创立了"平衡推拿法"这一金陵学术流派，在同行中享有较高声誉。现将他在诊病中望神方面之经验，略选疑难杂病中的病例简作整理，敬请指正。

【例1】　患者张××，男，71 岁，因"腰痛 2 月余，伴有纳差"慕名前来求诊。患者平素体健。2011 年国庆节后，突感腰痛，渐有加重之势，不能行走及活动，无双下肢麻木及疼痛现象。且伴有食欲缺乏，饮食减少，体重减轻明显。患者就诊时神清，精神差，面色萎黄，贫血貌，身形羸瘦，舌苔厚而黄腻，不欲言，音沉低迷。小便正常，大便 3 天左右 1 次。查：脊柱腰段生理弧度改变，L4-L5、L5-S1 棘间、棘旁压痛明显，无叩击痛，双下肢直腿抬高试验（一）。

周华龙主任拟诊：(1) 腰椎退变。(2) 腰突症 (L4-L5、L5-S1)。(3) 腰痛（性质待查）。后予以毫针在患者 L4、L5 及 L5、S1 棘间和棘旁进行补法治疗，15 分钟毕。指导学生在患处以掌揉法、滚法、补法治疗 10 分钟。再用平衡闪火拔罐疗法以平补平泻法进行拔火罐治疗，以局部皮肤红润为度。治疗完毕，患者可以自己穿鞋、下治疗床，并自行步出诊室。次日复诊时，患者自行步入诊室，自述疼痛感略有减轻。后继续予首次治疗方法给予治疗，患者自觉症状减轻。

三诊时，患者述疼痛反复，且感夜间症状加剧，并且仍感食欲不佳伴明显消瘦。周华龙主任即让患者查血沉、癌胚抗原。3 日后，结果提示：血沉 71 mm/h，癌胚抗原 98 ng/mL。遂转入肿瘤科进一步诊治。后家属告知，患者为"前列腺癌"，1 个月后患者病逝。

【例2】　患者严××，男，50 岁。因"腰痛半月加剧 3 天"慕名前来求诊。患者平素体质健壮，半月前无诱因下出现腰痛，无双下肢麻木及疼痛，近 3 天来症状有明显加剧之感，影响行走，精神及饮食尚可，未有形体明显消瘦现象。患者就诊时，神清，精神尚可，面色略呈浅黄色，舌红苔黄，无明显消耗性面容，脊柱腰段生理弧度存在，L4-L5 及 L5-S1 棘间压痛，无双下肢压痛。周华龙主任拟诊：(1) 腰椎退变 (L4、L5、S1)。(2) 腰椎间盘突出症 (L4、L5、S1)。(3) 腰椎转移性病变（性质特查）。周华龙主任指导进行治疗，患者俯卧位，以普通毫针在患者 L4、L5 及 L5、S1 棘突间、棘旁以泻法为主进行针刺 20 分钟，针毕予局部以掌揉法、多指揉法、滚法进行平衡推拿约 15 分钟，再予闪火拔罐以泻法为主进行治疗。

治疗后，患者可自行下治疗床，第三日后复诊，诉腰痛虽有减轻，但感夜间加重，影响睡眠，有昼轻夜重的现象，周华龙主任给予患者治疗5次，患者腰痛未有显著改善，即予以试验室检查血沉、癌胚抗原。检查结果提示血沉20 mm/h，癌胚抗原62 ng/mL。后建议转入专科医院进一步检查以明确诊断，后该患者诊断为：（1）肝癌。（2）腰突症（L4、L5、S1）。患者5个月后死亡。

【例3】 患者夏××，男，42岁，司机。因"食欲不佳半月"就诊，患者半月来，自感食欲缺乏，略有形体明显消瘦，无多饮、多尿现象，无头晕，大便尚正常。患者就诊时，面色晦暗，神清，精神尚可，舌苔黄灰色。患者自诉半月来消瘦明显，否认"糖尿病"及"结核"病史，查血糖水平正常。周华龙主任嘱患者应积极检查以进一步确诊。患者诉已在当地医院查血沉、血糖及CT检查。血沉、血糖及CT检查均无异常提示。周华龙主任建议患者前往省级专科医院检查：（1）癌胚抗原；（2）胸部CT；（3）腹部CT。并于一周后前来复诊。一周后，患者携相关检查报告前来复诊。报告示：（1）癌胚抗原93 ng/mL；（2）胸部CT检查未见异常提示；（3）腹部CT示：肝脏后叶见一1厘米×1厘米×2厘米占位性病变。第一次CT检查因患者体位原因漏诊。患者预后：患者3个月后死亡。

讨论

以上三例病例是随师侍诊时在治疗同时，或治疗之前诊断中的冰山一角，虽然都是临床常见及多见症状，但其机理都有待深究。择其在望诊望面色、望气血、望神中具有典型性的几例病例。从三例病例中可以看出导师之所以重视望诊中望神的独到见地：

病例1中患者主诉虽为"腰痛"，但患者有面色萎黄，贫血貌，身形羸瘦，不欲言，声音低迷等恶液质体征。因此，结合其腰痛"治不愈"现象，考虑患者为转移性病变。

病例2中患者虽无例1中的恶意质状态，但患者有"治毕减轻，后有加重，且有昼轻夜重"现象，故考虑其非良性病变。

而病例3中患者虽然只有"食欲不振"这一主症，但依据患者无"糖尿病"及"结核"等病史，结合患者"面色晦暗""消瘦"及"食欲不佳"等消耗性体征，故考虑患者存在未发现之他病，建议其进一步检查以确诊。

中医诊病，以望诊为首要，而望诊尤以望神为重。神的盛衰虚实可以作为了解疾病发生、发展及预后的重要参考之一，尤其可以作为了解脏腑精气充实与否的重要标志，并藉此预后疾病的吉凶和变化。神的盛衰是生命力盛衰的重要体现，神的存在是人体生理活动的主宰，形离开神则无，行依存于神而生，形与神俱，神为主宰。《素问·移精变气论》："得神者昌，失神者亡"。因神的产生是以精气血液而化，精气血液的重盛是养神的基本内在和重要途径。神若不生，皆与精气血液的充盈与否及相关脏腑机能的盛衰有关。导师重视"望神"以判断气血。《素问·八正神明论》中的"血气者，人之神。"患者的面色可谓血、气之貌，是患者疾患的外在表象与反映。导师经常教导："中医学的"望神"诊法正是通过观察患者外在气血、征象来研究其内脏的活动规律，并认识内脏的实质，所谓视'其外应，以知其内脏'。"故导师在诊病中抓住"望神"这一关键，在诊断方面独有奇效与建树。

阿是穴在平衡推拿中的运用

南京市中医院　周华龙

"阿是穴"就是临床上当医者掐病人某一部位时，病人随即喊出"啊"的声音，以示反应，此处即是穴位，形象地取名为"阿是穴"。阿是穴又叫作天应穴，以压痛是穴，没有固定的部位，这类穴位是在一定的病理状态反应下出现的。在《扁鹊神应针灸玉龙经》中写道阿是穴名为天应穴、不定穴。《千金要方》："言人有病痛，即令捏其上，若果当其处，不向孔穴，即得便快或痛，即云阿是，灸刺皆验，故曰阿是穴也。"临床观察阿是穴在一定条件下，能出现固定穴不能具有的作用，显示出很好的治疗效果，特别是在疼痛为主症的某些病症尤为明显。另外，从临床的多年观察发现阿是穴的治疗作用已为人们所熟知，并且已在临床上广泛地应用。然而阿是穴不仅有治疗作用，而且对某些疾病有诊断作用，并早在《灵枢·官能篇》中就有了记载。现将笔者数年来采用阿是穴诊断和治疗疾病的方法和点滴体会作一整理。

一、阿是穴的诊断和治疗作用

祖国医学认为"有诸内必形诸外"，并指出：阿是穴就是经络学说中的一些局限性皮肤刺激点的反应，如临床上常有的酸痛、麻木、快感、冷热、跳动、条索等现象通常可作为诊断及治疗的一种依据。阿是穴也是体表经气集聚之处，病理上是疾病反应之处，也是治疗上刺激的部位，在许多压痛点中最明显的常可作为诊断和治疗各种疾病的部位。如临床中，最常见的消化系统疾病在下肢的足三里穴，在背部脾俞、胃俞上有压痛；循环系统疾病在天宗穴，在背部心俞、膈俞穴上有明显压痛；肝胆疾病，常出现在右侧的肩髎部及右胁肋部的疼痛或压痛；腰部的疾病在L4、L5脊柱旁有明显压痛；肩关节疾病通常在"肩三点"有明显压痛；坐骨神经痛常在环跳、承扶、殷门、委中、承山穴有明显压痛；网球肘多在曲池穴有明显压痛；面神经之疾，常在听宫、听会、耳门、翳风穴有压痛；头痛常在太阳穴有压痛，因此常在治疗手法操作时，采用点揉、按压压痛点，可逐渐缓解。另外，经多年观察得出，常有肩颈、上肢同病，胸腹同病，腰腿同病，治疗时，头颈及上肢疾病多采用手法在颈椎部进行强刺激，对于胸腹部疾病多用手法在胸椎部进行强而有力的刺激，对于腰及下肢疾病多用手法在腰椎部进行强而有力的刺激。另外，还有肩颈、上肢同治，腰腿同治，胸腹同治，头面同治的治疗法则，常常也同样收到良好的效果，病人感觉也很舒适。

二、阿是穴的治疗方法

（1）胃脘痛的治疗方法

胃脘痛又称"胃痛"，由于痛近心窝故亦有称为"心痛"者。引起胃脘痛的病症很多，如常见的急、慢性胃炎，胃或十二指肠球部溃疡，胃痉挛，胃神经症等。本症发作时是以疼痛为主要症状，采用阿是穴的推拿方法治疗本病，其主要原则是行气止痛，主要方法是先取仰卧位，点揉中脘、下脘、足三里、三阴交穴；后采取俯卧位，点揉膈俞、脾俞、胃俞，几穴轮流操作，反复点揉5～10分钟。用力由轻渐重，不宜用力过猛，通常施术3～5次，隔日或每日治疗1次，疼痛即可减轻或消失。

（2）冠心病的治疗方法

冠状动脉硬化性心脏病简称为"冠心病"，多见于中老年，在我国女性多于男性，现代医学认为系由于冠状动脉粥样硬化导致不同程度的心肌缺氧缺血而发病，其主要症状为胸骨后有阵发性疼痛。本病临床常以胸闷、心痛为主要症状，采用阿是穴的推拿方法，主要是方法简便，疗效快。其原则是通阳止痛，通常先取仰卧位双手推胸部，以宣通阳气，紧接着以点捏内关穴（双），共5分钟左右，而后取俯卧位以拇指点揉心俞、膈俞、天宗等穴，时间为5～10分钟，通常全过程15分钟，一般施术后胸闷、心痛的感觉随之减轻。

（3）坐骨神经痛的治疗方法

坐骨神经痛是指坐骨神经通路及其分布区的疼痛，是临床上的常见病、多发病，其原因常分为原发性、继发性和反射性三种，其主要症状是沿坐骨神经走向，即腰、臀、大腿后侧、小腿后外侧、足背等处发生放射性、烧灼样或刀割样疼痛，常以疼痛为主要症状。治疗时采用阿是穴推拿，以通络止痛为原则，常取俯卧位，先用掌揉法自腰部至下肢以助放松，而后重点采用强手法刺激环跳、承扶、殷门、委中、承山等穴，反复点揉，用力由轻渐重，反复施术 10～15 分钟，一般 5～10 次即可以改善症状，甚至症状消失，以至临床痊愈。

（4）肩关节周围炎的治疗方法

肩关节周围炎简称肩周炎，又名冻结肩，它是一种肩关节周围软组织的无菌性炎症。本病是中老年的常见病、多发病，急性期常以剧烈疼痛为主症，因此，在临床上采用阿是穴推拿的方法，病人常取坐位，医者用左、右手的拇指、食指、中指反复在患侧肩关节周围点揉肩贞、肩髃、肩髎、天宗等穴，手法用力由轻渐重，先轻后重，每次点穴 5～10 分钟，一般治疗 5 次疼痛逐渐减轻或消失。

（5）面神经瘫痪的治疗方法

面神经瘫痪亦称"面瘫"，为颅神经病变中最常见的疾病。任何年龄均可发病，但以青壮年较为多见，本病发生的原因，多因急性非化脓性茎乳突孔内的面神经发炎，以及面部受风着凉所引起，通常认为是局部营养神经的血管因受风寒而痉挛，导致该神经缺血、水肿而致病。其主要症状是以口眼向一侧歪斜，耳后乳突部常有明显的疼痛，一侧眼不能闭合，流泪，不能皱眉，说话和饮食均不便。采用阿是穴的推拿方法治疗本病，经观察疗效比较满意。其方法是病人常取端坐位，医者立于对侧，用右手的拇指、食指、中指三指点揉面部的太阳、印堂、人中、地仓、颊车、听宫、听会、耳门、翳风等穴，几穴轮流点揉。我们在临床上治疗特点是面瘫初期通常在健侧用强而有力的手法，患侧用弱而轻的手法，面瘫中后期采用平衡性手法进行点揉，每次治疗 15 分钟，早期面瘫一般 10 次推拿后可临床痊愈。

（6）三叉神经痛的治疗方法

三叉神经痛，是指面部三叉神经分布区内发生阵发性、烧灼样疼痛，多发生在中年。三叉神经共分三支，第一支为眼支，第二支为上颌支，第三支为下颌支，通常在临床上以第二支、第三支同时疼痛者较多。常见一侧分布区的疼痛发作，出现阵发性闪电样剧烈疼痛，如刀割、如钻刺，常有明显压痛点。经临床观察，采用阿是穴推拿治疗效果满意，病人乐意接受，尚无副作用。常用右手拇指、食指、中指交替地点揉太阳、地仓、颊车、风池、合谷等穴，每次点揉 5～10 分钟，5～10 次为 1 个疗程，一般手法治疗后疼痛可逐渐缓解。

三、阿是穴在临床运用体会

（1）阿是穴在临床中运用极为广泛，不但广泛地运用于治疗运动系统疾病，而且可以广泛地运用于消化、循环、神经等系统的常见病、多发病。临床观察，只要手法轻重适宜、压痛点准确，均可获得良好的效果，无不良反应。

（2）祖国医学认为：阿是穴可能是经络、筋经、气血的集聚所致，压痛点是症结之所在，因多种内脏疾病可形诸于外，早在《医宗金鉴·正骨心法要旨》就明确地指出："按其经络，以通郁闭之气，摩其壅聚，以散疗结之肿。"因此，以通为法即是以消除压痛点为主要治疗目的。

（3）阿是穴的治疗方法可能是通过手法"力"的作用，对人体的穴位进行强有力的刺激，将力作用于体内病所，从而调整机体功能，消除疼痛而达到防治疾病的目的。

"脊柱平衡推拿法"临床应用

南京市中医院　周华龙

一、概述

"脊柱平衡推拿法"是医者以各种推拿手法在脊柱的棘突、棘旁、两侧及相应部位操作，以纠正脊椎节的相对不平衡状态，从而改善或达到"阴平阳秘"的治疗和保健作用。

笔者从事中医推拿工作近30年，潜心研究和探讨脊椎病与脊柱相关病的关系，曾提出"左右调脊、上下调脊、前后调脊，旋转调脊"的治疗原则和方法，将大量疾病采用"脊柱平衡推拿法"总结摸索出一些治疗方法，颇爱人们的认可和欢迎。

"脊柱平衡推拿法"其理论依据，现代医学认为：脊柱是人体这个"机器运动"的控制器，几乎所有疾病的产生都与脊柱有一定的关系，多系统的疾病与压迫脊神经、交感神经、椎动脉、颈动脉窦等导致心脑缺血、缺氧、自主神经功能紊乱、代谢障碍而有关；而祖国医学则认为："督脉为阳经之海"，"脊中骨节督所辖"明确地指出脊柱部位是督脉循行路线，督脉统帅全身阳气。由此可见，"脊柱平衡推拿法"。重在脊柱部位施以各种"技巧""有力"的手法进行调节而治疗疾病和保健。

二、脊柱病的治疗和应用范围

脊柱及相关疾病早有记载，医学之父希波克栏底曾详细而清楚地阐明了他教守学生，应用手法治疗脊柱后突的病人。他说：如果医患配合得当，采用手法整脊是不会造成较大损害的。此外，资料还记载了希氏用手法治疗脊柱病，以及用手法整复半位的病例。1895年美国衣啊华洲，达文波医生采用整脊疗法，成功的矫正了一位病人的椎骨，并使得这位失聪已久的病人恢复了听觉。

现今世界，科技日益发展，医学技术日益发达，"脊柱平衡推拿法"作为脊柱疗法的一种重要方法，不仅在临床实践中颇有成效，其理论已逐步得到人们的认可和赞同，随着人们生活质量的提高，医疗科技逐渐由"治病"向"治未病"发展，作为传统医学相结合的"脊柱平衡推拿法"将会有更加广阔的应用天地。

（一）脊柱病

1. 先天性疾病：主要用于先天性发育异常。

2. 退行性疾病：只要用于脊柱退行性病变。

3. 外伤性疾病；只要用于直接、间接暴力外伤所致的。

4. 炎症行疾病：主要用语化脓行和非化脓性。

5. 肿瘤性疾病：主要包括良性肿瘤和恶性肿瘤。

（二）脊柱相关疾病

脊柱相关即便是指在脊柱疾病的基础上，又伴有其他病症。祖国医学"整体观念"认为人体是一个有机的整体，采用脊柱平衡推拿法，通过经络贯通内外上下，以达到调节阴阳平衡的目的。从而取得疗效。具体涉及：

1. 内科：颈型眩晕、颈型血压异常、颈肾综合征、颈胆综合征、颈型心脏病等。

2. 妇科：颈型痛经、月经不调等。

3. 儿科：厌食、咳嗽、消化不良、腹泻、遗尿等。

4. 神经科：枕下神经痛、三叉神经痛等、臂丛神经损伤、腓神经损伤等。

5. 皮肤科：神经性皮炎。

6. 口腔科：牙痛、下颌关节痛、梅核气等。

7. 五官科：颈型视物模糊、颈型失明等。

8. 外科：胆囊炎、胆石症、前列腺失等。

9. 骨伤科：颈椎病、棘上韧带、棘间韧带、腰三横突综合征、挥鞭综合征等。

三、临床应用方法与体会

（一）应用方法

自1979年笔者竟"脊柱平衡推拿法"应用于临床实践，并结合临床观察，加以研究，现将其应用的方法和研究体会，作些小结，以求抛砖引玉，便于更广泛应用。

1. 在风池、风俯至颈6脊段，采用平衡推拿手法15～20分钟，隔日一次，治疗面神经瘫痪、三叉神经痛、头痛、偏头痛、高血压、颈椎综合征、耳鸣耳聋等病症。

2. 在颈7至胸3脊段进行平衡手法治疗，治疗15～20分钟，隔日一次主治呼吸系统常见病、多发病。

3. 在胸4至胸7脊段及天宗穴；进行平衡手法，加上宽胸里气的手法，每次15～20分钟，隔日一次，治疗循环系统的常见病，如冠心病、心绞痛的缓解期等。

4. 在胸8至胸12脊段，采用平衡推拿手法，加上腹部的手法，每次治疗20～30分钟，主治消化系统的常见病、多发病，如胃痛、急性肠胃炎、溃疡性结肠炎等。

5. 在腰1至骶5脊段，采用平衡推拿手法，加上下腹部手法治疗20—30分钟，隔日一次，主治泌尿系统及生殖系统疾病，如遗尿、尿潴留、痛经、盆腔炎等，以及运动系统疾病，如腰椎病、腰椎间盘突出症、坐骨神经痛等。

6. 推拿治疗消化系统的慢性腹泻、久泻溃疡性结肠炎等病时，除在胸8至胸12脊段，采用平衡推拿手法外，加腹部手法，另加向上推七节骨（即自尾骶部向上推至第4腰椎部）。

7. 推拿治疗便秘时，除在胸8至胸12脊段，采用平衡推拿手法外，另加向下推七节骨等。

（二）应用体会

"脊柱平衡推拿法"其理论依据为"脊中骨节督所辖""督脉为阳经之海"通过各种推拿手法在脊柱及相应部操作，调节气血阴阳，纠正脊柱的不平衡状态，从而达到"阴平阳秘"的治疗和保健作用。其应用范围除包括脊柱疾病外，还涉及内、外、妇、儿等相关方面，并且在预防医学领域也起到一定的作用。

"脊柱平衡推拿法"是一种技能，是力量与技巧高度结合的技能，是一种高级的肢体运动形态，其本质是一种外力，其作用对象为人体，手法外力不仅可以直接引起关节位置，软组织形态改变，更为主要的是手法外力作为一种刺激因素，激活了经络系统的调整功能。因此，很多学者将推拿称之为"功夫"而"功夫"是应该常久的练习、日积月累，真正做到"一份功夫，一份效果"。

"脊柱平衡推拿法"同样强调：持久、有力、均匀、柔和、深透。更加强调用心去"悟"，悟出脊柱平衡推拿法的形态、部位、作用，用心做好每一个手法，真正做到"一旦临症，机触于外，巧生于内，手随心转，法从手出"。

金陵医派——金陵中医推拿医术治疗腰椎间盘突出症验方

周　伟　周华龙

南京市中医院（南京中医药大学附属南京中医院），江苏 南京，210022

【摘要】　金陵中医推拿医术是江苏省级非物质文化遗产项目，是金陵医派中具有特色的学术流派之一，主要包涵朱金山先生和周华龙先生两代医家的学术总结和精华。在江苏省、南京市、秦淮区各级政府和各级宣传、文化部门，特别是南京市中医院的关心和支持下，金陵中医推拿医术流派不断继承和发扬，不仅在中医骨伤、推拿领域起到标杆作用，而且在针灸、中医药等方面成绩突出，取得较好的成就，并填补了部分学术空白。腰椎间盘突出症是临床较为常见的骨科疾病，西医治疗该病以非手术治疗为主，辅以手术治疗。中医认为，不通则痛，不荣则痛，治疗以养血逐瘀、滋养脏腑、通络止痛为主。金陵中医推拿医术在治疗腰椎间盘突出症方面有丰富的经验并独具特色，在临床上收效显著。该文介绍金陵中医推拿医术治疗腰椎间盘突出症验方的代表性验方。

【关键词】　金陵医派；金陵中医推拿医术；腰椎间盘突出症

中图分类号：R244.1；R249　　　　　文献标识码：A

金陵中医推拿医术主要包涵朱金山先生和周华龙先生两代医家的学术总结和精华。朱金山先生的骨伤和推拿流派在全国乃至世界都享有盛誉。朱金山先生是全国著名老中医，第1届全国推拿学会理事，也是首批国务院政府特殊津贴获得者。1956年朱金山先生作为南京市中医院建院名老中医之一，主导、筹建并创立正骨、推拿学科，带教了李裕顺、翁玉珍、刘成修、周华龙、闻正怡、刘孔江等中医正骨推拿的精英和后起之秀，为南京市中医院的骨伤和推拿学科奠定了坚实而雄厚的基础，并在其指导下开设正骨和骨伤门诊，建立了骨伤科独立分科的雏形。朱金山先生的学术成就被载入《金陵百年名医》专篇记载和介绍，朱金山推拿疗法填补了国内推拿流派和专业的空白。2008年以朱金山先生名字命名的"朱金山推拿法"被列入秦淮区级非物质文化遗产名录。2015年朱金山先生和周华龙先生学术经验共成金陵中医推拿医术列入南京市级非物质文化遗产项目。2018年金陵中医推拿医术列入江苏省级非物质文化遗产名录。两位先生的代表，性传承人周华龙主任在朱金山先生学术基础上于中医骨伤、推拿、针灸方面又创立了"平衡推拿疗法"独成一派，在专业学术领域具有较高成就和声誉；并在继承两代医家学术思想和经验的基础上，创立"五行"辨证法，与脏腑、气血等相结合辨证论治，在中医、推拿、针灸、中药学术领域得到一致肯定。

腰椎间盘突出症是临床较为常见的骨科疾病，可发于各年龄层次，尤以中老年人群为主，主要是因腰椎间盘退变，纤维环部分或全部破裂，髓核突出刺激或压迫神经根、马尾神经引起的一种综合征。该病可引发腰部疼痛、下肢麻木等症状，严重影响患者生活质量。西医临床治疗该病以缓解疼痛为目的，以非手术治疗为主，对于保守治疗无效者则采用手术治疗。中医认为，该病属于"腰痛"范畴，病机为气血瘀滞、不通则痛，亦可因脏腑亏虚、不荣则痛，故治疗应以活血化瘀、滋养脏腑、疏经养血、通络止痛为主。金陵中医推拿医术治疗此症有丰富经验并独具特色，尤其是朱金山先生和周华龙先生及其传承人周伟自创的代表性方剂，可应用于保守治疗和手术治疗的过渡状态，在临床上收效显著，在学术领域独树一帜。现将金陵中医推拿医术治疗腰椎间盘突出症的代表性验方简介如下，敬请指正。

1. 血瘀和肾虚是腰椎间盘突出症发病的基本病机

腰椎间盘突出症是针灸推拿科门诊常见的慢性疼痛病之一，以腰痛伴随下肢放射痛为特点。笔者依据金陵中医推拿医术两代医家经验，并在临床诊疗中发现，该病多发于青壮年和老年，久坐、肥胖和从事重体力工作的人群多发，且青壮年发病日趋低龄化。金陵中医推拿医术学派认为，血瘀和肾虚是腰椎间盘突出症发病的基本病机。

1.1 血瘀腰痛　血瘀腰痛为该病发病基本病机之一，在临床上以气滞血瘀和寒湿瘀阻为常见病机，青壮年多发。《素问·刺腰痛论》载："衡络之脉令人腰痛，不可以俯仰，仰则恐仆，得之举重伤腰，衡络绝，恶血归之，刺之在郄阳筋之间，上郄数寸，衡居为二痏出血。"可见该病病因病机为闪挫和举重伤腰致腰部络脉瘀滞，气血失和，不通则痛。《素问·六元正纪大论》载："感于寒，则病人关节禁固，腰椎痛，寒湿推于气交而为疾也。"南京冬季寒湿为胜，易伤客体，寒主凝滞，湿主黏滞，易损阳气，侵袭腰部，筋脉拘急，血行涩滞，瘀血为病，发为腰痛。血瘀腰痛发病特点为疼痛较剧，痛点固定，夜间和受寒加剧。临床治疗该类患者应以活血化瘀、温经化湿、通络止痛为治法，采用针药并用，则疗效显著。

1.2 肾虚腰痛　《素问·脉要精微论》言："腰者肾之府，转摇不能，肾将惫矣。"肾主骨生髓，主一身之元阳，温煦五脏六腑和四肢百骸，说明肾和腰与该病是否发病和病情轻重关系密切。换言之，肾之强弱，决定了腰之状态，肾强则腰固，肾弱则腰惫。肾虚腰痛多发于老年患者，发病特点为腰部隐痛，痛势不甚，多伴有阳虚内寒症状，如怕冷、四肢不温、小便多且清长等。治疗该类患者应以温肾祛寒、通络止痛为治法，辨证用药，疗效显著。

2. 验方特点分析

2.1 活血散、牡丹透骨散——朱金山先生自创的治疗腰椎间盘突出症验方

朱金山先生自创的丸、散、膏、丹一直应用于临床，如活血丸、损伤丸、调气丸等内服药广泛应用于伤科、推拿科、内科等常见病的治疗，活血散、牡丹透骨散等方剂也作为南京市中医院的自制外用方沿用至今。现将其最具特色的两个外用方——活血散、牡丹透骨散简介如下。

（1）活血散方药分析　① 组成：刘寄奴、虎杖各 30 g，生天南星 10 g，地鳖虫 15 g，等等。②功用：活血祛瘀，消肿止痛。③ 主治：运动系统损伤、关节炎性肿痛、轻度闭合性骨折、骨裂等。④ 用法：共研细末，调成膏状，外用。

（2）牡丹透骨散方药分析　①组成：透骨草 60 g，防风 30 g，赤芍 15 g，红花 15 g，艾叶 15 g，良姜 15 g，等等。② 功用：温经散寒，行气活血，消肿止痛。③ 主治：跌打损伤、骨性关节炎、四肢肌肉劳损、轻度闭合性骨折、骨裂等。④ 用法：研粗末，分装（每包 100 g）外用。沸水冲泡或放水中煮沸，先熏后洗再泡。

（3）病案举隅　患者许某，女，14 岁，1981 年 8 月 10 日就诊。主诉：腰痛伴右小腿萎缩 1 年余，加重 1 周。1 年前患者一次剧烈运动后，开始出现腰痛，但尚能坚持学习。而后腰部症状加重，且麻木酸胀放射至右下肢，若行走半小时或站立十余分钟，则腰腿疼痛加剧，难以忍受。咳嗽、大便用力及打喷嚏时，症状亦加重，并渐有右小腿肌肉萎缩现象。近 1 周因过食寒凉食物症状加剧，故慕名求诊。体格检查：身体状况健壮良好，腰椎轻度向右侧偏歪，稍有"S"形，第 4、5 腰椎及第 1 骶椎棘突之间有明显压痛，肌肉紧张度增强，骶髂关节部位无明显压痛。直腿抬高试验：右侧约 45°，呈阳性，左侧 80°。右小腿肌肉轻度萎缩，在两内踝上 18 cm 处测量，右腿较左腿萎缩约 1 cm，小腿皮肤温度及触觉略有下降。神经反射无特殊变化。X 线片结果提示：第 4、5 腰椎关节间隙狭窄；脊柱腰段侧弯（轻度），无其他器质性改变，两骶髂关节正常。西医诊断：腰椎间盘突出症（L4/L5，L5/S1）；腰椎侧弯。中医诊断：腰痛，寒凝气滞证。处方用药：活血散外敷于腰部疼痛部位，每 3 天 1 贴；牡丹透骨散隔日临睡前约 1 小时熏、泡浴双下肢，约 10 分钟。隔日治疗 1 次，10 次为 1 个疗程。

经活血散腰部外用，牡丹透骨散双下肢熏洗、泡浴治疗 3 次后，患者症状日渐减轻。腰部及右下肢疼痛明显缓解，行走及上课端坐一定时间能耐受。治疗 5 次后，患者右下肢肌肉增长约 0.5 cm。治疗 10 次后，患者腰部症状完全消失，患侧下肢直腿抬高试验右侧可达 80°，右小腿肌肉增长约 0.8 cm，临床痊愈。嘱患者注意保暖，适当散步和轻强度运动，随访 1 年未再复发。

按语：朱金山先生指出此患者因年龄较小，不宜过服药物，加之其多久坐、平素贪凉，后复因贪食寒凉导致寒凝气滞，故选外用药物治以祛风散寒、温经止痛。腰椎间盘突出症是临床常见的脊柱疾病之一，虽多发于中老年患者，但年轻人群也有好发趋势。脊柱是身体框架的重要组成部分，保护内脏和支撑躯干是其重要功能之一。若脊柱长期姿势不当会引起腰椎失衡，使椎间盘长期受压，且在一定诱因的刺激下，如寒凉会导致髓核压迫、刺激神经根引起以腰腿痛为主要临床表现的综合征。此外部分患者对核心肌群保护和锻炼不到位，导致突出节段失稳，加之不重视纠正不良姿势和习惯，容易诱发腰椎间盘突出症。该病案中患者长时间姿势不正确，复因感受寒凉外邪引起寒凝经脉，引发腰腿疼痛，加之没有经过很好治疗导致气血失和、阻滞不通，出现患侧下肢肌肉萎缩。因此，治疗当以温通经络、行气活血、通络止痛为主。朱金山先生创制的活血散具有调节血管舒缩功能，增强局部毛细血管通透性，改善血液流变学，加快局部血液循环，促使新陈代谢加快，利于炎性物质的快速吸收等作用。牡丹透骨散具有除湿散寒、行气活血、疏通经络、扶正祛邪等功效。牡丹透骨散熏、泡浴的药物作用部位较广，可透达深层组织，改善炎性状态，达到温通经络、宣畅气血的作用。朱金山先生强调腰椎间盘突出症要注意动静结合，过劳则休，过逸则动，应劳逸结合。临床中部分患者可以通过锻炼促进损伤和病变部位的康复，即适当功能锻炼可起到事半功倍之效。

2.2 强腰止痛汤——骨科名家周华龙先生治疗腰椎间盘突出症验方

周华龙先生是南京市名中医、中国推拿学会理事、中国针灸学会康复学会理事、江苏省推拿学会副会长、南京市针灸学会副理事长、南京市医疗事故鉴定委员会专家，是朱金山先生学术继承人。两代名家的学术思想和经验——金陵中医推拿医术已进入江苏省级非物质文化遗产名录。周华龙主任自 20 世纪 80 年代初即对门诊、住院的患者进行了强腰止痛汤的应用和系统观察，效果较好，安全性较高。

（1）强腰止痛汤方药分析　① 组成：生地黄、熟地黄、杜仲、独活、当归、黄芪、延胡索、川楝子各 15 g，怀牛膝、淮山药各 30 g，炙甘草 3 g。② 功用：补肾强腰，活血止痛。③ 主治：腰椎间盘突出症等。④ 用法：水煎，分早晚两次服，疼痛剧烈者可分早、中、晚 3 次煎服。⑤ 方解：方中生地黄、熟地黄补肾强腰、壮筋骨。杜仲、独活、怀牛膝祛风除湿、活血化瘀，腰椎间盘突出症患者多因气滞血瘀引起疼痛，应用此三味药可促使毛细血管扩张，加速血液循环，改善局部营养供给，起到消肿止痛的效果。茯苓健脾宁心、利水渗湿。当归活血，黄芪补气理气，延胡索、川楝子行气、止痛，"气为血之帅""不通则痛，通则不痛"，此四味药合用，可调畅气血运行，并调节神经系统，达到活血化瘀、通经止痛的目的。炙甘草缓解患者因疼痛、烦躁引起的心慌、心率不稳等现象，同时调和诸药。

（2）病案举隅　患者，女，76 岁，2017 年 5 月 10 日就诊。主诉：腰部伴左下肢疼痛 1 周。患者 1 周前因搬重物后感腰部及左下肢疼痛，近日复因劳累在家完全躺平不起，出现腰部及左下肢部疼痛明显加剧，且逐渐出现左足麻木，行走及活动受限，伴失眠（白日无睡意），每晚睡眠 1～2 小时，纳差（每日饮食量为 150 g 左右米饭），烦躁，遂来就诊。体格检查：患者体形羸弱，弯腰受限显著，翻身坐卧困难，行走及活动受限，腰部及左下肢有压痛，双 "4" 字试验阴性，患侧下肢抬高试验明显受限，神经系统检查阴性。面色㿠白，舌淡，苔薄白，舌体胖嫩，边有齿痕，脉细濡。西医诊断：腰椎间盘突出症（L4/L5，L5/S1）。中医诊断：腰痛，肝肾不足证。给予强腰止痛方原方治疗，每日 1 剂，每日分 2～3 次饭后温服，7剂为1个疗程。嘱患者适当加强功能锻炼。患者服药3剂后，腰部和左下肢疼痛明显减轻，足部仍有麻木现象，每晚睡眠可达3小时左右，每日进食米饭约200 g。服用7剂后，患者症状基本消失，且每晚睡眠可达6 h左右，每日饮食量可达300 g左右，舌红、苔薄白，舌体正常基本无齿痕。

按语：腰椎间盘突出症多发于中老年人群，临床表现为腰部疼痛、下肢麻木等症状，严重影响患者生活。周华龙先生辨证分析：此患者年老体虚，肝肾不足，经络失养，不荣则痛，故治疗应以滋补肝肾、行气活血、散寒止痛以缓解疼痛症状。患者舌淡胖，边有齿痕，苔薄白，脉细濡，此为脾虚之证，故治以健脾除湿。脾虚痰浊停滞为实邪，可阻滞气机，妨碍气血运行，进一步加重瘀血，致经脉不通，故治疗时在补肝益肾的同时重视健脾祛湿。患者体型羸弱，气血不足，肝肾亏虚，筋骨失养，复因搬重物外损导致腰痛，机体经络受损，气血运行不畅，不通则痛，故治疗应以活血化瘀、通经止痛为主。《杂病源流犀烛》曰："痹本气闭不通，或痛或痒，或顽麻。"痹证患者多兼见麻木症状，表现为皮肤不仁、麻木，痹证多为风、寒、湿等外邪入侵而发病，而麻木为风虚病兼寒湿痰血而发。该病案中患者亦有脏腑症状，故周华龙先生在治疗此症时重视和强调脊柱与脏腑、局部和整体的平衡。正如《玉机微义》所言："三气袭入经络，久而不已，则入五脏，或入六腑。"提示需要注重痹证的预防调护，强调对痹证的治疗应当未病先防，既病防变，在病情未发与已发两个阶段均应避免"三气"的侵袭，以防病情深重而难祛。沈金鳌强调痹证的发生不能忽略脏腑阴阳失衡在痹证中的重要作用，机体脏腑有阴阳不足、有余之别，若外邪有内应则发为阴阳痹证。

2.3 筋会散——学术传承人周伟治疗腰椎间盘突出症验方

周伟作为金陵中医推拿医术的学术传承人，在继承两代医家的学术经验的基础上，将这一学术流派精华积极发扬，创立"五行"辨证法并运用于临床，尤其在治疗脊柱、关节及相关疾病和部分疑难杂病方面颇有成效，得到患者的一致肯定。

（1）筋会散方药分析　①组成：桑寄生、怀牛膝、生地黄、熟地黄、当归、川芎、桂枝、防风、茯苓、泽泻各10 g，细辛3 g，淮山药30 g，炙甘草5 g。②功用：补肝肾，强筋骨，养血柔筋，活血止痛，利水渗湿。③主治：肝肾不足引起的腰腿退行性关节炎等及退行性膝骨关节炎、膝关节积液、膝关节滑膜滑囊炎等。④用法：水煎煮，饭后温热内服或煮沸后先熏后洗再泡，每日2～3次。⑤方解：方中杜仲、桑寄生补肝肾、强筋骨、除风湿、通经络；怀牛膝长于补肝肾、强腰膝，并引血下行；羌活渗湿止痛；生地黄、熟地黄清热养血、填精益髓；当归补血活血、润泽筋骨；川芎活血行气、祛风止痛，为血中气药；桂枝温阳通脉；细辛活血散瘀、理气通窍止痛；防风祛风解表、渗湿止痛；茯苓、泽泻、淮山药利水渗湿健脾，促进积液吸收，减少积液生成；炙甘草调和诸药。以上药物共用，达到补肝肾、强筋骨、养血柔筋、理气止痛、利水渗湿之效。

（2）病案举隅　患者，女，56岁，2018年9月17日就诊。主诉：腰痛2年余，加重1个月。患者近2年腰痛，后出现双下肢交替性疼痛；近1个月感双膝关节疼痛、肿胀，行走困难，尤以上、下楼梯为甚。后至外院就诊，拟诊为"中央型腰椎间盘突出症（L4/L5、L5/S1），两膝关节滑膜滑囊炎"，予以药物治疗，疗效不佳。患者身高约160 cm，体重约75 kg，行走困难，由家属扶入诊室。体格检查：病痛面容，神清，精神可，面色㿠白，舌淡，苔薄白，边有齿痕，少痰，纳差（每日约200 g米饭），寐不安（每日睡眠约3小时，多梦、易醒），脉濡。查L4/L5、L5/S1棘间、棘旁压痛明显。双下肢直腿抬高试验阳性。双下肢触诊：双膝关节肿胀明显，双膝围约50 cm，双下肢按压后出现凹陷性水肿。双膝关节深压痛（＋），双浮髌试验（±），双"4"字试验（±），双"抽屉"试验（－），双"研磨"试验（＋）。腰椎CT结果显示：L4/L5、L5/S1椎间盘突出。膝关节MRI结果显示：两侧膝骨关节炎、关节积液。西医诊断：中央型腰椎间盘突出症（L4/L5、L5/S1）；双膝关节滑膜滑囊炎。中医诊断：腰痛，肾虚腰痛证；膝痹，气虚血瘀证。给予筋会散口服。每日 1 剂，每日 3 次，饭后温服。10 剂为 1 个疗程。亦可煎服后，药渣泡水泡浴下肢。服药 3 次后，患者腰痛伴双下肢疼痛明显减轻，膝关节肿胀显著缓解，行走及活动显著改善，食欲改善（每日约 400 g 米饭），夜寐安（每日睡眠 4～5 小时），舌边齿痕明显消失。服上方 5 剂后，患者腰痛伴双下肢疼痛明显减轻。服药 10 剂后，患者双膝关节肿胀显著缓解，双膝关节膝围约 47 cm，行走及活动显著改善，且食欲改善（每日饭量 600 g 左右），夜寐安（每日可睡眠 6～7 小时，睡眠较深），舌淡红，苔淡黄，舌边齿痕消失，无痰。

按语：中央型腰椎间盘突出症是腰椎间盘突出症的较严重类型，是因腰椎间盘纤维环部分或全部破裂，较大髓核突出刺激或压迫马尾神经引起的一种综合征。除腰部症状外，该病还可引起尾骶部及下肢等症状，严重影响患者生活质量。该病基本病机为气血瘀滞，治疗应以活血化瘀为基础。本案患者因中央型腰椎间盘突出症腰痛导致代偿性膝关节肿痛，后互相影响。肝肾不足、气血亏虚导致髓鞘不充，不能润养筋骨；筋骨不荣，骨不能撑筋，筋不能拉骨，骨、筋不能协调统一；关节、筋骨活动异常，刺激关节积液增生，软骨磨损，引起功能障碍。膝关节肿痛多为筋骨之证，肾主骨、属水，脾主肉、归土，土本制水，但该患者脾气虚弱，不仅不能制水，反遭水之反克，故出现水湿泛上之证，久之可致肾虚之候。故治疗时除以膝关节局部为主治标、治肾外，还需养阴柔肝、补脾祛湿，增强和恢复脏腑功能，同时也可治疗膝关节肿痛之标，以固表治本。临床中患者多兼有脏腑表现，因此治疗时需兼顾脏腑他证。《素问·痹论》言："诸痹不已，亦益内也。"《杂病源流犀烛》对痹证发展的描述也呈现明显的传变思维："皆各以其时受之也，而筋骨皮肉脉又各有五脏之合，苟五者受而不去，则必内舍于合，而五脏之痹起。"说明病情由表入里，由外向内，逐渐加重，互相影响。

3. 小结

腰椎间盘突出症归属于中医"痹证"范畴，主要因外邪入侵所致，机体经络受损，气血运行不畅，不通则痛；加之长期劳损，导致气滞血瘀、肝肾亏虚，经络失养，不荣则痛，故治疗应以疏通经络、活血化瘀为主。肾主骨生髓，腰痛与肾虚有关；腰椎间盘突出症病位在脊柱，督脉位于身后正中，循行经过脊柱；足太阳膀胱经循行于督脉两侧，膀胱经、督脉经络闭阻，经气不通，引发该证。因此金陵中医推拿医术三代验方中以通络止痛为旨，辅以补中益气、止痛安神、养肝健脾、疏调脏腑，诸药共用，行疏经通络、活血止痛之效。

笔者在临床实践中发现，诊疗疾病通过辨证调节脏腑以活血化瘀之法，可将体内瘀血排出体外，改善瘀滞不通所致疼痛；同时调节脏腑功能可促进新陈代谢，增强机体免疫力，促进患者康复。而对于痹证属湿患者，因湿性黏腻、重着，病而不移，通过加快周围组织血液循环，来促进炎症吸收、水肿消退，从而缓解患者临床症状。以治疗脏腑入手调节气血运行，可促进局部血液循环，改善整体自由基代谢，不仅可以促进炎症因子吸收，从而有效缓解疼痛，而且能够提高机体镇痛功能和免疫机能。

周华龙名中医工作室（工作站）学术演讲稿

各位专家、各位朋友，大家下午好！

我们南京市中医院有着悠久的历史进程和辉煌的成就！以前，在国庆节前夕，江苏省广播电台、南京市广播电台多次邀请我去谈南京市中医院的发展和辉煌的历史，CCTV也请我和周伟主任做过节目，我觉得非常光荣！

今天我选择分享《骨科名家朱金山治伤经验》，主要目的是宣传我们朱老，他不但是金陵推拿名家，也是骨伤大家，更是武术家！以往40年，我不论在国内还是在国外讲学，第一场讲座必须为《著名老中医朱金山学术思想和临床经验》。

今天因时间关系，我就不按PPT讲，选择一些精华部分和大家一起分享、学习、讨论，敬请指正。

一、朱金山先生简介

朱金山先生（1909—1995），86岁仙逝，是南京市中医院几大名老之一，首批获得国务院政府特殊津贴的专家，第一本《推拿医学杂志》的编委。很有意思：我在1983年6月写了一封信给前中央卫生部：《我的一点建议》，建议创办《推拿医学杂志》，相关领导很重视，随即将我的一点建议在《健康报》上刊登，题目为《周华龙同志的一点建议》，第二年5月在湖北东湖宾馆开会，责成重庆市科委随即出版了《推拿医学杂志》，朱老任编委。后又出版一本《中医骨伤科学报》，推选我任编委，编辑指导，促成了这件学术界的好事、大事！

二、朱老的"四应六法"

四应六法，四应即应症状、应部位、应经络、应穴位；六法：直接法、间接法、强弱法、平衡法、诱导法、补泻法。四应六法为全国推拿的13流派之一。2008年被认定为"秦淮区非物质文化遗产内容"，申遗成功。随后在我们院党委、院领导和有关名老中医的关心下做好继承工作的同时，又进行了发扬，加入周华龙"平衡推拿法"。2015年成为"南京市非物质文化遗产"内容，定名为"金陵中医推拿医术"。2016年又成为江苏省非物质文化遗产。随后成为南京市中医院丁氏痔科、洪氏眼科、金陵中医推拿医术三大版块之一。

三、朱老的独特手法

朱老创立的手法经后人整理共有20多种大手法、80多种小手法，辨证地运用于全身不同系统、不同部位。不但用于推拿学科，还用于骨伤科，不但有气功推拿，还有武术推拿。比如最常见的小儿肘关节半脱位，如果手法得当就会像变魔术一样即刻治愈，如果手法不当，就治愈不了。

他独创的"下颌关节复位法""肩关节复位法"均为独具特色的疗法，1983年在卫生部的主持下，召开了中国骨科会议，我随同参加，还有罗有名、尚天裕、吴诚德、李国衡、陶甫等大家，我在大会上做了报告、交流及演示。

朱老的手法不但能治疗疾病，还能诊断疾病，除了骨科手法复位外，还能通过腹部手法诊断消化、生殖、泌尿等系统疾病，甚至肠癌等病。

四、朱老的病人也是朋友

过去我们医院有个特约推拿门诊，13级以上的高干才能进入该诊室诊治，当然后来渐渐地也照顾一些普通群众。

1. 推拿治疗高血压

以前高血压是推拿治疗的禁忌证，朱老开了先河，将推拿前后的血压对比，疗效确切，在1985年全国会议上做了学术报告。我在1989年去福建邵武市讲学，代表朱老就推拿手法治疗高血压讲学。当时5分钱一个号，我在邵武市中医院5元钱一个号，当时应用平衡推拿法、平衡拔罐法。在福建和四川涪陵讲学，用这两种方法深受当地群众欢迎。1985年去盐城讲学，当时讲的内容有朱老的经验和小儿推拿，内容很丰富，时任院长李乃庚是一位老先生，看我讲得有声有色、理论结合实际，就让他儿子拜我为师。

2. 推拿腰椎间盘突出症

1986年首届中国拳击大赛在中国南京召开，国际拳王乔杜里突发腰椎间盘突出症，国家体委和省市体委决定请我们师徒俩给他治疗。我们利用业余时间，在金陵饭店三次便将他临床治愈了。

美国马萨诸塞州州长罗姆尼，因种种原因突发腰椎间盘突出症，我在院长的陪同下，治疗五次而临床治愈了。记者随后采访我，我向他讲述了治疗情况。

五、朱老的成就之一

培养了一大批传承人，从1960年到1987年，开始有学生50人左右，最后进行筛选。第一批：刘成修、李裕顺、周华龙、刘孔江、闻正怡；第二批：杭柏亚、周伟、郭继臣、徐坤；第三批：周天彤、蔡敬等。非遗继承人是有文件确定的，还有十几个人，我们还要把朱老的精神传承下去，继续培养。

全国各地的学生：泗洪有位转业军人，他从小就想学医，没考上，自学后，慕名前来拜师，大冬天坐在朱老家门口一夜，早晨开门跪在门口，师母就劝朱老收下！我俩写了一封推荐信，到单位做医生。当时朱老和我一个是会长，一个是秘书长。前几年我写了一封推荐信给某三甲医院，就让他当医生。有一句话感动了我，当时正好下雪，他说：我的父亲，下着大雪还在干农活，一顿要喝六碗稀饭。这个学生还是很有良心的！做学问也好，做事业也好，要有良心，随后我又写了一封推荐信，让他免试、免考直接工作。

六、朱老的武术

西方也称推拿为功夫学，朱老为武术学会常委、审监委员，和全国武术学会主席王子平都是老朋友，在四川有武术队（护院队）。朱老在80岁还能甩九节鞭！故事很多，2个小时都讲不完，每次参加全国会议，会议结束时听说明天朱老要走，许多人都要来送行，关键是请朱老打一套少林拳等。"文革"时期，有些人认为朱老有什么来历，便来试一试：朱老在操场上画个圈，谁从圈内摔到圈外为输，有的被摔出去十几米远。

七、朱老的方剂

最具代表性的是活血散，在东南亚都颇有名声，2000年我受中医药大学和医院派遣，去马来西亚讲学，用此药治疗了多例骨折和软组织挫伤的病人。先是10元一张，后卖到80元一张，但还是很受欢迎！台湾、香港的商人到了机场，还派人来拿活血散。我同学胫腓骨骨折，已住院办了手续并准备手术治疗，用了活血散之后效果很好！透骨散就更加神奇了，用于骨折中后期，风湿、类风湿先熏后洗再泡，几十年，多学科都在应用。

最后，我再讲几句题外话，我已经讲了30多年了，我认为还是很有必要：其一，团结，团结一切可以团结的学术人，要学术，不要玩术；其二，尊老，尊敬我们的家长，尊敬我们的老师，尊敬我们的同道；其三，传承，做好继承更要发扬；其四，珍视情谊（父母情和师生情），学会和知道感恩（父母的养育之恩，老师的再造之恩）。

谢谢！

周华龙名中医工作室基层工作站建设情况总结报告

一、资金执行情况

为进一步继承名老中医药专家的学术经验和技术专长，发挥名老中医药专家传承工作室引领和辐射作用，提升基层中医药服务能力和水平，南京市卫生健康委员会开展了南京市名中医工作室基层工作站建设项目。项目自 2021 年 10 月起实施，周期 3 年，分年度开展建设任务。根据省财政厅相关文件精神，专项资金已使用人民币贰仟肆佰元整（2400 元），主要用于以下方面：

（1）2023 年 4 月 23 日南京康复医学会会员代表大会（人民币 600 元）。

（2）2023 年 6 月 27 日江苏省中医推拿学术研讨会暨膝关节病诊疗进展培训班（人民币 600 元）。

（3）2023 年 6 月 27 日中华中医药学会推拿分会第 23 次学术年会暨换届选举会议（人民币 1 200元）。

二、项目完成情况

（1）基层工作站场地、硬件配置：工作站建筑面积 750 平方米，分为同仁街分部和估衣廊分部，共有诊室 17 间，会议室 2 间。配有电脑 3 台、多媒体投放设备 1 套、打印机 2 台、桌椅等若干。现有诊疗设备 6 类 9 种，共 97 个。

诊疗设备一览表

分类	设备名称	数量
针疗设备	各类针具	不计
	电针治疗设备	15 台
灸疗设备	灸疗器具	25 个
	艾灸仪	2 台
中药熏洗设备	中药透药设备	2 台
牵引设备	颈椎、腰椎牵引设备	1 台
治疗床	针灸治疗床、推拿治疗床	26 张
中医磁疗设备	特定电磁波治疗设备	26 台

（2）开展巡诊带教活动

带教时间（无特殊情况和事宜）为每周四 15：00—16：00，带教形式包括社区讲座巡诊、工作站现场示教、学术会议等。

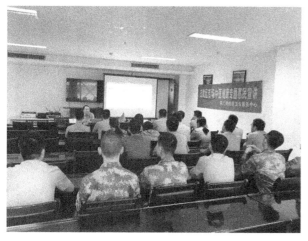

1. 周伟主任在32075部队健康巡诊

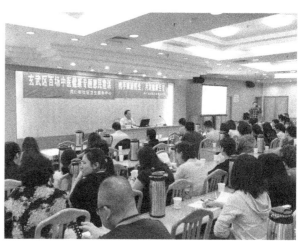

2. 周华龙主任在南京市交通局健康巡诊

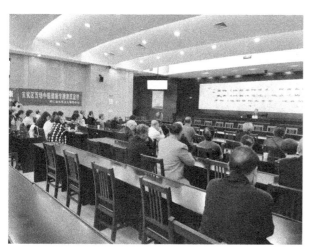

3. 周伟主任在南京市不动产登记中心健康巡诊

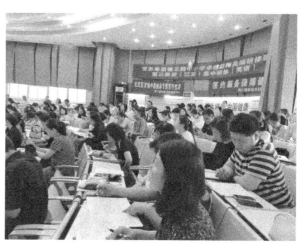

4. 周伟主任在南师附小健康巡诊

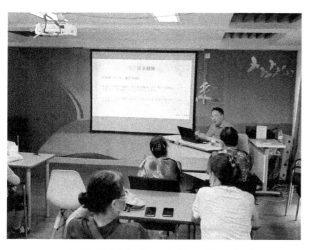

5. 周伟主任在蒋王庙社区健康巡诊

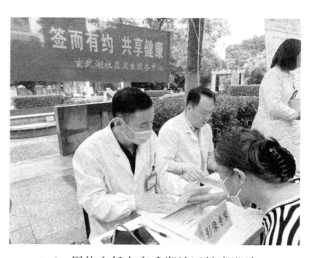

6. 周伟主任在玄武湖社区健康巡诊

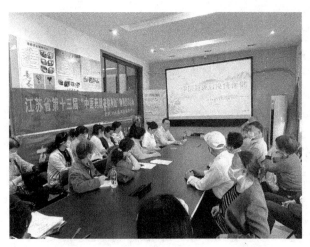

7. 周伟主任在东郊小镇社区健康巡诊

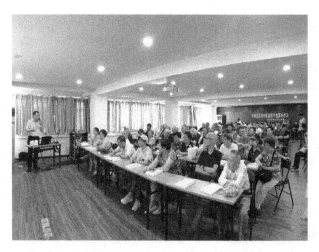

8. 周伟主任在新街口社区健康巡诊

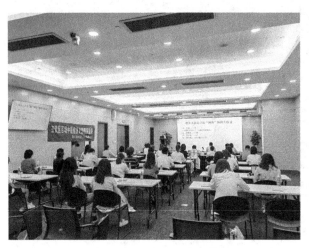

9. 周伟主任在苏美达集团健康巡诊

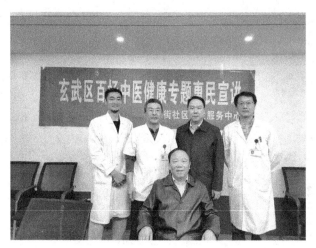

10. 周华龙主任在工作站组织专业学习,现场教学

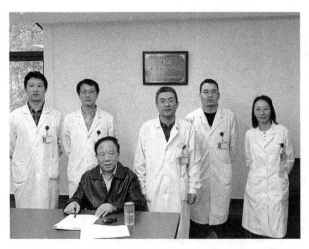

11. 周华龙主任在工作站组织专业学习,现场教学

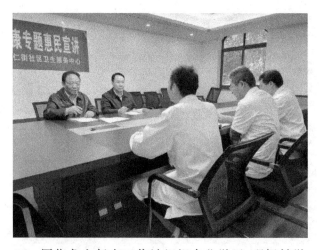

12. 周华龙主任在工作站组织专业学习,现场教学

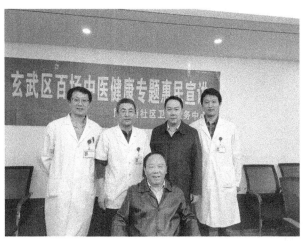

13. 周华龙主任在工作站组织专业学习，现场教学

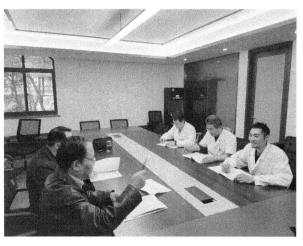

14. 周华龙主任在工作站组织专业学习，现场教学

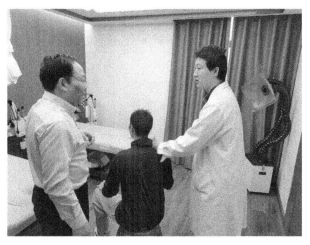

15. 周华龙主任在工作站组织专业学习，现场教学

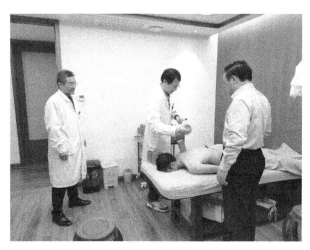

16. 周华龙主任在工作站组织专业学习，现场教学

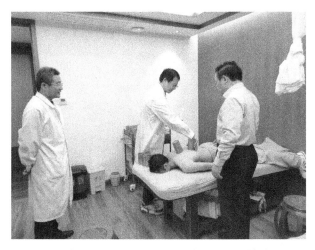

17. 周华龙主任在工作站组织专业学习，现场教学

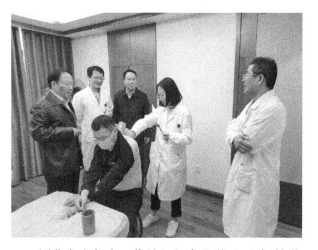

18. 周华龙主任在工作站组织专业学习，现场教学

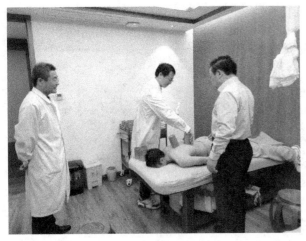

19. 周华龙主任在工作站组织专业学习，现场教学

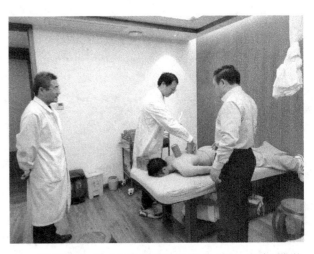

20. 周华龙主任在工作站组织专业学习，现场教学

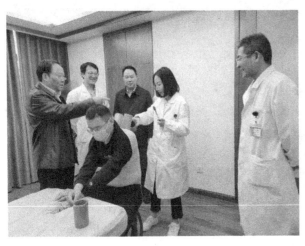

21. 周华龙主任在工作站组织专业学习，现场教学

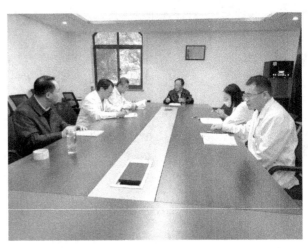

22. 周华龙主任在工作站组织专业学习，现场教学

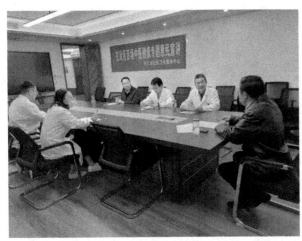

23. 周华龙主任在工作站组织专业学习，现场教学

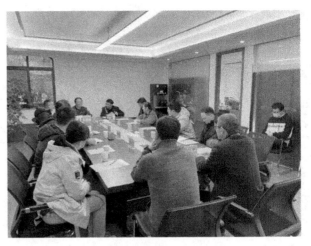

24. 周华龙主任组织专业学术会议（南京市针灸学会推拿专业委员会年会）

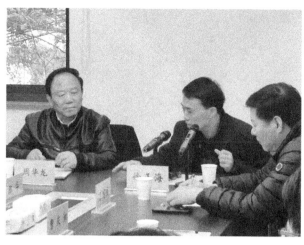

25. 周华龙主任组织专业学术会议（南京市中医学会推拿专业委员会年会）

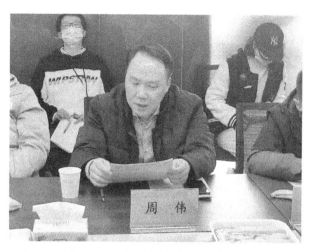

26. 周伟主任组织专业学术会议（南京市针灸学会推拿专业委员会年会）

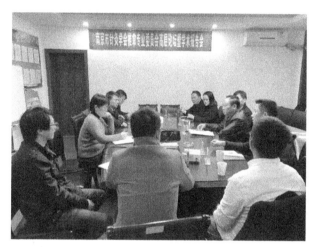

27. 周华龙主任组织专业学术会议（南京市针灸学会推拿专业委员会高层论坛暨学术报告会）

（3）特色专科专病建设

开设颈肩腰腿痛及部分内科、妇科、儿科疾病专科和专病门诊。

（4）学术继承

在以郭继臣书记为领头人及王龙昊主任的带领下，先后荣获"南京市基层医疗卫生机构特色科室""玄武区特色科室""郭继臣劳模创新工作室""郭继臣非遗传承工作室""玄武区工人先锋号""江苏省基层医疗特色科室""南京市工人先锋号""南京市针灸推拿培训基地""江苏省工人先锋号"等称号。

（5）技术推广

进行3项中医药适宜技术培训推广项目，包括应用平衡推拿法治疗面瘫、小儿腹泻、腰椎间盘突出，并已开展小儿腹泻特色专科门诊。

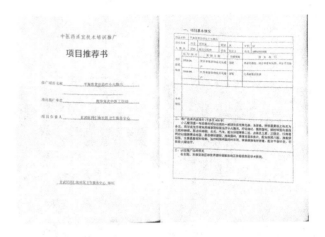

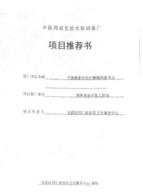
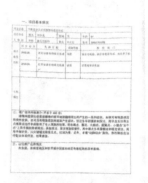

中医药适宜技术培训推广项目

（6）人才培养

周华龙名老中医药专家传承工作室同仁街社区卫生服务中心基层工作站在建设期内培养学术继承人8人，包括副主任医师1名，主治中医师3名、中医师4名，其中中共党员3名。附学术继承人情况一览表。

学术继承人情况一览表

姓名	性别	年龄/岁	专业	学历/学位	职称/职务	工作单位
郭继臣	男	44	推拿	学士	副主任中医师/党支部书记	同仁街社区卫生服务中心
王龙昊	男	36	推拿	学士	主治中医师/中医科主任	同仁街社区卫生服务中心
林树龙	男	36	推拿	学士	主治中医师	同仁街社区卫生服务中心
朱信芳	女	37	推拿	学士	主治中医师	同仁街社区卫生服务中心
胡铮	男	34	推拿	学士	中医师	同仁街社区卫生服务中心
张晓慧	女	36	推拿	学士	中医师	同仁街社区卫生服务中心
何怡菲	女	29	推拿	学士	中医师	同仁街社区卫生服务中心
李威东	男	27	推拿	学士	中医师	同仁街社区卫生服务中心

（7）学术交流

召开学术年会及交流会议4场。

（8）业务发展等方面（结合项目实施方案，尽量以数据形式阐述）

① 完成学习心得、跟师笔记、临证医案共 34 篇。

② 2022 年科室工作量收入 262.26 万元人民币。2023 年截至 8 月份，工作量收入为 2 057 736 元人民币。

三、下一步工作计划及支出计划

（1）工作计划

① 继续整理、收集名老中医当年论文、著作、临证医案、处方等相关资料，扩充资料库。

② 每名继承人每月跟师时间累计不少于 4 个工作日，撰写 2 篇跟师笔记，1 篇和名老中医专家临床经验相关的医案或临床经验运用心得。

③ 围绕老中医专家临床经验，每季度组织开展 1 次 10 人以上学习、交流、讨论等人才培养相关活动。

④ 开展巡诊带教活动。与 1 个乡镇卫生院、2 个村卫生室建立对口指导联系，每年开展 6 次以上巡诊活动，到乡镇卫生院、村卫生室开展诊疗、带教工作。

⑤ 参加集中理论培训。继承人参加 1 次由区卫健委主办的集中培训，学习中医典籍、经方、中药、实践技能等内容。

⑥ 整理并研究周华龙主任临证医案，力争每位继承人发表专业论文 1 篇以上，核心期刊上发表不少于 2 篇。制定名中医专家擅长的疾病临床诊疗方案 1 个。

⑦ 力争培养 1 名主任中医师，力争培养 1～2 名副主任中医师。

（2）支出计划

① 发表学术论文，经费在人民币 3 万元左右。

② 出版学术专著，经费在人民币 5 万元左右。

附录二

秦淮社情民意

第 98 期

政协秦淮区委员会办公室 2022 年 7 月 11 日

建议重视对 12 至 14 岁青少年进行脊柱筛查和保健

南京市秦淮区政协委员、江苏省级非物质文化遗产项目工作室项目负责人、南京市"中青年拔尖人才"、南京市市中医院推拿科副主任周伟反映：脊柱是人体的中枢和"大梁"，具有负重、减震，保护脊髓神经，促进身体健康、发育等作用。脊柱疾病不仅对脊柱本身的美观、发育和健康有很大的影响，而且会影响心肺功能，导致和产生胃肠功能紊乱，影响泌尿和生殖系统健康，甚至成为危害青少年内分泌系统和精神的因素，造成诸多系统疾患，对整个身体的发育甚至诸多内脏病变有很大的影响。

现阶段有脊柱疾病的青少年越来越多，据相关报道，脊柱疾病是继肥胖、近视后，危害我国青少年健康的第三大"杀手"，而脊柱疾病又是导致肥胖和近视的重要原因之一，其中脊柱侧弯更是青少年和儿童脊柱疾病的主要表现。据估计，我国中小学生脊柱侧弯发生率为 1%～3%，人数已经超过 500 万，并以每年 30 万左右的速度递增。

青少年脊柱疾病中最为常见的脊柱侧弯，发病高峰在 10 至 14 岁，有些患儿在 10 岁之前是完全正常的，而一旦进入青少年期就会发病并且迅速进展，待到症状明显时已经是严重阶段。重视脊柱健康筛查，预防和及时诊治青少年脊柱疾病，需要社会、学校、家庭三者结合、共同努力、常抓不懈。为此，从三个层面提出如下建议：

一、社会层面

（一）加强对青少年脊柱健康重要性的认识。引导和组织社会、学校、家长像关注青少年身心健康成长一样，都来关心青少年的脊柱健康，让社会各层面、多方面认识到脊柱健康不仅影响孩子和家庭的身心健康，而且关系到国家众多工作领域甚至是国防事业的发展，形成全社会关心青少年脊柱健康的氛围和习惯。

（二）强化对青少年脊柱健康的宣传。运用宣传橱窗、举办讲座、印发资料等多种方式，通过多种场合，宣传普及脊柱健康和脊柱保健的专业医学知识，让人们了解脊柱疾病的临床表现、自我检查方法及自我预防途径等。

（三）政府及相关部门应对青少年脊柱筛查、保护加强组织协调。青少年身体尤其是脊柱处于发育黄金期，除少数先天性病变和外伤外，多数是由于姿势不正确、习惯不良导致，尤其是胸、腰段病变多发于 10 至 16 岁，因此尤其要关注 12 至 14 岁人群脊柱健康，进行体检，做到早发现、早治疗、早受益。我区医疗保健工作比较扎实，建议争取市里支持，尽早开展对 12 至 14 岁的青少年定期进行脊柱健康筛查工作，以便能对青少年脊柱病及早发现、及时进行健康防治和对症治疗。

（四）医疗主管部门应对相关医疗场所开设青少年脊柱专科门诊统一规划，以便有针对性地对脊柱疾病进行更专业的指导、教育和诊治工作。

二、学校层面

（一）加强对学校教师，尤其对小学中、高年级和初中教师，特别是校医和体育教师，进行脊柱健康和脊柱保健相关知识的普及和宣教。对新学年入学新生的要求中，应与视力检查和保护一样，将脊柱检查的相关内容列入。

（二）重视学生脊柱保健锻炼。学校体育课时，前五分钟或后五分钟由体育老师进行监督，让学生做站（军）姿训练和身体的伸展运动，锻炼学生的身体体型和脊柱形态。安排学生根据自身情况适当、适量做一些四肢伸展和脊柱拉伸的运动，如：单杠、引体向上等。

（三）学校学习用的桌椅可根据年龄和年级层次，选用相对适合孩子特殊身高和体型规格的桌椅，以及可升降、可调节课桌、坐椅。

（四）加大医校联合，在学生体检时重视脊柱检查，专门增加脊柱检查的项目。每年一次的学生体检时增加脊柱专项和专科检查；12 至 14 岁学生每半年或一年进行一次脊柱专科检查项目。

三、家庭层面

（一）增强家长对青少年脊柱健康的重视度。引导家长同学校一道，像关注孩子视力一样关注孩子的脊柱健康。经常或定期观察和检查孩子的脊柱情况。不要忽视孩子的头痛和脊柱痛现象。

（二）加强家长脊柱健康有关知识。引导家长关注孩子平时坐、卧、行走等姿态，指导孩子正确坐姿和运动方式，及时纠正孩子的不良坐姿；父母进行监督，让孩子坚持每天进行五分钟左右的站（军）姿训练；带孩子经常进行深呼吸运动、昂头和扩胸运动及晃腰、弯腰运动或进行适当户外锻炼，做五分钟左右四肢拉伸、放松和脊柱伸展动作。要求家长对孩子有关生活用具做到"五不宜一使用"，即：床垫不宜太软，枕头不宜过高、不宜过硬，鞋底不宜过硬，鞋跟不宜过高，鞋子要舒适、轻便、合脚；书包使用双肩背包。

（三）强化脊柱保健措施的落实。鼓励和引导学生采取科学、合理并适合自身身体条件和能力的运动和锻炼方式，家、校互动中应列入脊柱保健措施落实的内容，以便家校配合及时督促和改进。

主送：区委、区政府

抄送：区委常委，区政府领导；区政协领导；区政协办公室、各专委会主任、副主任，各街道政协工委；区委办、区人大办、区政府办；区各民主党派基层组织负责人

（编校：李亚婷）

附录三
儿童穴位及手法

一、肢体

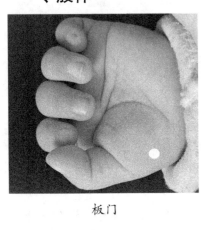

板门

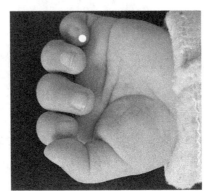

肾顶

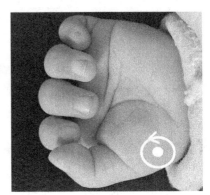

揉板门

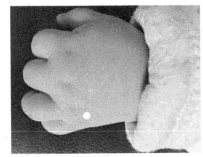

二人上马

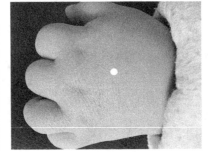

外劳宫

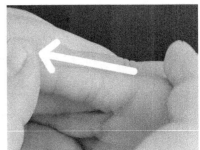

清小肠

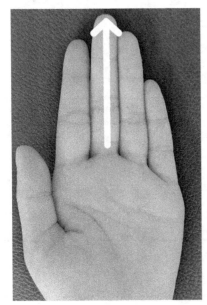

清心经

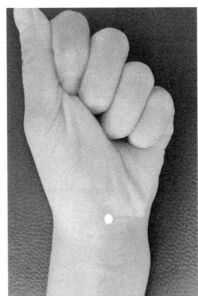

大陵

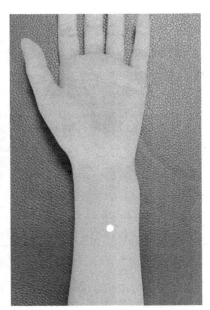

内关

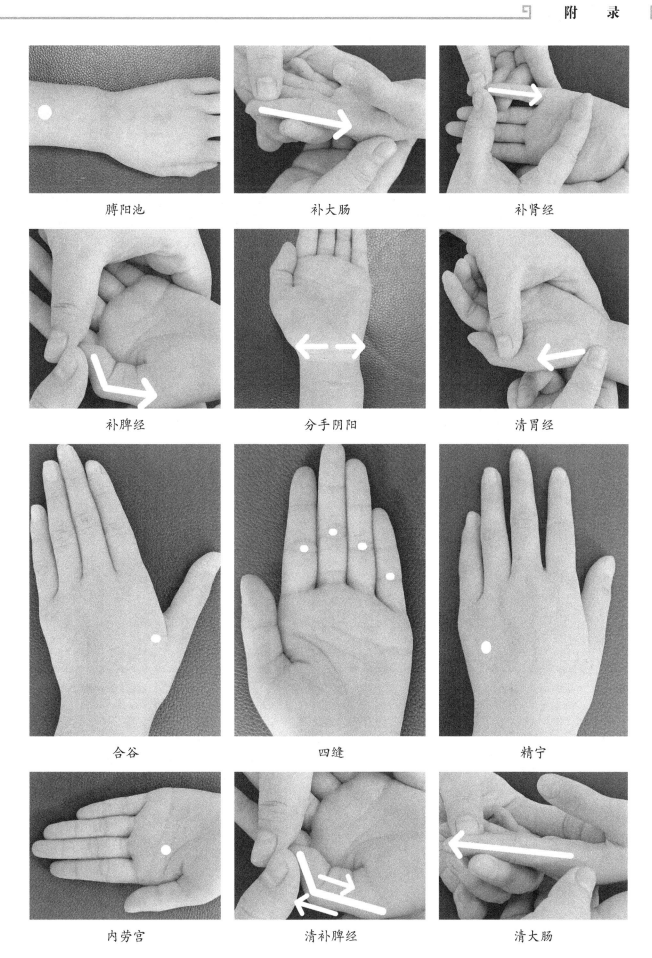

膊阳池　　　　　　　　补大肠　　　　　　　　补肾经

补脾经　　　　　　　　分手阴阳　　　　　　　　清胃经

合谷　　　　　　　　　四缝　　　　　　　　　精宁

内劳宫　　　　　　　　清补脾经　　　　　　　　清大肠

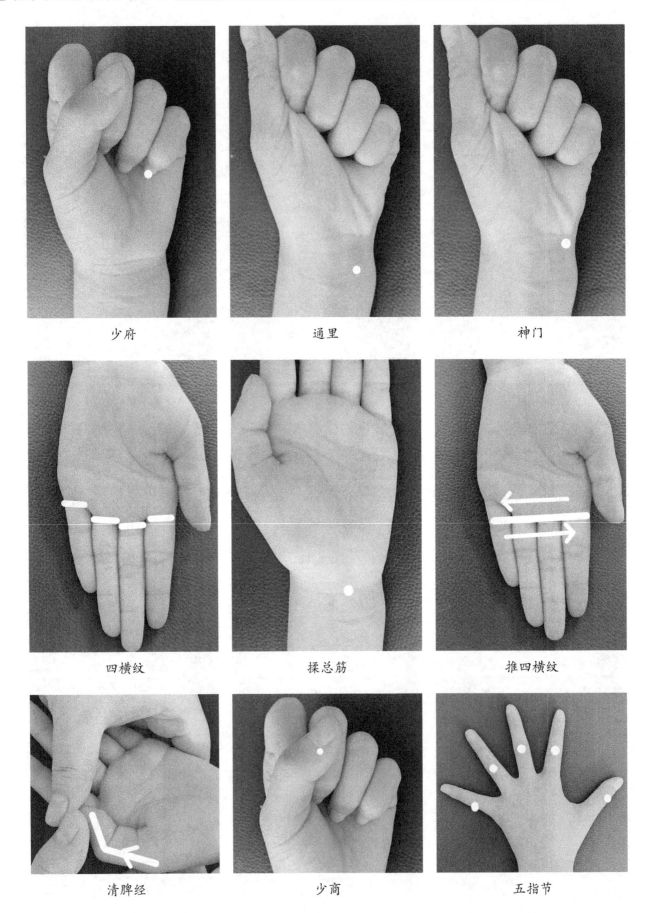

少府	通里	神门
四横纹	揉总筋	推四横纹
清脾经	少商	五指节

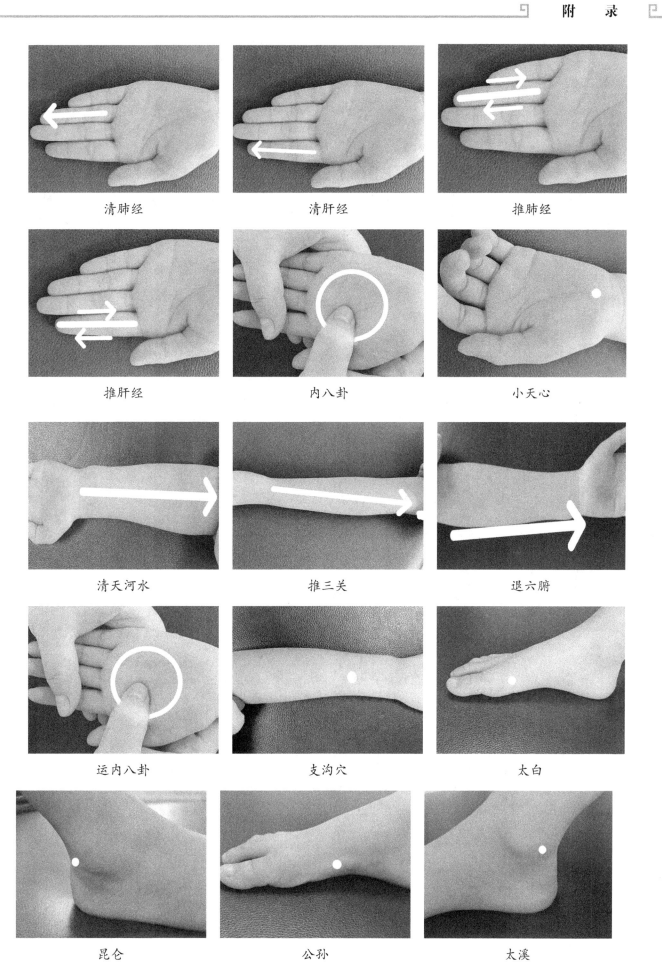

清肺经　　　　　　　清肝经　　　　　　　推肺经

推肝经　　　　　　　内八卦　　　　　　　小天心

清天河水　　　　　　推三关　　　　　　　退六腑

运内八卦　　　　　　支沟穴　　　　　　　太白

昆仑　　　　　　　　公孙　　　　　　　　太溪

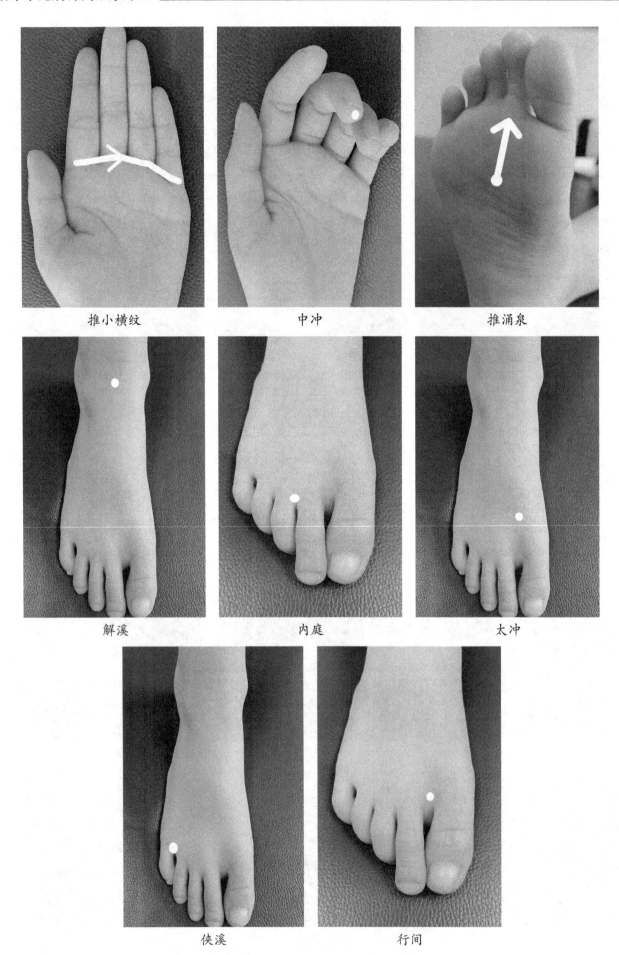

推小横纹　　　　　　　中冲　　　　　　　　推涌泉

解溪　　　　　　　　　内庭　　　　　　　　太冲

侠溪　　　　　　　　行间

二、头面

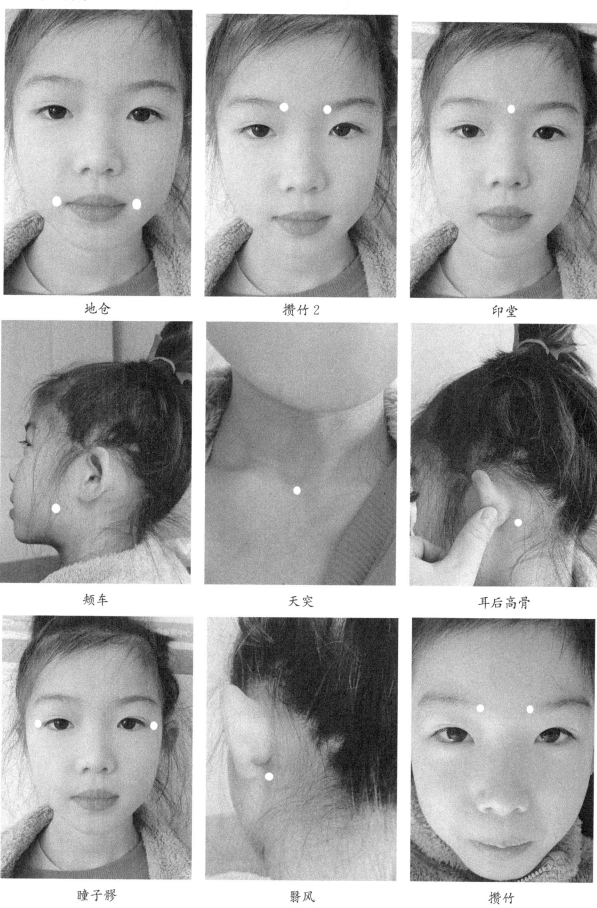

地仓　　　　　　　攒竹2　　　　　　　印堂

颊车　　　　　　　天突　　　　　　　耳后高骨

瞳子髎　　　　　　翳风　　　　　　　攒竹

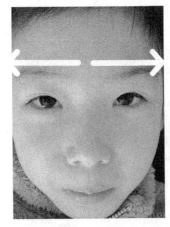

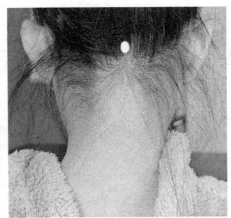

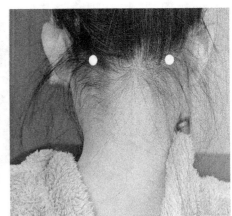

推坎宫 哑门 风池